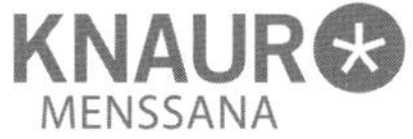
KNAUR
MENSSANA

Kerstin Leppert

DOKTOR YOGA

Das große Buch der Heilung

Mit Fotos von Dirk Spath

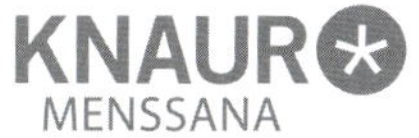

Die in diesem Buch gegebenen Empfehlungen sind allgemeiner Natur und können eine professionelle medizinische oder psychologische Behandlung nicht ersetzen. Leser mit gesundheitlichen Problemen sollten einen Arzt zurate ziehen, um abzuklären, ob das hier dargestellte Übungsprogramm für sie infrage kommt. Das gilt insbesondere für einige der Yoga-Positionen, die unter Umständen der individuellen Anpassung bedürfen.

Die im Buch veröffentlichten Ratschläge und Übungen wurden von Verfasserin und Verlag mit größter Sorgfalt erarbeitet und geprüft. Eine Garantie und Haftung können jedoch nicht übernommen werden.

Besuchen Sie uns im Internet:
www.mens-sana.de

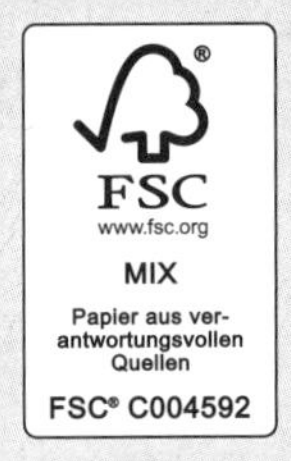

Covergestaltung: © PixxWerk®, München
Coverabbildung: shutterstock.com
Innenteil: alle Fotos von Dirk Spath, München, www.dirk-spath.com
Model: Estela Zarate
Illustration: iStock by getty Images / Real-illusion
Hintergrund: iStock by getty Images / Friedrich
Notensatz auf S. 275: nachgezeichnet von le-tex publishing services GmbH
Satz und Layout: Veronika Preisler, München
Druck und Bindung: Druckerei APPL, aprinta druck, Wemding
ISBN 978-3-426-65839-0

5 4 3 2

Inhalt

TEIL 1

Gesund bleiben – Yoga zur Prävention

TEIL 2

Gesund werden – Symptome lindern und Krankheiten heilen

Körperliche Beschwerden und Krankheiten

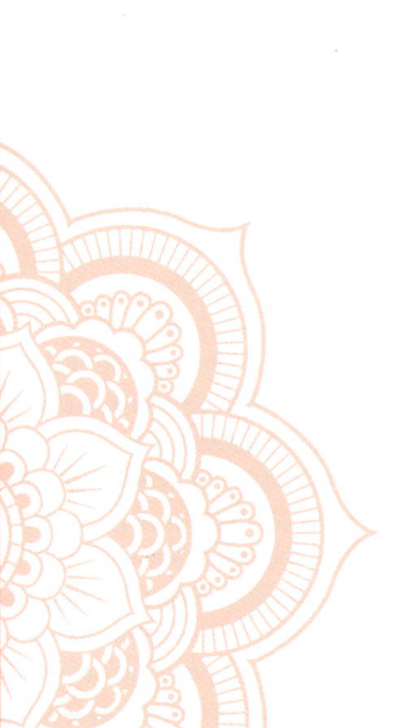

Mentale und emotionale Probleme

TEIL 3

Gesund machen – Die Fähigkeit, andere zu heilen

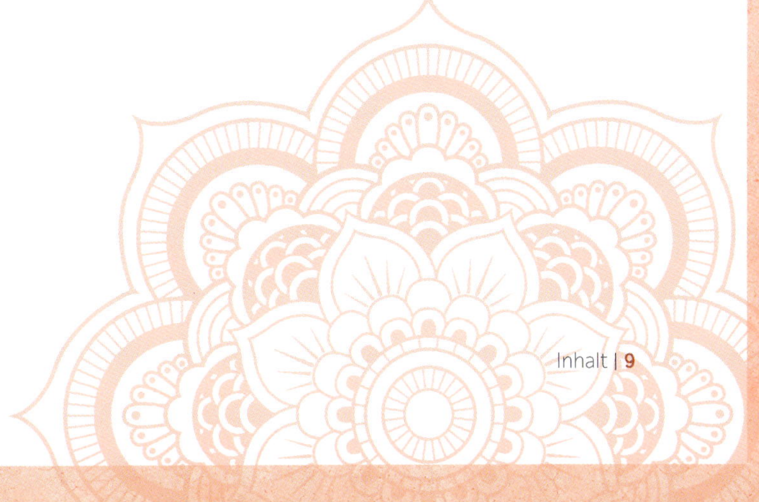

Vorwort

Die Menschen werden immer älter, jedenfalls in den Industrieländern. Aber sind sie auch gesünder?
Wir leben länger und möchten unsere Zeit auf Erden möglichst unbeschwert genießen. Dabei ist Gesundheit das A und O – sie ist Basis und Voraussetzung für ein erfülltes und glückliches Leben. Was nützen uns Wohlstand und Freizeit, wenn wir uns nicht wohlfühlen? Und doch nehmen wir Gesundheit meist für selbstverständlich. Erst wenn es knirscht und knackt, wenn es schmerzt, ziept und sticht, wird uns der vormalige beschwerdefreie Zustand bewusst.
Früher ging man dann vertrauensvoll zum Arzt und ließ sich Tabletten verschreiben oder Spritzen geben, oder akzeptierte, dass Operationen nötig waren. Der Doktor sollte möglichst schnell alles wieder heil machen. Oft funktionierte das, manchmal jedoch auch nicht, und gelegentlich ging es dem Patienten sogar schlechter als zuvor. Fehldiagnosen, Übertherapien, falsche Medikationen, überflüssige Operationen sind nur einige Stichworte in diesem Zusammenhang. Spätestens seit der Entthronung der Halbgötter in Weiß, von denen nur wenige perfekt sind, sondern menschlich, überarbeitet und unter Zeitdruck, hat das Misstrauen gegenüber der Schulmedizin zugenommen.
Bitte verstehen Sie mich nicht falsch: Nie zuvor konnte die moderne Medizin so viel bewirken, so viele Menschen therapieren und retten wie heutzutage. Vor Entdeckung des Insulins sind Typ-1-Diabetiker qualvoll gestorben. Die moderne Herzchirurgie rettet schon Babys mit angeborenen Herzfehlern durch korrigierende Eingriffe. Dies sind nur zwei von vielen Beispielen aus meiner unmittelbaren Erfahrung, bei denen die Medizin des 21. Jahrhunderts unersetzbar ist.
Dennoch gibt es viele Beschwerden, Erkrankungen und Befindlichkeitsstörungen, bei denen Menschen von Arzt zu Arzt pilgern, in der Hoffnung auf Hilfe von außen. Sie unterziehen sich mannigfaltigen Untersuchungen und Therapien, ohne dass es ihnen besser geht. Dabei ist es oftmals sinnvoller, die Verantwortung für das eigene Wohlergehen zu übernehmen und seine Gesundheit selbst in die Hand zu nehmen. Auch bei schweren Erkrankungen sollte man sich nicht ausschließlich auf die Medizin verlassen.
Das Interesse an naturheilkundlichen und alternativen Therapien hat in den vergangenen Jahrzehnten zugenommen, im selben Maße, wie

der Glaube an die moderne Medizin abgenommen hat. Vielleicht geht es Ihnen ja wie mir, und Sie scheuen den Gang zum Arzt? Ich fühle mich dort immer wie auf dem TÜV-Prüfstand, wo etwas gefunden werden könnte, wovon ich selbst nichts weiß, und ich die Untersuchung nicht erfolgreich bestehe. Der bloße Geruch von Arztpraxen verursacht mir leichte Übelkeit, und Vorsorgeuntersuchungen erhöhen meinen Blutdruck. Daher gehe ich in der Regel nur zum klassischen Homöopathen, der eingehende Gespräche mit mir führt und anschließend Kügelchen verabreicht – und vertraue auf meine Selbstheilungskräfte sowie Doktor Yoga.

Hier setzt das Buch an, das sich um Prävention und Therapie mit yogischen Mitteln dreht. »Doktor Yoga«, wer soll das sein? Nun, Yoga kann Krankheiten vorbeugen, kurieren, heilen oder zumindest lindern. Falls Sie bislang davon ausgegangen sind, dass Yoga nur ein fernöstliches Körperertüchtigungssystem ist, eine Art achtsamkeitsbasiertes Stretching-Programm, verbunden mit esoterischem Überbau, Atmung und Gesängen, wird dieses Buch Ihnen neue Horizonte eröffnen. Yoga kann viel mehr als schlank, schön und fit machen – es kann gesund erhalten und auch machen.

Viele Krankheiten sind stressbedingt, zumindest spielt Stress als Auslöser eine Rolle. Yoga baut Stress ab und reduziert die Kampf-oder-Flucht-Reaktion. Dies geschieht durch die liebevolle Hinwendung zu sich selbst, die bewussten Bewegungen, das Halten von Stellungen, das Dehnen des gesamten Körpers und ganz besonders durch die achtsame Atemführung. Noch gibt es zu wenige belegte Studien, die in Zahlen und Fakten beweisen, dass Yoga heilt – denn diese Studien kosten Geld, und die finanzkräftige Pharmaindustrie hat kein Interesse daran. Es konnte jedoch bereits nachgewiesen werden, dass Yoga gegen Bluthochdruck hilft, das Risiko von Herzkrankheiten signifikant senkt und den Blutkreislauf reguliert. Außerdem weisen Forschungen darauf hin, dass Yoga Schmerzen mindert, seien es Kopfschmerzen, Lendenwirbelbeschwerden oder Gelenkprobleme. Vermutlich geschieht das durch die erhöhte Serotoninausschüttung beim Praktizieren von Yoga. Yoga lindert Schlafstörungen, senkt den Cortisolspiegel und sogar das Frühgeburtsrisiko, außerdem stärkt es das Immunsystem. Zudem mindert es Ängste und Depressionen, hilft bei der Bewältigung von Lebenskrisen sowie schweren Erkrankungen.

Noch nicht bewiesen sind Erklärungsmodelle, die den Energiefluss in den Vordergrund stellen. Auf diesem basiert die praktische »Erfahrungswissenschaft« des Kundalini Yoga. Warum Erfahrungswissenschaft? Weil eine Vielzahl glücklicher und gesünderer Yoga-Praktizierender dies über Jahrhunderte am eigenen Leib erfahren hat. Es sei unser Geburtsrecht, »happy, healthy and holy« zu sein, verkündete Yogi Bhajan, Begründer des Kundalini Yoga im Westen. Klingt das nicht wunderbar?

»Wer heilt, hat recht«, heißt es. Wenn es Ihnen durch Yoga besser geht, wenn Sie gesünder sind und Ihre Beschwerden und Schmerzen mit diesem Buch erfolgreich behandeln können, werden Sie keine wissenschaftliche Studie benötigen, die Ihnen den Erfolg im Nachhinein bestätigt. Vertrauen Sie auf sich selbst – und auf die Ihnen innewohnende Heilkraft. Vertrauen Sie auf das Zusammenspiel von Körper, Geist und Seele, auf die energetische Wirkung der Übungen, auf das Verbundensein mit allem, was ist. Entdecken Sie Doktor Yoga! Er ist der Heiler in Ihnen, ihr persönlicher Yoga-Therapeut. Doktor Yoga hilft Ihnen, wenn Sie nicht zum Mediziner gehen wollen oder können, wenn Sie sich entschieden haben, die Verantwortung für Ihr Wohlergehen selbst zu übernehmen.

Im Yoga gibt es den Begriff des *Guru* – früher war das meist der große, erleuchtete Meister, vor dem der Suchende sich niederwarf, um Führung zu erhalten. Heutzutage verstehen wir Gu-ru (wörtlich »der vom Dunkeln zum Licht führt«) als den inneren Lehrer, die jedem von uns innewohnende Meisterschaft, die uns leiten kann. Genauso gibt es den inneren Arzt, den Selbstheiler – wir müssen nur den Zugang zu ihm finden und vertrauen.

Die meisten spezifischen Übungen, die gesund erhalten und zur Heilung beitragen, stammen aus dem Kundalini Yoga, einer einstigen Geheimwissenschaft, die erst seit den 1960er-Jahren der Allgemeinheit zugänglich ist. Kundalini Yoga hat von allen Yoga-Arten das höchste Heilpotenzial. Es ist kreativ, energetisch, intuitiv, spielerisch und undogmatisch. Dabei stellt es keine besonderen Ansprüche an Sportlichkeit, Athletik oder Biegsamkeit. Jeder kann es erlernen und praktizieren.

Das Buch vermittelt einfach umzusetzende Körper- und Atemübungen, Mantras, Mudras und Asanas sowie yogisches Wissen rund um das Geheimnis einer stabilen, lebenslangen Gesundheit. Im ersten Teil geht es um »Gesund bleiben«: Basiswissen, energetische Grundausstattung, die Schlüsselareale im Körper sowie Yoga-Sets für allgemeine Gesundheit. Tipps zu einem gesunden, auf Yoga basierenden Lebensstil runden diesen Abschnitt ab. Der zweite (und Haupt-)Teil steht unter dem Motto »Gesund werden« und geht alphabetisch geordnet auf Probleme und Beschwerden ein. Er gibt praktische Ratschläge, wie Sie diese kurieren oder lindern können. In diesem Part werden Ihnen besondere, spezifische, manchmal sogar kuriose Übungen begegnen. Seien Sie »empty-headed« und »open-minded« – offenen Herzens und vorurteilsfrei (das ist auch eine gute Lebensgrundeinstellung …). Es sind keine Nullachtfünfzehn-Übungen, wie man sie aus jedem Yoga-Manual kennt, sondern vormals im Geheimen vom Meister an den Schüler weitergegebene Praktiken. Wie gut, dass diese nun der Allgemeinheit zugänglich gemacht werden können. Der dritte Teil, »Gesund machen«, befasst sich damit, wie Sie Ihre Heilfähigkeit erhöhen und sogar andere Menschen mit mentalen Praktiken und Energietransfer heilen können.

Ich wünsche Ihnen eine spannende Lektüre, tiefe Erkenntnisse
und heilsame Übungsstunden,
Ihre Kerstin Leppert

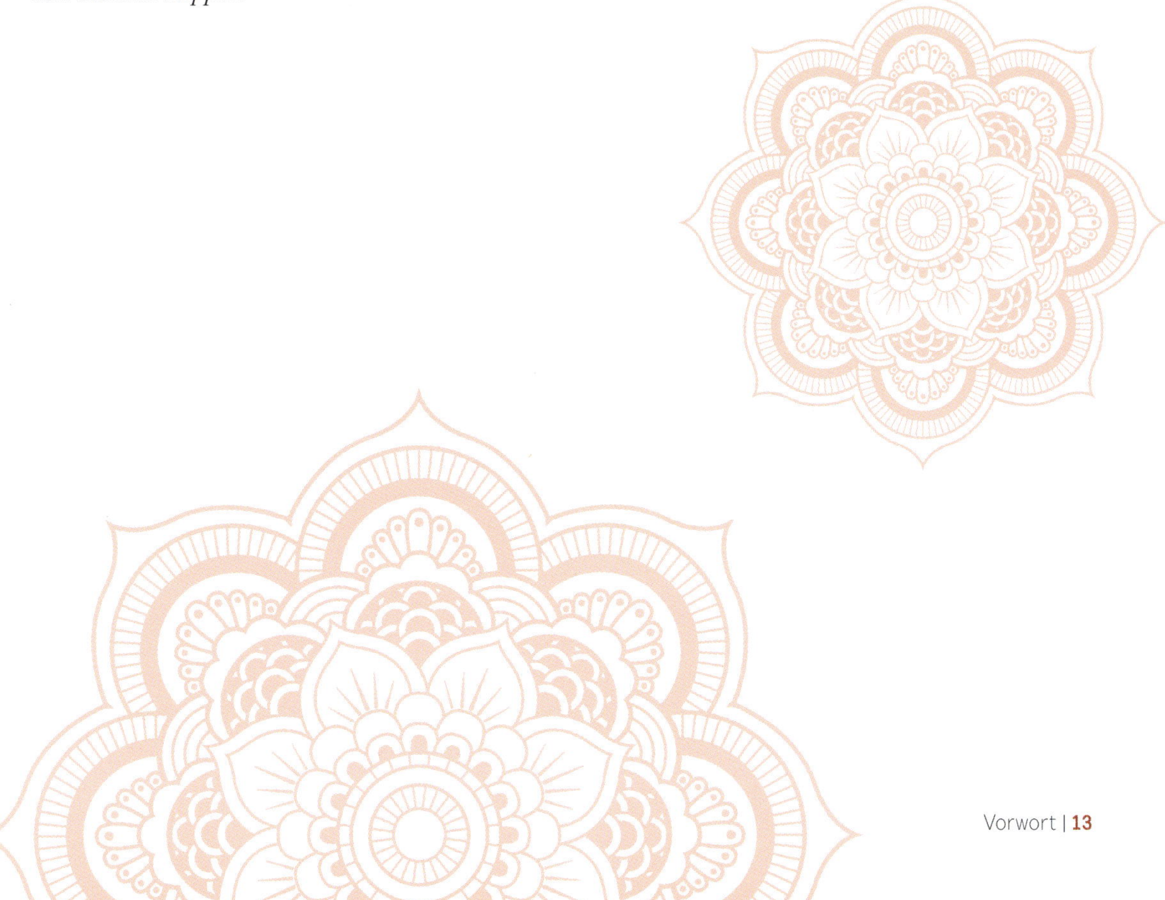

Teil 1

Gesund bleiben – Yoga zur Prävention

Basiswissen

Was Yoga ist und kann

Alles im Leben dreht sich um Balance, um ein Gleichgewicht der Kräfte und Energien, darum, was wir geben und nehmen, wie wir mit den Herausforderungen des Lebens fließen – auch wenn wir uns dessen im Alltag kaum bewusst sind. Läuft alles gut, geschieht es automatisch. Meist merken wir erst etwas, wenn wir aus dem Gleichgewicht kommen – wenn wir zu viel arbeiten, zu wenig entspannen, zu viel Stress haben, zu wenig Freude erleben, zu vielen Energieräubern begegnen und unsere Batterien nicht genügend aufladen. Genauso werden wir uns des Wertes unserer Gesundheit erst dann bewusst, wenn wir erkranken. Gesundheit ist für viele Menschen »normal«, ein Grundzustand, der es ermöglicht, den vielfältigen Anforderungen des Lebens zu begegnen. Wir müssen funktionieren, um beim Spiel des Lebens dabei zu sein. Dabei muten viele ihrem Körper immer mehr zu – und er verzeiht viel, gleicht so manche Sünde aus, ist uns treu ergeben.

Gesundheit ist die Fähigkeit, balanciert zu bleiben, was auch immer das Leben uns abverlangt. Manche Menschen haben das Glück, mit einer robusten Gesundheit gesegnet zu sein, andere sind anfällig für kleine Zipperlein oder größere Erkrankungen. Oftmals sind gar nicht diejenigen, die nach außen hin stark wirken, besonders selten krank. Bei der Krankheitsabwehr spielt das Immunsystem eine Rolle, aber auch andere Faktoren – unser inneres Gleichgewicht, Sensibilität, die schützende Aura, die Fähigkeit, Energie aufzunehmen und zu transformieren, und vieles mehr aus dem Zusammenspiel aus Körper, Geist und Seele.

Ein lebenslanger Weg, der sich täglich neu erschließt

In den vergangenen 15 bis 20 Jahren ist Yoga aus der esoterischen Nische herausgekommen und gesellschaftsfähig geworden. In fast jeder Zeitschrift leuchten dem Leser beseelte Gestalten entgegen, die Augen verzückt geschlossen und im Lotossitz beinah über dem Boden schwebend. Yoga wird in Fitnesscentern und schicken Yoga-Studios angeboten, die wie Pilze aus dem Boden schießen. Prominente, die etwas für ihr Image tun wollen, »machen« Yoga oder meditieren zumindest. Wer Yoga praktiziert, bleibt jung, schlank und fit, lautet die Botschaft. All das stimmt mehr oder minder. Doch wer Yoga auf eine Lifestyle-Gymnastik reduziert, verkennt sein wahres Potenzial. Es ist keine Modeerscheinung, die wieder verschwinden wird, sondern die Antwort auf die Frage, wie man ein erfülltes und gesundes Leben inmitten immer herausfordernder Lebensumstände führen kann.

Yoga ist ein lebenslanger Weg, der sich täglich neu erschließt – indem der Praktizierende sich Tag für Tag auf die Matte begibt, ganz gleich, ob er dazu Lust hat oder nicht. Als Yoga-Anfänger verschreckt Sie möglicherweise der Gedanke, dass Sie sich von nun an täglich und das auch noch lebenslänglich auf die Yoga-Matte quälen sollen.

Beginnen Sie mit etwas Einfachem, zum Beispiel mit einigen leichten Atemübungen. Steigern Sie sich allmählich. Seien Sie geduldig mit sich – aber auch beharrlich. Neulich wurde ich gefragt, wie man es schaffen soll, regelmäßig zu meditieren. Die Antwort: Indem man regelmäßig meditiert. Keiner kann es Ihnen abnehmen. Das gilt ebenso fürs Yoga: Natürlich kenne auch ich die Ablenkungen, die Ausflüchte, die Lustlosigkeit, den inneren Schweinehund, den Affengeist und wie die Widerstände alle heißen. Jeder hat damit mehr oder minder zu kämpfen, ob Anfänger oder Fortgeschrittener. Aber wenn man etwas wirklich will, wenn man sich dafür entscheidet, den Weg der Heilung mit Yoga zu beschreiten, dann klappt es auch.

Yoga ist eher eine Lebenseinstellung als eine Sportart, eher eine geistige als eine körperliche Tätigkeit. Yoga hat nichts damit zu tun, wie gut sich jemand verbiegen kann oder ob er einen perfekten Kopfstand hinbekommt. Es dient auch nicht dazu, sich eine stromlinienförmige Figur anzutrainieren oder möglichst lange die Luft anhalten zu können, sondern es geht darum, den Kopf frei zu bekommen und gesünder zu werden.

Yoga kann das Leben grundlegend verändern

Yoga ist uralt – älter als die meisten Religionen, mit denen es aber oft verknüpft wird. Es wurde nicht entdeckt, sondern *entwickelt.* Seine Wiege steht bekanntermaßen in Indien. Dort gibt es mehrere Tausend Jahre alte Höhlenmalereien, die Menschen in Yoga-Stellungen abbilden. Deren Ursprung ist ungewiss, doch sie zeigen, dass zu Zeiten, als

unsere Vorfahren in Nordeuropa noch »auf Bäumen hausten«, sich andernorts bereits Menschen mit verfeinerten Techniken befasst haben.
Yoga ist eher eine geistige Wissenschaft als eine körperliche Praxis. Zum ersten Mal schriftlich zusammengefasst wurde es unter anderem von dem indischen Weisen Patañjali. Er hat die *Yoga Sutras* verfasst, in denen es fast nur um geistige Aspekte geht. Ein Hauptsatz lautet: »Yoga ist der Zustand, in dem die Bewegungen des Geistes zur Ruhe kommen.« Andere uralte Dokumente sind die *Upanishaden,* sie entstanden in einem Zeitraum von 800 bis 200 Jahren vor Christus. Sie gelten als älteste Quelle des Yoga. Die Wurzeln des Yoga liegen tief in der Vergangenheit des indischen Subkontinents, und von dort aus hat Yoga einen Siegeszug um die Welt angetreten.
Yoga bedeutet dem Wort nach »Joch« oder auch »Verbindung« im Sinne einer Disziplin, der man sich selbst aus freien Stücken unterwirft, in Verbundenheit von Körper, Geist und Seele. Auch die Verbindung zur uns umgebenden Natur, zu den Lebensumständen und allen anderen Menschen fließt mit hinein.
Alles ist eins. Wir sind untrennbar verbunden mit dem, was uns umgibt. Alles steht im Austausch miteinander; wir sind vernetzt und verwoben – lange bevor es das Internet gab und weit darüber hinausgehend. Der Atem ist ein verbindendes Element. Er verbindet den Körper mit dem Geist und uns Menschen mit unserer Lebenswelt. Wir tauschen *Prana,* Lebensenergie, aus sowie Gedanken, Gefühle, Schwingungen. Wir sind vernetzt, ob wir wollen oder nicht, mit den Liebsten, den Kollegen, Freunden, Nachbarn und auch mit den flüchtigen Begegnungen, den unsympathischen Bekanntschaften, sogar mit den Gegnern und Feinden: »Some people come to you as a blessing, others as a lesson.«
Yoga hat nichts mit Glauben zu tun, sondern mit Erleben, denn seine Wirkungen werden am eigenen Leib und in Herz und Kopf erfahren. Es kann das Dasein eines Menschen grundlegend verändern. Yoga hilft, das Leben selbstbestimmter zu führen und gesünder, glücklicher, »heiler« zu werden – nicht sofort, aber beständig, in kleinen Schritten. Es unterstützt in Krisen und Konflikten, rettet aus scheinbar ausweglosen Situationen, kann Anker und Motor sein.

Embodiment und Yoga

Embodiment ist der Fachausdruck für die These, dass nicht nur die Psyche den Körper beeinflusst, sondern auch umgekehrt der Körper den Geist. Sie entstammt der neuen Kognitionswissenschaft und findet zunehmend Eingang in die klinische Psychologie. Es bedeutet, dass Körperwahrnehmung und Umgang mit dem Körper sich auf emotionale Zustände auswirken. Werden bestimmte Positionen wie zum Beispiel Körper- oder Handhaltungen eingenommen, wirken diese sich über den Körper auf Einstellungen, Emotionen und Urteile (Kognition) aus. Körper, Geist und Seele stehen also in Wechselwirkung zueinander, sagt die Kognitionswissenschaft – für Yogis keine Überraschung. Yoga gründet sich auf dieses Wissen, das nun als Theorie Eingang gefunden hat in die moderne Wissenschaft. Endlich, möchte Doktor Yoga ausrufen, hat doch vor einigen Jahren die ärztliche Diagnose »Das hat psychosomatische Gründe« nichts anderes bedeutet, als dass der Patient sich sein Leiden einbildet.

Warum geben Menschen die Autorität über ihren eigenen Körper eigentlich schon so lange und bereitwillig an eine Wissenschaft ab, die ihn aufgliedert in scheinbar unzusammenhängende Einzelteile? Dabei versteht der Kranke mehr von seinem eigenen Körper als jeder Außenstehende, der zufälligerweise einige Jahre Medizin studiert hat. Er muss nur das Vertrauen zurückgewinnen, dass er der Experte auf seinem Terrain ist. Jeder Mensch verfügt über einen inneren Arzt, nennen wir es Selbstheilungskräfte – ein biologisches Prinzip, denn jeder lebendige Organismus strebt danach, zu überleben.

Elementarer Bestandteil des hippokratischen Eids ist »Primum non nocere« – zuerst einmal gilt es, nicht zu schaden. Es bedeutet, von ärztlicher Seite aus darf nichts unternommen werden, was neben der bestehenden Krankheit noch größeren Schaden anrichtet – damit sind vor allem invasive Eingriffe gemeint.

Mit Doktor Yoga stellen Sie Ihren Selbstheilungskräften einen erfahrenen Kollegen an die Seite, der garantiert keine invasiven Eingriffe vornimmt.

Kundalini Yoga – das Yoga mit dem größten Heilungspotenzial

Die Transformationskraft von Yoga ist viel tiefer greifend – es bietet die Chance, gesund zu bleiben, Schmerzen und Beschwerden zu kurieren oder zumindest zu lindern und sich selbst und andere zu heilen. Das gilt insbesondere für Kundalini Yoga, dem das größte Heilungspotenzial innewohnt.

Kundalini Yoga gelangte in den 1960er-Jahren in den Westen. Ein Yoga-Meister namens Yogi Bhajan brachte diese Yoga-Form, einst eine Geheimwissenschaft, zunächst nach Amerika und dann nach Europa. Zuvor waren die Erkenntnisse und Übungen nur direkt von Meistern an ausgewählte Schüler weitergegeben worden, die sich zuvor strengen Auswahlriten unterziehen mussten. Yogi Bhajan hat mit dieser Tradition gebrochen, weil er der Meinung war, im beginnenden Wassermannzeitalter müsste diese Technologie allen Menschen offenstehen und jeder dürfte sich von nun an selbst einweihen. Damit zog er zunächst den Unmut seiner indischen Kollegen auf sich. Doch der charismatische Yogiji, wie er von seinen Schülern liebevoll genannt wurde, verfolgte diesen Weg unbeirrt und machte sein Wissen einer rasant wachsenden Schülerschar zugänglich.

Yoga lebt – und heilt

Kundalini Yoga trat seinen Siegeszug über Kanada in die USA an und schwappte wenig später hinüber nach Europa. In Deutschland war Hatha Yoga lange Zeit bekannter. Auch heute noch bezuschussen die meisten Krankenkassen besonders diese Yoga-Form – was schade ist, könnten doch mit Kundalini Yoga viel mehr Mitglieder gesund bleiben oder werden. Kundalini Yoga gilt bei seinen Anhängern als Mutter aller Yogas. Hatha Yoga hat im Laufe der Zeit Brüder und Schwestern, Kinder und Kindeskinder bekommen: das athletische Ashtanga Yoga, das perfektionistische Iyengar Yoga, das tänzerische Vinyasa Flow Yoga, das heiße Bikram Yoga, das sanfte Yin Yoga, um nur einige zu nennen. Der Reigen ist bunt, ein duftender Strauß von Blüten, deren Züchtung nicht abgeschlossen ist. Immer wieder erfinden begeisterte Yogis das Yoga-Rad neu und interpretieren Altbewährtes auf erfrischende Weise. Yoga lebt, und es ist gut, wenn es nicht in Stein gemeißelt ist, sondern

sich weiterentwickelt. Heute sollen mehr als 15 Millionen Menschen regelmäßig Yoga praktizieren – Tendenz steigend.
Ich kenne viele Yoga-Stile und liebe sie alle. Über die Jahre habe ich viele Arten ausprobiert, bin einigen kürzer, anderen länger treu geblieben. Jede Yoga-Form hat ihre speziellen Eigenschaften und Vorzüge, keine ist besser oder schlechter als die andere. Viele traditionelle Yoga-Positionen haben den Ansatz, von innen heraus heilen zu wollen. Manche regen den Kreislauf und den Stoffwechsel an, harmonisieren das Drüsensystem oder die Verdauung, trainieren die Dehnbarkeit und das Gleichgewicht. Übt man über einen längeren Zeitraum Yoga, wird man kräftiger, gedehnter, schlanker, konturierter, frischer und strahlender. So wie jeder Schüler seinen Lehrer findet, so findet auch jeder Suchende seinen Yoga-Stil, der am besten zu ihm passt. Mit vielleicht einer Ausnahme: Wer den Energiefluss ankurbeln will, wer Heilung und Prävention in den Fokus stellt, der ist beim Kundalini Yoga am besten aufgehoben, auch wenn natürlich jede Yoga-Art, die regelmäßig praktiziert wird, den Zustand von Muskeln, Gelenken und Sehnen verbessert. Warum Kundalini Yoga für das gesamte System des Körpers besser funktioniert, davon handelt dieses Buch. Seine grundlegenden Erkenntnisse und yogischen Rezepte stammen aus dem Kundalini Yoga, meiner spirituellen Heimat. Jedoch habe ich einiges aus der Erfahrung von über 25 Jahren modifiziert und mit anderen sinnvollen Zutaten ergänzt.

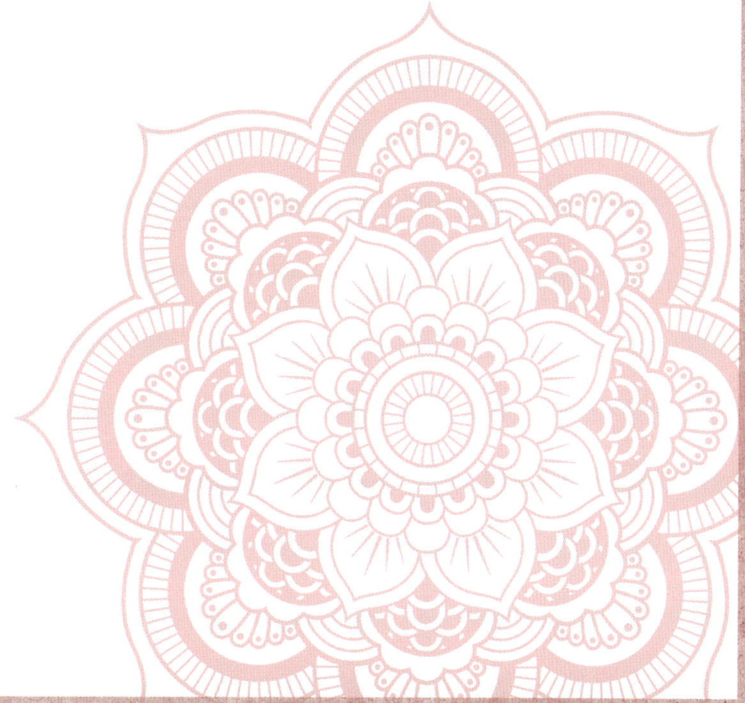

Kleines Yoga-Abc

Am Anfang ist Yoga wie eine neue Sprache. Erst einmal sollte man die wichtigsten Vokabeln lernen, um sich verständigen zu können. Damit Sie verstehen, wovon ich spreche, möchte ich Sie mit einigen wesentlichen Begriffen vertraut machen, die häufiger vorkommen.

Asana

Eine *Asana* ist eine Yoga-Position. Diese kann stehend, sitzend oder liegend ausgeführt werden. Eine bekannte Asana ist zum Beispiel die »Einfache Haltung«, bei der man mit gekreuzten Beinen und aufrechter Wirbelsäule auf dem Boden sitzt – man kennt sie auch unter dem Namen »Schneidersitz«. Eine stehende Asana ist »Der Baum«, bei der man auf einem Bein steht, das andere anwinkelt und den Fuß seitlich an das Knie des Standbeins lehnt, während die Hände über dem Kopf zusammengebracht werden. Eine liegende Asana ist die »Totenhaltung«: In Rückenlage werden Arme und Beine so ausgestreckt, dass sie weder einander noch den Rumpf berühren, die Augen sind geschlossen. Wichtig ist, bewusst in die Asana zu gehen, angemessen zu atmen und sie achtsam aufzulösen. Viele Yoga-Arten reihen Asanas, Positionen, aneinander, entweder fließend oder statisch mit Pausen dazwischen. Im Kundalini Yoga verbinden wir mit einer Asana oft eine spezielle Atemform, Konzentration und Bewegung, wodurch aus einer Asana eine *Kriya* wird und auf den Körper (durch Haltung und Bewegung), auf den Geist (durch die Konzentration) und auf die Seele (durch den Atem) wirkt.

Bandha

Bandha bedeutet »Schleuse« oder »Körperschleuse« – man schleust die Energie durch Körperpartien. Dabei spannt man bestimmte Muskelgruppen an, um die Energie hochzubringen oder in bestimmten Teilen des Körpers zu halten und sich innerlich und äußerlich aufzurichten. Die wichtigsten Bandhas heißen *Mulbandh* (Wurzelschleuse), *Uddhyana Bandh* (Zwerchfellschleuse), *Jalandhara Bandh* (Nackenschleuse) und *Mahabandh* (große Schleuse).

Doktor Yoga verwendet besonders häufig die Wurzelschleuse oder Mulbandh. Hierbei wird der Beckenboden aktiviert, die Schließmus-

kulatur rund um Anus und Geschlechtsorgan und die Bauchmuskeln werden angespannt. Dieser ganze Bereich wird wahrgenommen, fest angespannt und nach oben und innen gezogen.
Die grundlegendste Schleuse ist die Nackenschleuse. Sie wird bei allen sitzenden Haltungen und Meditationen angewandt. Dabei nehmen Sie das Kinn leicht zurück, Tendenz Doppelkinn, und strecken die Nackenmuskeln, so als würden Sie eine kostbare Vase auf dem Kopf balancieren. Dadurch kann pranische Energie zum Kopf fließen, die Schilddrüse und die Nebenschilddrüse werden angeregt.
Die Zwerchfellschleuse wird oft beim *Chanten* angewandt. Ziehen Sie dazu die obere Bauchmuskulatur Richtung Wirbelsäule und heben Sie die Brust und das Zwerchfell an.
Mahabandh, die große Schleuse, besteht aus dem gleichzeitigen Anspannen von Mulbandh, Uddiyana Bandh und Jalandhara Bandh. Sie dient dazu, die Energie aus den niedrigeren in die höheren Zentren zu transferieren.

Chakra

Chakras sind zirkulierende immaterielle Energieräder. Auf Zeichnungen werden sie oft in den zugeordneten Farben dargestellt – abwechselnd links- und rechtsherum drehend. Es gibt sieben Hauptchakras entlang der Wirbelsäule, am Hauptenergiekanal ausgerichtet. Beginnend mit dem *Wurzelchakra* am Damm, das nach unten strahlt, über das *Sakralchakra* zwischen Schambein und Nabel, gefolgt vom *Nabelchakra* etwas oberhalb des Nabels und dem *Herzchakra* auf Brusthöhe, kommen wir zum *Kehlchakra,* danach zum *Stirnchakra* und abschließend zum *Scheitelchakra.* Im Kundalini Yoga wird die *Aura,* der uns umgebende elektromagnetische Schutzschild, als achtes Chakra bezeichnet. Die Chakras haben verschiedene Aufgaben und sind Farben, Elementen, Düften und Edelsteinen zugeordnet. Wer mehr darüber wissen möchte, dem steht umfangreiche Literatur zu dem Thema zur Verfügung. Nur noch so viel: Geht man davon aus, dass die Lebensenergie durch die Energiekanäle *(Nadis)* im physischen Körper fließt, stellen Chakras Energieknotenpunkte dar. Am besten ist es, wenn alle Chakras ähnlich gut funktionieren und gleich stark sind. Die Chakras sollten gereinigt und gestärkt werden, um Krankheiten zu vermeiden oder zu kurieren.

Chanten

Chanten ist eine Art monotones Singen, ein Sprechgesang, mit dem *Mantras* rezitiert werden. Der Einfachheit halber könnte man es mit »Singen« übersetzen, zumal viele der neueren Mantra-Interpretationen harmonische Melodien verwenden. Falls es Ihnen schwerfällt zu singen, oder innere Widerstände Sie davon abhalten, könnten Sie die Mantras auch sprechen oder denken.

Einstimmung

Normalerweise stimmen wir uns vor der Yoga-Stunde ein – meist nach einigen Aufwärm- und Atemübungen. Damit verbinden wir uns mit der Tradition der »Goldenen Kette«, bestehend aus den Yoga-Übenden und den großen Lehrern vor uns. Wir singen bzw. chanten dreimal das *Adi*-(Anfangs-)Mantra »Ong Namo Gurudev Namo«. Das bedeutet »Ich begrüße die kreative Kraft und den Weg vom Dunkeln ins Licht«. Es ist ein Ritual, oft noch erweitert durch das Schutzmantra »Aad Gureh Nameh, Jugad Gureh Nameh, Sat Gureh Nameh, Siri Gurudeve Nameh«. Für Anfänger ist dies ungewohnt, vielleicht hat mancher auch Hemmungen. In der Gruppe fühlt es sich meist ganz natürlich an, und bald singt jeder begeistert mit. Zu Hause könnte sich das als Neueinsteiger schwieriger gestalten. Ich würde daher empfehlen, eine Version des Mantras, das Ihnen gefällt, bei www.mantradownload.de herunterzuladen und damit zu üben. Oder Sie summen nur mit bzw. lauschen dem Mantra.

Kriya

Eine *Kriya* kann zweierlei sein: Zum einen eine einzelne Übung (siehe Asana), zum anderen eine ganze Übungsreihe, die aus wenigen oder vielen Übungen besteht. Wesentlich ist der Energiefluss, die energetische Wirkung, die entweder durch eine einzelne Übung erzielt wird oder durch eine Übungsreihe. In diesem Buch stelle ich Ihnen neben der »Generellen Übungsreihe, um Krankheiten vorzubeugen« hauptsächlich kurze Kriyas und im Teil, der sich mit alphabetisch geordneten Beschwerden befasst, nur aus einer Übung bestehende Kriyas vor.

Konzentrationspunkt

Es gibt verschiedene Konzentrationspunkte im Yoga. Oftmals schauen wir mit geschlossenen Augen auf das »Dritte Auge«, den Punkt zwischen und etwas oberhalb der Augenbrauen. Hier ist aus yogischer Sicht das sechste Chakra lokalisiert, zuständig für Intuition und Weitsicht. Indem wir auf diesen Punkt schauen, trainieren wir unseren sechsten Sinn und die Intuition. Physisch sitzt dort die *Hypophyse,* die Hirnanhangdrüse, die viele Stoffwechselvorgänge im Körper steuert. Bei anderen Übungen werden Sie aufgefordert, auf die Nasenspitze zu schielen – was bestimmte Gehirnregionen anregt – oder zum Scheitelpunkt zu schauen. Der Scheitelpunkt ist der höchste Punkt des Kopfes, dort sitzt das siebte Chakra, das Kronenchakra, »Tor zum Universum« genannt. Auch dort findet sich eine wichtige Drüse, nämlich die *Epiphyse,* die unter anderem den Schlaf-wach-Rhythmus steuert. Im Babyalter ist die Fontanelle noch offen, solange die Schädelknochen sich noch nicht geschlossen haben – zu dieser Zeit ist die Verbindung zum Universum geöffnet.

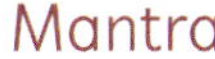

Mantra

Ein Mantra ist ein Konzentrationswort oder -satz. Es ist etwas, das Sie sich immer wieder vorsagen, um den Geist zu beruhigen, zu klären und zu zentrieren. Ein Mantra hilft bei der inneren Ausrichtung – denn was nützt es Ihnen, eine perfekte Haltung einzunehmen und richtig zu atmen, wenn Sie sich statt auf Heilung und Gesundheit auf den Einkaufszettel fokussieren? Ein Mantra ist oftmals ein Sanskrit- oder Gurmukhi-Begriff. Letzteres ist eine etwa 500 Jahre alte Kunstsprache, die dem älteren Sanskrit ähnelt. Die meisten Kundalini-Yoga-Mantras entstammen dem Gurmukhi. Die uns unbekannten Wörter sind nicht mit Bedeutung aufgeladen, was es einfacher macht, damit zu meditieren. Zudem entfalten viele Mantras weitere positive Wirkungen über den Klangstrom. Zu den am meisten verbreiteten Mantras zählen »SAT NAM« (wahres Selbst), »WAHE GURU« (Freude angesichts des Weges vom Dunkeln ins Licht) und das Einstimmungsmantra »ONG NAMO GURUDEV NAMO«. Doch auch positive Affirmationen auf Deutsch können zu den Mantras zählen, wenn wir sie unterstützend für die Heilung verwenden.

Mudra

Bei Mudras handelt es sich um Finger- und Handhaltungen. Am bekanntesten ist das *Gyan Mudra,* auch »Handhaltung der Weisheit« genannt. Warum? Weil der Daumen, der für das Ego steht, mit dem Zeigefinger, der die Weisheit versinnbildlicht, zusammengebracht wird. Damit verbindet sich Ihr Ich mit der Weisheit.

Das Bild eines im Schneidersitz auf dem Boden sitzenden, versonnen lächelnden Menschen mit geschlossenen Augen und den Händen in Gyan Mudra hat in den vergangenen Jahren die Werbewelt erobert – aus gutem Grund, denn es zeigt die Sehnsucht danach, in sich selbst ruhend gesund und glücklich zu sein. Andere Mudras verwenden die übrigen Finger, oder die Hände werden auf eine bestimmte Art gefaltet oder gehalten. Neben dem Gyan Mudra ist Ihnen sicher das Gebets-Mudra bekannt, bei dem die Hände vor der Brust aneinandergelegt werden. Genau wie Mantras und Atempraxis helfen Mudras dabei, sich mit dem ganzen Sein hingebungsvoll in eine Kriya zu begeben.

Nadi

Nadis ähneln den Meridianen, jedoch nicht vollständig. Einige Nadis entsprechen Meridianen, andere eher Venen oder Lymphbahnen. Man sagt, es gäbe 72 000 Nadis, alle vom Nabelpunkt ausgehend und in den Händen, Füßen und im Kopf endend. Nadis sind Energieleitbahnen, die *Prana,* die Lebensenergie, in alle Bereiche des Körpers transportieren. Drei besonders wichtige und große Nadis heißen *Ida, Pingala* und *Sushumna.* Ida beginnt am linken Nasenloch und verläuft links der Wirbelsäule bis zum Steißbein – sie führt Mondenergie, korrespondierend mit den weiblichen, intuitiven, gefühlsbetonten Anteilen in uns. Pingala ist der Gegenpol. Startend am rechten Nasenloch verläuft dieser Nadi rechts der Wirbelsäule hinab und führt Sonnenenergie, verbunden mit dem männlich-rationalen, handlungsorientierten Part in jedem von uns. Anders als Ida und Pingala entspringt die Sushumna unten, an der Basis der Wirbelsäule, und führt aufwärts durch alle Chakras hindurch nach oben bis zur Krone des Kopfes. Die Sushumna soll Kundalini-Energie transportieren, dafür muss sie wie ein Hochleistungsglasfaserkabel auf dem neuesten Stand sein – das bedeutet, von Blockaden befreit und gereinigt.

REINIGUNG DER NADIS

Yogi Bhajan hat eine spezielle Technik zur Reinigung der Nadis gelehrt, die nur mit (fast) leerem Magen praktiziert werden sollte.
*Sie erzeugt einen kraftvollen Ausgleich von Vital- und Reinigungsenergie (**Prana** und **Apana**, siehe dort) und fördert den Fluss der Kundalini in der Sushumna:*

- Setzen Sie sich mit geradem Rücken in den Schneidersitz mit gekreuzten Beinen.
- Rollen Sie die geschlossenen Augen leicht nach oben, konzentrieren Sie sich auf den Punkt zwischen den Augenbrauen.
- Entspannen Sie die Lider, sodass sie sich nicht bewegen.
- Legen Sie die linke Hand in Gyan Mudra, Daumen und Zeigefinger zusammen, auf das linke Knie.
- Benutzen Sie die rechte Hand, um den Atemfluss zu regulieren. Verschließen Sie das rechte Nasenloch mit dem Daumen und das linke mit dem Zeigefinger, wobei die beiden Finger ein »U« formen.
- Das Verhältnis der Zeitdauer ist folgendermaßen: 1 (einatmen), 4 (halten) und 2 (ausatmen).
- Atmen Sie durch das linke Nasenloch ein und zählen Sie gedanklich »eins«.
- Stellen Sie sich dabei vor, dass Licht die Wirbelsäule bis zur Basis der Wirbelsäule hinabfließt.
- Halten Sie den Atem an und zählen Sie bis vier.
- Visualisieren Sie, wie das Licht unterhalb des Nabelpunktes wie in einem Kessel wirbelt und Hitze produziert.
- Atmen Sie durch das rechte Nasenloch aus und zählen Sie bis zwei.
- Fühlen Sie hierbei das Licht auf der rechten Seite der Wirbelsäule hinaufsteigen und durch das Nasenloch mit der Unendlichkeit verschmelzen.
- Atmen Sie durch das rechte Nasenloch ein und denken Sie »eins«, während Sie wieder das Licht herabfließen spüren.
- Halten Sie den Atem an und zählen Sie bis vier, stellen Sie sich das Licht wirbelnd im Unterleib vor.
- Atmen Sie durch das linke Nasenloch aus und zählen Sie bis zwei, visualisieren Sie dabei den Aufstieg des Lichts.
- Atmen und meditieren Sie so für mindestens 15 Minuten.

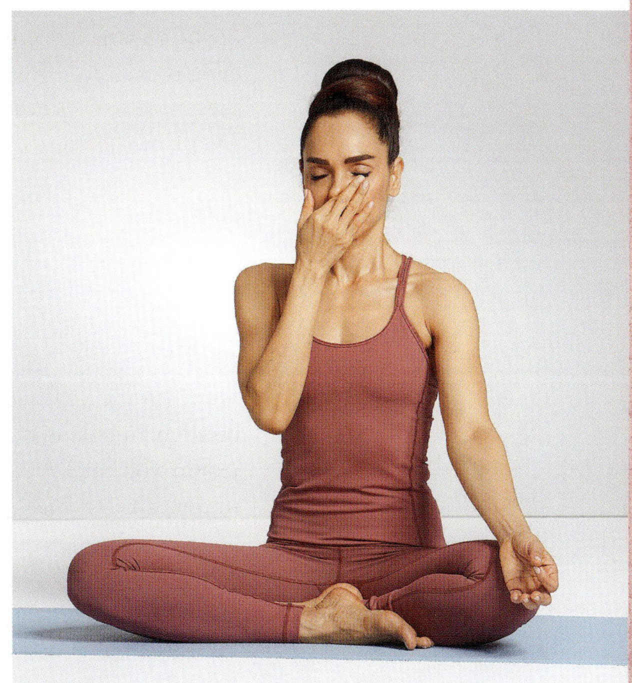

Pranayama

Prana bezeichnet die essenzielle Lebensenergie (dazu weiter unten mehr), *Yama* bedeutet Disziplin. *Pranayama* ist also die Beherrschung des Atems. Beim Yoga ist oftmals der Atem wichtiger als die Übung. Ein bewusster Atem kann die Stimmung beeinflussen, Müdigkeit vertreiben oder Entspannung entstehen lassen. Vielen Menschen ist der eigene Atem kaum bewusst. Beginnen sie mit Yoga, ändert sich das. Atmung ist ein semiautonomer Prozess – wir atmen immer, doch wenn wir nicht darauf achten, meist flach, oberflächlich und zu schnell. Doktor Yoga empfiehlt eine tiefe, bewusste Bauchatmung mit nur noch fünf Atemzügen pro Minute. Dies bewirkt, dass Sie sich entspannt im Hier und Jetzt fühlen, in sich selbst zu Hause und mit Ihren Gefühlen im Einklang sind. Achten Sie darauf, den Bauch mit dem Einatmen vorzuwölben und mit dem Ausatmen einsinken zu lassen. Nutzen Sie Ihr gesamtes Atemvolumen. Tun Sie es bewusst und ohne Anstrengung. Lassen Sie sich atmen und schauen Sie sich dabei zu. Halten Sie ein wenig Abstand zu sich selbst – das ist auch eine gute Methode, um durchs Leben zu gehen und sich nicht von Rückschlägen entmutigen zu lassen.

Auch der schnelle, blasebalgartige »Feueratem« ist eine Form des Pranayama, der Wechselatem (wie oben beschrieben), bestimmte Atemmuster mit rhythmischem Atem, durch den Mund, die Nase, über die Zunge usw.

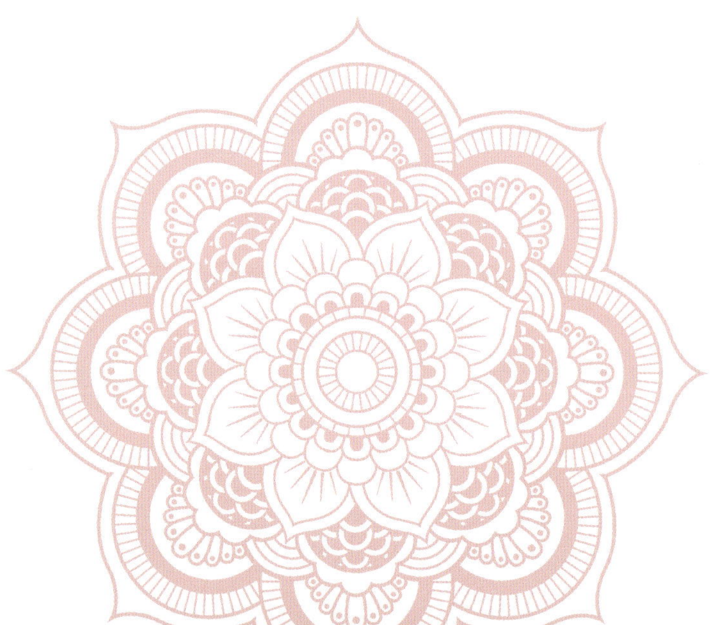

Was Kundalini Yoga für Ihre Gesundheit tut

Kundalini Yoga

- erhöht den Energielevel
- verbessert die Körperwahrnehmung
- hilft bei der Ausscheidung von Giftstoffen
- unterstützt bei der Aufgabe von gesundheitsschädlichen Süchten
- stabilisiert den Kreislauf
- löst Stress und Verspannungen
- macht die Wirbelsäule flexibler
- hilft der Verdauung
- verbessert die Atmung
- kräftigt Drüsen- und Nervensystem
- erhöht die Organdurchblutung
- stärkt das Immunsystem
- trainiert den Herzmuskel
- verbessert den Blutfluss
- trägt zur Bildung neuer kleiner Blutgefäße bei
- stabilisiert das seelische Gleichgewicht

Was Sie benötigen

Im Grunde brauchen Sie nur sich selbst und hinreichende Motivation zum »Yogieren«. Um es bequem zu haben, helfen:

- ein ruhiges, ungestörtes, warmes Plätzchen
- eine gut gepolsterte Yoga-Matte, entweder aus Gummi oder Schurwolle
- ein rundes oder mondsichelförmiges Yoga- oder Meditationskissen
- bei Knieproblemen ein Meditationsbänkchen oder kleine Kissen zum Abpolstern der Knie – notfalls ein Stuhl
- eine gemütliche, dünne, zugleich wärmende Decke aus Fleece, Baumwolle oder Wolle
- ein Timer, eine Uhr oder ein Handy mit Zeitmessung
  Hinweis: Bitte lassen Sie sich nicht von der empfohlenen Zeitdauer mancher Übungen und Meditationen abschrecken. Beginnen Sie mit kürzerer Dauer gemäß Ihrer Konstitution. Falls möglich, steigern Sie sich allmählich. Finden Sie die Balance zwischen Unter- und Überforderung. Wenn Sie eine Übung vorzeitig beenden müssen, bleiben Sie bitte in der Energie und stellen Sie sich vor, wie Sie die Position weiterhin halten.
- stilles Wasser zum Trinken
- bequeme, nicht einengende Kleidung
- möglicherweise leise Yoga-Musik – bei einigen Kriyas wird gezielte Mantra-Musik empfohlen

Schutz vor Krankheiten: die Aura

Die Aura ist nichts Mystisches, sondern im Grunde das elektromagnetische Feld, das jeden Menschen umgibt. Seine Größe und Ausdehnung werden definiert durch die Stärke des Nervensystems – je stabiler die Nerven, umso größer die Aura. Sie schützt uns vor Krankheiten, Unfällen und anderen negativen Ereignissen. Die Aura steht im Ruf, eine Person attraktiv und erfolgreich zu machen und den Körper »wieder aufzubauen«. Eine starke Aura hilft nicht nur bei der Krankheitsabwehr, sondern auch bei Rekonvaleszenz und Genesung, sollte man doch einmal krank werden. Sie hält das gesamte Körpersystem intakt und ist für alle Muskeln verantwortlich. Die Stärke einer Person erwächst aus ihr.

Das magnetische Feld umhüllt den Körper auf die gleiche Weise, wie die Erde von ihrem Magnetfeld umgeben wird. Es justiert sich am Tag alle zweieinhalb Stunden. Während wir schlafen, formt es eine andere Art von Schutzschild, die besonders sensibel auf Störungen reagiert. Daher ist es aus yogischer Sicht wichtig, nicht aus dem Tiefschlaf geweckt zu werden, dies könnte das magnetische Feld beschädigen und Muskelsystem und Abwehrkräfte schwächen. Viele Menschen haben die Erfahrung gemacht, dass sie sich zerschlagen fühlen, wenn ein erbarmungsloser Wecker sie aus dem Tiefschlaf reißt – intuitiv spüren sie den negativen Effekt auf ihre Aura. Hier helfen Wecksysteme, die die Schlafphasen messen und entsprechend sanft wecken.

Die Aura hat starken Einfluss auf unsere Emotionen und die Art, wie wir kommunizieren. Um dauerhaft ausgeglichen und glücklich zu sein, bedarf es balancierter Nerven und eines starken magnetischen Feldes. Die beste und einfachste Art, das Magnetfeld zu stärken, besteht darin, jeden Morgen auf seinen langen und tiefen Atem zu meditieren. Weiterhin kann man die Aura ausdehnen und stabilisieren, indem man regelmäßig Übungen für das Nervensystem praktiziert. Dies sind vorwiegend Halteübungen der Arme. Manche trainierte Menschen empfinden diese Übungen als anstrengend, während sie anderen Personen, die bislang wenig Sport getrieben haben, einfach erscheinen mögen. Das liegt daran, dass diese Übungen keine besondere Fitness oder Muskelkraft voraussetzen, sondern durch die Stärke des Nervensystems beeinflusst werden.

In dem Maße, in dem die Aura stärker wird, nimmt auch die Fähigkeit zu, auf Emotionen angemessener zu reagieren. Sie können dann wählen, ob Sie in Beziehung zu einem anderen Menschen gehen oder sich dessen Einfluss bewusst entziehen. Eine starke Aura, ein intaktes Magnetfeld erhöht die Ausstrahlung. Dies zieht andere Menschen an, deren Magnetfeld mit Ihrem harmoniert – anders ausgedrückt wird Ihre Umgebung sich mehr und mehr auf Sie einschwingen. Eine spirituelle Weisheit besagt: »Wenn ein Mensch das Licht projiziert, wird alle Dunkelheit schwinden. Wohin auch immer er geht, ist er von Licht, Schönheit, Großmut und Erfüllung umgeben.«

EINFACHE ATEMMEDITATION

Diese Übung sollte am besten täglich nach dem Erwachen praktiziert werden. Sie ist simpel, wohltuend und effektiv und stellt eine natürliche Verbindung zur inneren Kraftquelle her.

- Setzen Sie sich im Schneidersitz (Einfache Haltung) auf eine Yoga-Matte, ein Meditationskissen oder aufrecht und ohne sich anzulehnen auf einen Stuhl.
- Schließen Sie die Augen und legen Sie die Hände mit nach oben geöffneten Handflächen auf Knie oder Oberschenkel.
- Bringen Sie Zeigefinger und Daumen zusammen. Diese Fingerhaltung heißt ***Gyan Mudra,*** das Mudra der Weisheit. Der Daumen steht für das Ego, der Zeigefinger für die Weisheit – Sie verbinden also das Ich mit der Weisheit.
- Werden Sie sich Ihres Atems bewusst, des ganz natürlichen Atems. Spüren Sie, wie der Atem durch die Nase ein- und ausströmt. Nehmen Sie den feinen Luftzug am Gaumen und in der Kehle wahr.
- Beim Einatmen weitet sich der Brustkorb, und der Bauch wölbt sich vor. Geben Sie Ihrem Atem Raum und erlauben Sie sich, den Bauch rund, weich und weit werden zu lassen.
- Beim Ausatmen fließt die Luft vollständig aus, Bauch und Brust sinken ein. Sie werden ganz leer.
- Versuchen Sie nicht, den Atem bewusst zu beeinflussen, sondern schauen Sie ihm vielmehr zu. Er wird sich automatisch verlangsamen und vertiefen.

- Richten Sie all Ihre Aufmerksamkeit auf den Fluss des Atems.
- Spüren Sie nun auch die kleine Atempause nach dem Ausatmen, bevor der Atem wieder einströmt, sowie die Atempause nach dem Einatmen, bevor Sie ausatmen. Versuchen Sie nicht, den Prozess zu forcieren, indem Sie die Luft anhalten, sondern schauen Sie zu, wie »es Sie atmet«.
- Wenn Gedanken kommen, schauen Sie sie kurz an und lassen sie mit dem nächsten Ausatmen los.

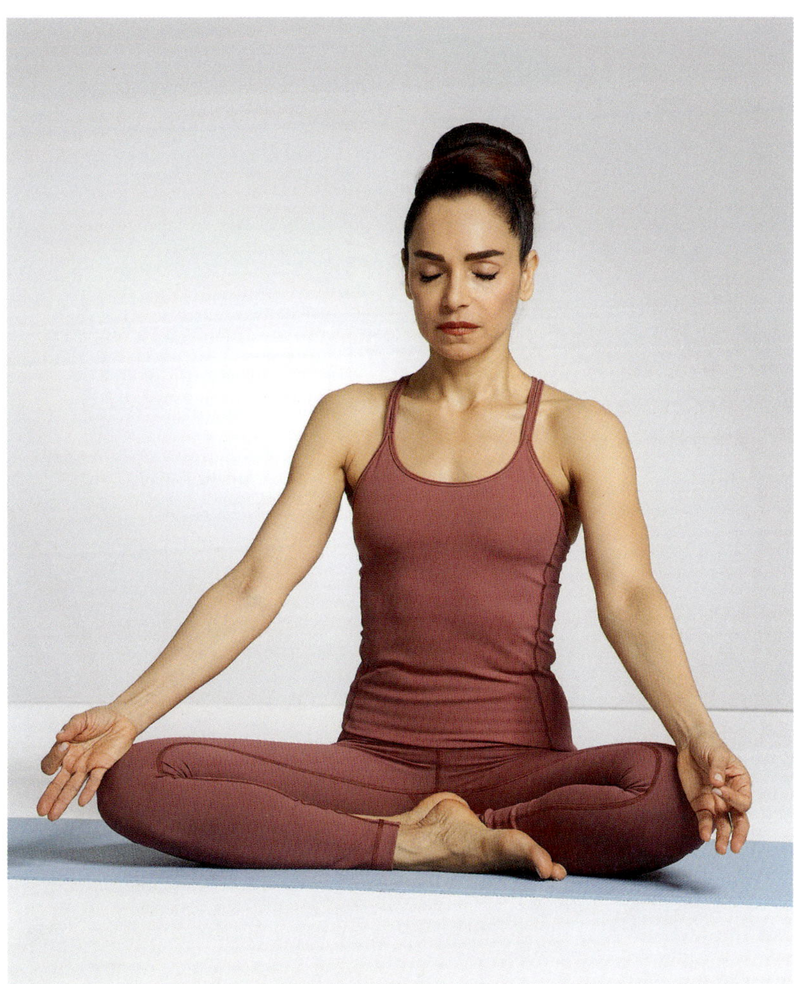

KRIYA ZUM STÄRKEN DES MAGNETFELDS

Die folgenden beiden Arm-Halte-Übungen arbeiten am Nervensystem. Ein starkes Nervensystem trägt dazu bei, dass unser Magnetfeld ausbalanciert ist und uns vor Krankheiten und Unfällen schützt. Das hat nichts mit Abschottung vor anderen Menschen zu tun – ganz im Gegenteil. Wenn Sie Yoga praktizieren, werden Sie sich immer mehr darüber bewusst werden, dass wir alle miteinander verbunden sind. Und wie ich weiter vorn schon sagte, zieht eine leuchtende, starke Aura andere, ähnlich fühlende Menschen an, die Ihnen guttun.

- Setzen Sie sich in die Einfache Haltung, mit gekreuzten Beinen, oder auf einen Stuhl, jedoch ohne sich anzulehnen. Wichtig ist, die Wirbelsäule aufzurichten. Verankern Sie Ihre Sitzhöcker im Boden bzw. auf der Sitzfläche des Stuhls.
- Strecken Sie die Arme zu den Seiten aus, wobei die Handflächen nach unten weisen. Machen Sie kleine Kreise rückwärts. ❶
- Nach einer Minute beenden Sie die Bewegung.
- Drehen Sie die Arme, sodass die Handflächen nach oben zeigen.
- Beugen Sie die Arme und berühren Sie mit den Fingerspitzen die Schultern. ❷
- Atmen Sie nun tief ein und halten Sie den Atem, so lange Sie können.
- Ausatmend entspannen Sie die Arme und legen Sie die Hände auf die Knie.
- Spüren Sie, wie die Energie durch Ihren Oberkörper zirkuliert.

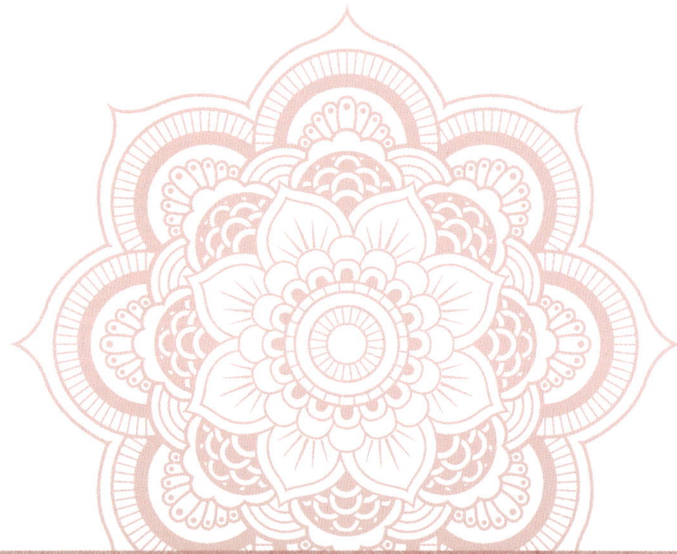

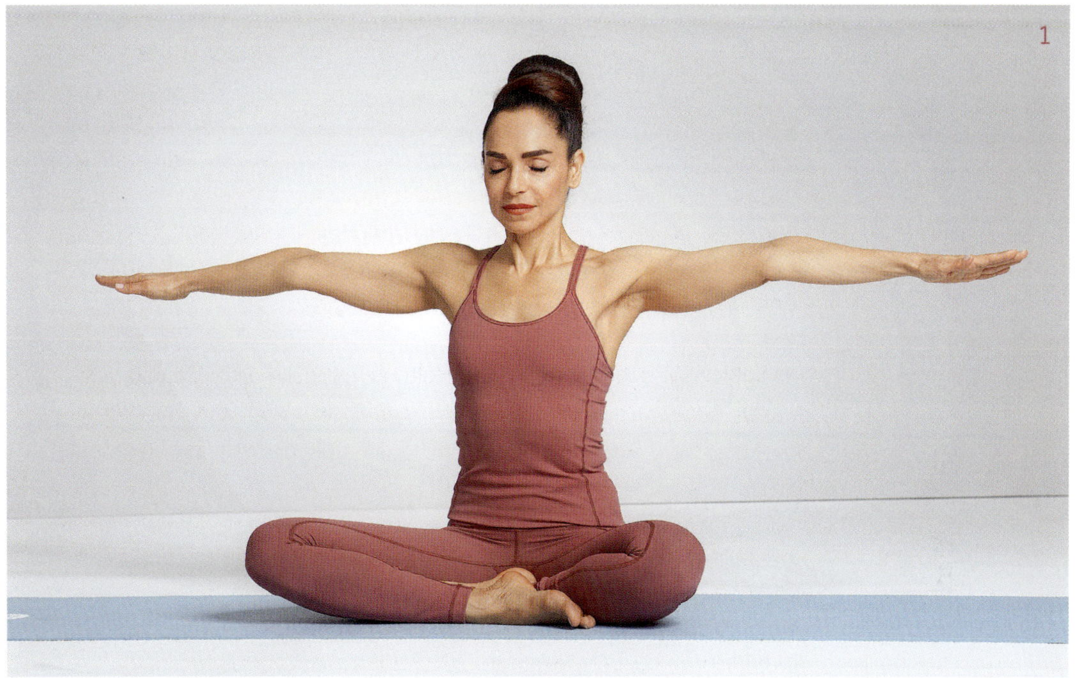
1

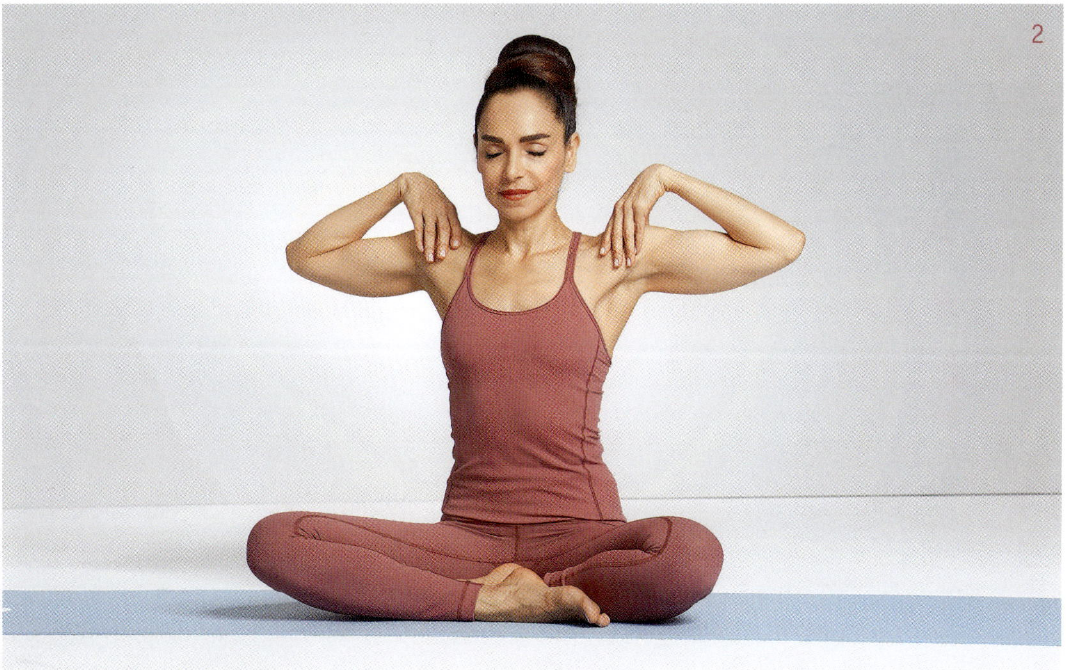
2

Unser zentraler Energiekanal: die Sushumna

Inmitten der Wirbelsäule verläuft ein spiritueller Kanal namens *Sushumna.* Hier ist unsere Achse, unsere Aufrichtung angelegt, hier steigt die Energie auf, sei es Prana oder Kundalini. Dieser Kanal kann blockiert sein; es ist möglich, dass sich Ablagerungen bilden, die das freie Fließen der Lebensenergie einschränken. Blockaden in der Wirbelsäule, Bandscheibenvorfälle oder -quetschungen sollten möglichst behandelt und gelöst werden. Wenden Sie sich dazu an einen Osteopathen. Hören Sie möglichst nie auf, sich zu bewegen! Yoga und Bewegung sind unerlässlich, um Krankheiten vorzubeugen und zu lindern. Um gesund zu bleiben und den Anforderungen des Lebens kreativ zu begegnen, ist es wichtig, gelegentlich diese Übungsreihe für die Sushumna zu praktizieren. Binnen zweieinhalb Stunden, nachdem Sie diese Kriya gemacht haben, werden Sie eine ganz besondere Energie erfahren!

KRIYA FÜR DIE SUSHUMNA

- Setzen Sie sich mit gerader Wirbelsäule in die Einfache Haltung oder auf einen Stuhl.
- Ziehen Sie das Kinn leicht ein, strecken Sie die Brust heraus, die Handinnenflächen liegen auf den Knien.
- Formen Sie nun mit dem Mund ein »Löwenlächeln«. Dazu ziehen Sie die Lippen hoch und zeigen die Zähne. Die oberen Schneidezähne stehen über den unteren, ohne sie zu berühren. ❶
- Atmen Sie kraftvoll durch den Mund ein und aus, wobei Sie einatmend den Bauch betont vorstrecken und ausatmend den Nabel ruckartig einziehen. Der Atem klingt beinahe wie Kanonenschüsse!
- Atmen Sie auf diese Weise vier Minuten lang.
- Heben Sie nun die Arme und strecken Sie sie V-förmig nach oben. Drücken Sie die Ellbogen durch. ❷
- Schließen Sie die Augen und stellen Sie sich eine riesige und unendlich tiefe Wasserfläche vor, in die Sie hineinspringen werden. Bleiben Sie in dieser Stellung – Sie springen noch nicht, sind aber kurz davor. Es ist die Erwartung des Kommenden, in der die Kraft liegt. Das Meer, das vor Ihnen liegt, ist größer als jeder Ozean, und Sie sehen den Horizont nicht.

Es ist die pure Unendlichkeit, die vor Ihrem geistigen Auge liegt. In dieser Position können Sie jegliche sinnliche und sexuelle Energie in große Klarheit und Reinheit verwandeln.

- Jetzt springen Sie in Ihrer Vorstellung kopfüber in das Wasser, wobei Sie äußerlich die Asana halten. Imaginieren Sie, wie Tonnen und Abertonnen Wasser über Ihnen sind, während Sie Meter um Meter und Kilometer um Kilometer tiefer sinken. Fallen Sie tief und berühren Sie mit den Händen den Boden. Dies dauert eine Minute. 3
- Atmen Sie dann ein, halten Sie den Atem und entspannen Sie den Körper. Stellen Sie sich vor, wie er an die Oberfläche treibt. Geben Sie Ihrem Körper die Leichtigkeit des Atems und lassen Sie ihn aufsteigen. Lassen Sie jeden Teil des Körpers bewusst los. Wenn Ihnen der Atem ausgeht, steigen Sie schneller auf. Sobald Ihr Kopf die Wasseroberfläche durchbricht, atmen Sie aus und entspannen Sie sich. Dieser Übungsteil dauert ebenfalls eine Minute.

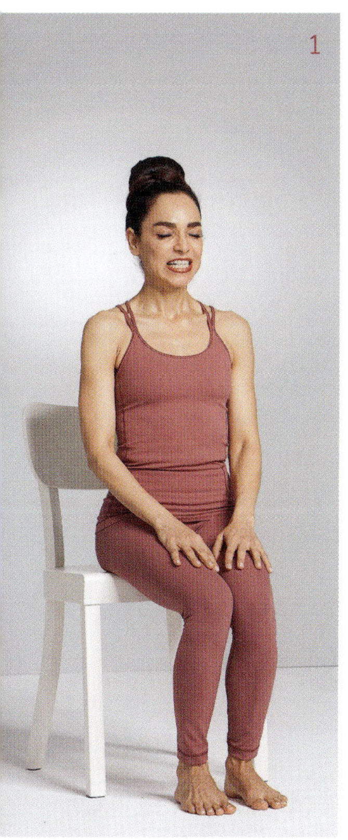
1

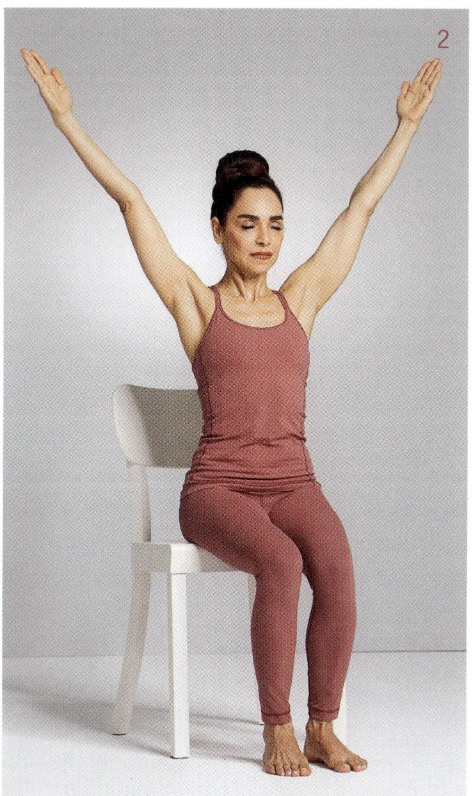
2

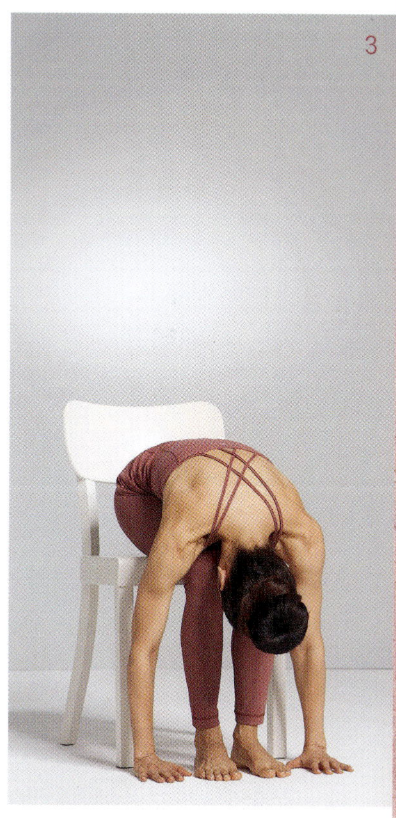
3

Essenzielle Lebensenergie: Prana

Prana klingt ein wenig wie »Manna«, jenes verheißungsvolle, paradiesische Brot, mit dem die Hungrigen gespeist wurden. Und tatsächlich nehmen wir mit Prana wichtige Lebensenergie auf – in erster Linie mit dem Atem, daher ist der lange, tiefe Atem auch so wichtig. Prana ist (über-)lebensnotwendig. Mit dem ersten Atemzug, den wir tun, beginnt der Prana-Körper zu arbeiten, mit dem letzten Atemzug verlassen wir den physischen Körper.

Es gibt Orte, wo besonders viel Prana zirkuliert, beispielsweise am Meer, in den Bergen an einem Gebirgsbach, überall dort, wo die Luft frisch und unbelastet ist. In einer dunklen, miefigen Kellerwohnung in einer von Smog belasteten Großstadt kursiert naturgemäß wenig natürliches Prana.

Auch Nahrung kann pranareich sein, wenn sie naturbelassen, biologisch, frisch, gesund, vegetarisch ist. Mit Gedanken und Gefühlen, mit Worten und Berührungen können wir ebenfalls Prana aufnehmen.

Der Zwillingsbruder von Prana heißt *Apana.* Apana ist die Ausscheidungsenergie, all das, was den Körper verlässt, das Ausatmen sowie alle ausgeschiedenen Stoffwechselprodukte. Mit dem bewussten Ausatmen können wir Belastungen und Sorgen loslassen, krank machende Glaubenssätze und Werturteile auflösen. Nutzen Sie Apana, um sich von dem zu trennen, was Sie nicht mehr benötigen. Damit steigern Sie Ihre Gesundheit!

Eine einfache Atemvisualisierung besteht darin: Stellen Sie sich vor, mit dem Einatmen Licht, Energie und Leichtigkeit aufzunehmen. Mit dem Ausatmen lassen Sie Sorgen, Belastungen und alles Schwere los.

Wenn wir bewusst lang und tief durch die Nase einatmen, aktivieren wir die beiden Hauptnadis *Ida,* am linken Nasenloch, und *Pingala,* am rechten Nasenloch. Von dort aus wird die Lebensenergie durch den Körper geschleust und zu jeder einzelnen Zelle gebracht. Mond- und Sonnenenergie fließen zusammen, ergänzen einander und erhöhen das Energiepotenzial. Nur einige Minuten lang und tief zu atmen und dabei den Rücken aufrecht zu halten, reicht schon, um sich besser zu fühlen – probieren Sie es aus!

KRIYA FÜR PRANISCHE RESERVEN

Diese Kriya sorgt dafür, dass Sie mehr Prana speichern können. Die alten Yogis haben diese Übung praktiziert, um ein Prana-Reservoir anzulegen, aus dem sie im Notfall leben konnten.

- Setzen Sie sich mit gekreuzten Beinen auf den Boden oder auf die Fersen.
- Bringen Sie die Arme über den Kopf und fassen Sie jeweils das andere Handgelenk.
- Ziehen Sie die Arme auseinander, ohne loszulassen, und kreieren Sie so eine isometrische Spannung.
- Halten Sie die Position und atmen Sie möglichst lang und tief für drei, elf oder 31 Minuten.

Schauen Sie außerdem in dem Abschnitt zu den Schlüsselbereichen im Körper unter »Lungen« nach und praktizieren Sie regelmäßig Pranayama.

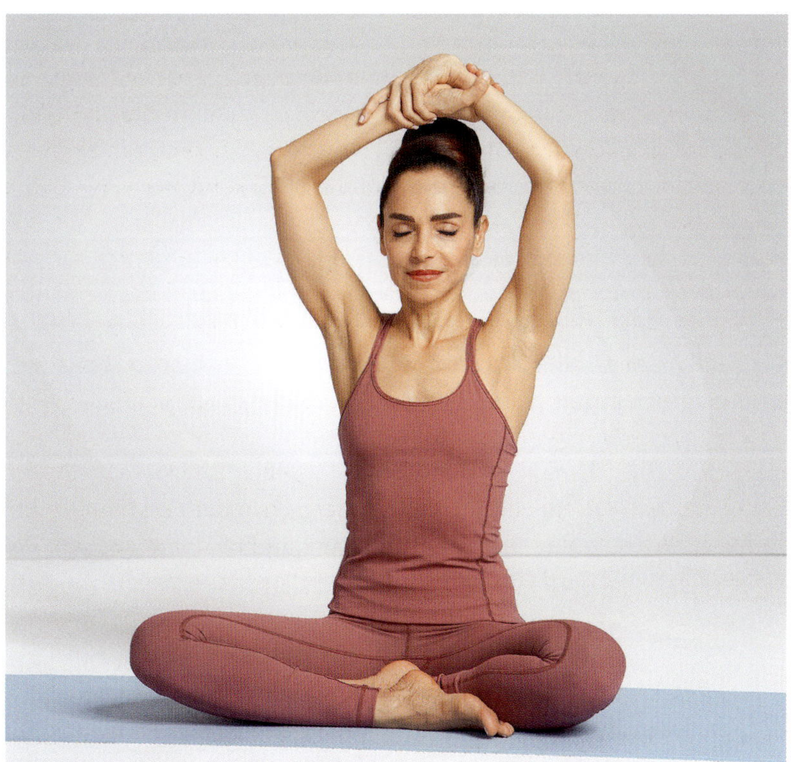

Kreative Heilenergie: Kundalini, die aufgerollte Schlangenkraft

Die *Kundalini* ist eine mystische Energie, die schlafend an der Basis der Wirbelsäule liegt. Auf Zeichnungen wird die Kundalini manchmal als eine aufgerollte Schlange dargestellt, vergleichbar mit der, die sich um den Stab des Paracelsus windet. In alten Beschreibungen wird sie lyrisch übersetzt mit »Die Locke im Haar des Geliebten«. Die indischen Yogis bezeichnen die Kundalini als »Adi Shakti«, die ursprüngliche, weibliche Schöpfungsenergie. Die Kundalini zu erwecken und aufsteigen zu lassen, gilt als Ziel jeden Yogas – Kundalini Yoga hat es nur offenkundiger in seinem Namen kundgetan. Dazu muss die Kundalini aus ihrem Schlaf geweckt und mit der Epiphyse, der Zirbeldrüse am Scheitelpunkt, verbunden werden. Diese Drüse ist die Meisterdrüse, der »Sitz der Seele«, das Tor zum Universum. Der Prozess jedoch ist komplex und setzt die vollständige Integration und Balance von Prana und Apana voraus, wobei durch Atemübungen und die korrekte Anwendung der *Bandhas,* der *muskulären Körperschleusen,* ein »weißes Feuer« erzeugt wird, das unter bestimmten Umständen die Kundalini durch die Sushumna aufsteigen lässt. Bei Mulbandh, der grundlegenden Bandha, spannt der Übende Bauch- und Beckenbodenmuskulatur an. Wenn er gleichzeitig Feueratem praktiziert, einen schnellen, blasebalgartigen kraftvollen Atem, bringt er Prana und Apana in ein derartiges Gleichgewicht, dass das »weiße Feuer« entfacht wird und die Kundalini dazu anregt, aufzusteigen. Wenn dies geschieht, kommt es fast nie zu plötzlichen oder anhaltenden Erweckungszuständen. Weitaus häufiger macht der Yogi die Erfahrung, dass er ausgeglichener und gesünder ist, weniger Schlaf benötigt und mehr Energie hat. Es ist ein allmählicher Prozess, der Lohn für beständiges Üben. Doktor Yoga empfiehlt, die folgende Übung regelmäßig zu praktizieren, um die Kundalini sanft aufzuwecken und die Energie in die höheren Zentren zu holen.

SAT KRIYA

Sat Kriya ist eine der machtvollsten Übungen im Kundalini Yoga. Sie entwickelt das Lungenvolumen, trägt dazu bei, dass alle Organe harmonisch zusammenarbeiten, regt den Blutkreislauf an und lädt energetisch auf. Zuvor sollten Sie sich – zumindest innerlich – einstimmen.

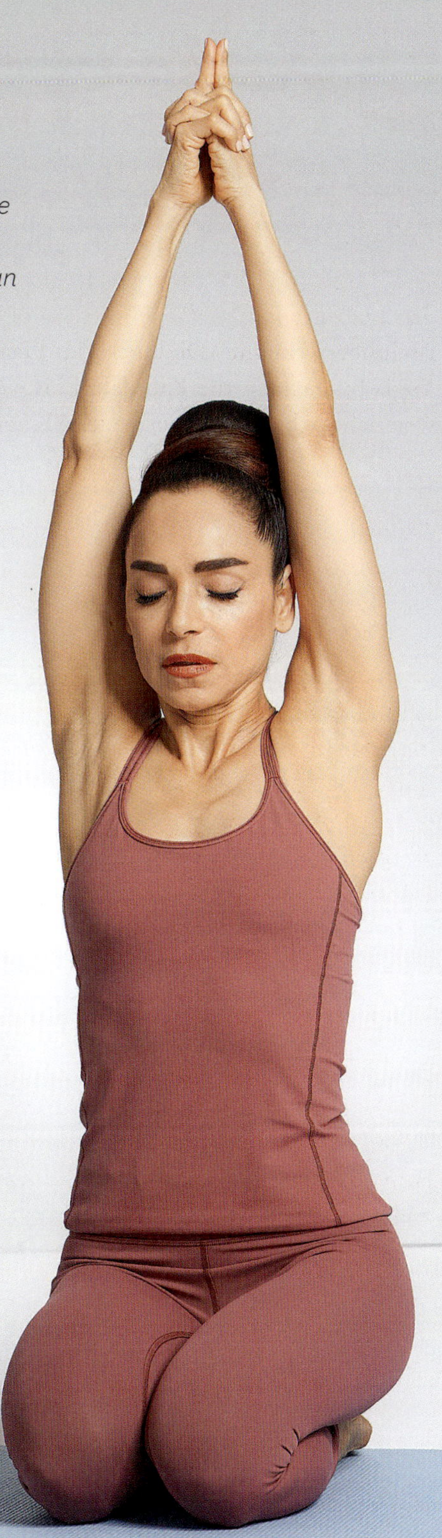

Schlüsselareale im Körper für stabile Gesundheit: Schultern, Füße, Lungen, Leber, Nabelpunkt

Der beste Weg, um Krankheiten zu kurieren, besteht darin, gar nicht erst zu erkranken – was wie ein Witz klingt, birgt tiefe Wahrheit. Im alten China wurden Ärzte für ihre Heilkunst anders bezahlt als heute. Die Kunst bestand darin, gesunde Menschen so zu behandeln, dass sie möglichst wenig erkranken. Ein himmelweiter Unterschied zu dem westlichen krankheitsbezogenen System, bei dem Ärzte nur für die Behandlung, allerhöchstens noch für die Früherkennung von Krankheiten bezahlt werden.

Doktor Yoga hilft stattdessen bei der Vorbeugung von Krankheiten und sorgt dafür, in jedem Lebensalter gesund und glücklich zu bleiben. Die Verantwortung tragen Sie – auch dafür, gesundheitsschädliche Verhaltensweisen abzulegen. Es gibt nach altem yogischem Wissen fünf Bereiche im Körper, denen eine Schlüsselfunktion für eine stabile Gesundheit zukommt. Auf diese sollten Sie besonders achten.

Schultern

Steifheit in den Schultern, insbesondere zwischen den Schulterblättern, trägt dazu bei, eher krank zu werden. Dort gibt es sechs Akupressurpunkte, an denen, einem über 4000 Jahre alten Werk zufolge, Wind und Kälte durch die Poren der Haut eindringen können. Im alten Indien war es Brauch, Schultersteifigkeit zu bekämpfen, indem man dicke Stöcke oder Äste hin und her schwang. Das können Sie natürlich auch tun, beispielsweise mit einem Baseballschläger. Eine andere Möglichkeit besteht darin, den Energiefluss in diesem Bereich mit der Übung Yoga Mudra zu verbessern:

YOGA MUDRA GEGEN SCHULTERSTEIFHEIT

- Setzen Sie sich auf die Fersen.
- Verschränken Sie die Finger hinter dem Rücken. Diese Handhaltung heißt Venusschloss.
- Strecken Sie die Arme, indem Sie die Schulterblätter zusammenbringen.
- Sollten Sie dabei Schwierigkeiten haben, fassen Sie ein zusammengerolltes Handtuch, einen Yoga-Gurt oder ein Theraband zwischen den Händen.
- Beugen Sie sich vor und bringen Sie die Stirn zum Boden, während Sie die Arme möglichst hoch anheben.
- Bleiben Sie mindestens drei Minuten in dieser Stellung und atmen Sie lang und tief.

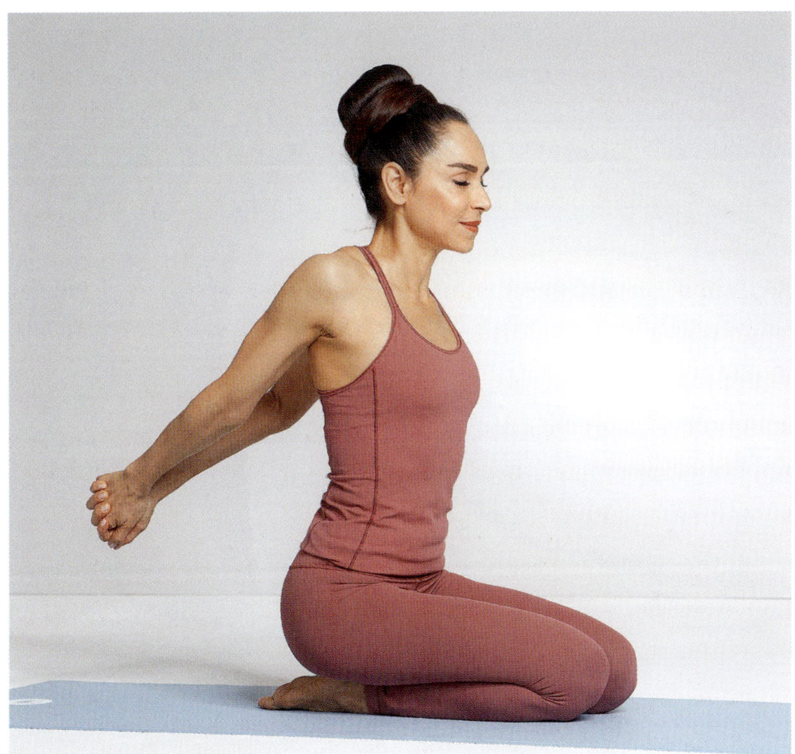

Füße

In den Füßen liegen ein starkes Zentrum der Lebensenergie und zusätzlich eine unterstützende Quelle des elektromagnetischen Feldes. Die Füße balancieren nicht nur das Gewicht Ihres Körpers, sondern auch Ihre Aura. Viele Nerven enden in den Füßen und verbinden sie mit verschiedenen Teilen des Körpers. Daher ist es wichtig, den Füßen Pflege und Aufmerksamkeit zukommen zu lassen. Eine einfache Art, die Fußreflexzonen zu stimulieren, besteht darin, barfuß auf Sand, über weichen Boden oder Gras zu gehen. Jedoch sollten Sie nicht mit nackten Füßen über starre, künstliche Oberflächen wie Asphalt wandern, da dies die natürliche Struktur der Fußsohlen angreift und Hornhaut, Schwielen und Verkapselungen auslöst. Sie können auch einen Igelball benutzen, um die Füße damit zu massieren.

Um die Füße geschmeidig zu halten und Krankheiten vorzubeugen, empfiehlt Doktor Yoga tägliche Fußpflege. Sollte sich Hornhaut gebildet haben, baden Sie Ihre Füße einige Minuten in warmem Wasser und bearbeiten Sie sie anschließend mit einem Bimsstein. Morgens und abends sollten Sie sie mit kaltem Wasser waschen und anschließend mit einem harten Frottierhandtuch abrubbeln, um die Nerven zu stimulieren und damit die Fußsohlen empfindsam bleiben. Anschließend massieren Sie sie mit Öl, am besten mit Mandel- oder Kokosöl.

Weil sie so sensibel sind und mit dem Rest des Körpers in enger Beziehung stehen, können Ihre Füße viel über Ihren Gesundheitszustand verraten. Sollte eine bestimmte Stelle des Fußes schmerzen, ohne dass Sie sich dort verletzt haben, deutet das darauf hin, dass das in Bezug stehende Organ im Begriff steht, zu erkranken. Noch können Sie das verhindern, indem Sie präventiv diesen Bereich am Fuß mit besonders viel Aufmerksamkeit und Hingabe massieren.

Lungen

Man sagt, es geschieht in den Lungen, dass der Atem Gottes den menschlichen Körper küsst. Ein schönes Bild für die yogische Überzeugung, dass unsere Lungen die Schnittstellen zur göttlichen, universellen Energie bilden. Auf der körperlichen Ebene nehmen die Lungen Sauerstoff aus der Luft auf und geben ihn ans Blut weiter – so gelangt Prana in den Körper. Die Atmung ist die hauptsächliche Prana-Quelle. Luftverschmutzung, Rauchen und oberflächliches, zu schnelles Atmen schränken diesen gesundheitsfördernden Vorgang ein. Damit kommen wir nicht in den Genuss allen Pranas, das wir aufnehmen könnten.

Die meisten Menschen atmen unter normalen Umständen rund 15-mal pro Minute. Wenn Sie regelmäßig Yoga und Atemübungen praktizieren, können Sie Ihre Atmung im Alltag auf acht Atemzüge verlangsamen. Um einen meditativen Geist zu entwickeln, müssen Sie auf unter vier Atemzüge pro Minute kommen.

Ohne die Beherrschung von langem, tiefem Atem ist es unmöglich, die tieferen Schichten der Lunge zu erreichen. Folglich wird das Blut unzureichend gereinigt, was zu Arterienverstopfung führen kann. Das magnetische Feld, die Aura, wird geschwächt, die Nerven flattern und der Körper verliert seine Widerstandskraft gegen Krankheiten.

Ein Mythos besagt, dass jeder Mensch mit einer ihm zugemessenen Ration an Atemzügen zur Welt kommt. Ist diese aufgebraucht, stirbt er. Atmet er jedoch langsamer, reichen der Vorrat und damit sein Leben länger. Ob das so ist, sei dahingestellt, sicher ist jedoch, dass Menschen, die länger und tiefer atmen, seltener unter Bluthochdruck, Herzkrankheiten, nervöser Anspannung, Magenbeschwerden und anderem leiden. Außerdem mindert langes, tiefes Atmen die Schmerzwahrnehmung – denn Atem- und Schmerzzentrum liegen beide in einem Bereich des Gehirns namens *Medulla oblongata*.

Um Ihren Gesundheitszustand zu verbessern und widerstandsfähiger gegen Krankheiten jeder Art zu werden, machen Sie täglich 20 Minuten Pranayama, bestehend aus jeweils fünf Minuten langem, tiefem Atem, Feueratem sowie linker und rechter Nasenlochatmung. Diese Grundatemformen brauchen Sie auch bei vielen Übungen im zweiten Teil des Buches. Es lohnt sich, sie zu beherrschen.

Pranayama für die Lungen

LANGER, TIEFER ATEM

Bei der langen und tiefen Atmung atmen Sie bewusst, langsam und vollständig »in den Bauch hinein«. Physiologisch ist das zwar nicht möglich. Es bedeutet vielmehr, dass Sie die Bauchmuskeln vollständig entspannen. So kann die Bauchdecke sich mit dem Einatmen vorwölben und damit dem Zwerchfell, dem größten Atemmuskel, Raum geben, sodass dieser sich nach unten entspannen kann.

- Setzen Sie sich in der Einfachen Haltung auf den Boden, ein Meditationskissen oder einen Stuhl.
- Entspannen Sie Beine, Hüften und Schultern.
- Bringen Sie die Hände ins Gyan Mudra.
- Richten Sie die Wirbelsäule auf, so als wäre an Ihrem Scheitel ein Faden befestigt, der Sie ohne Anstrengung aufrecht hält.
- Schließen Sie die Augen und richten Sie den Blick nach innen.
- Lockern Sie den Kiefer, nehmen Sie die Zähne auseinander.
- Die Zunge liegt entspannt im Mund, die Lippen berühren einander sanft.
- Beginnen Sie, langsam durch die Nase einzuatmen, wobei Sie die Zunge sanft gegen den oberen Gaumen drücken.
- Wölben Sie den Bauch vor und weiten Sie die Rippen, während der Atem vollständig einströmt.
- Spüren Sie einen Moment die Fülle der vollen Einatmung, bevor Sie den Atem langsam und vollständig durch die Nase entweichen lassen.
- Dabei sinkt die Bauchdecke ein. Wenn Sie möchten, können Sie den Bauch am Schluss aktiv einziehen, um die Atemluft komplett herauszudrücken.
- Spüren Sie einen Moment die Leere der vollständigen Ausatmung, bevor Sie erneut einatmen.
- Jeder Atemzug fließt dabei tiefer und verbindet Sie mehr und mehr mit der Quelle Ihrer ureigenen Gesundheit.

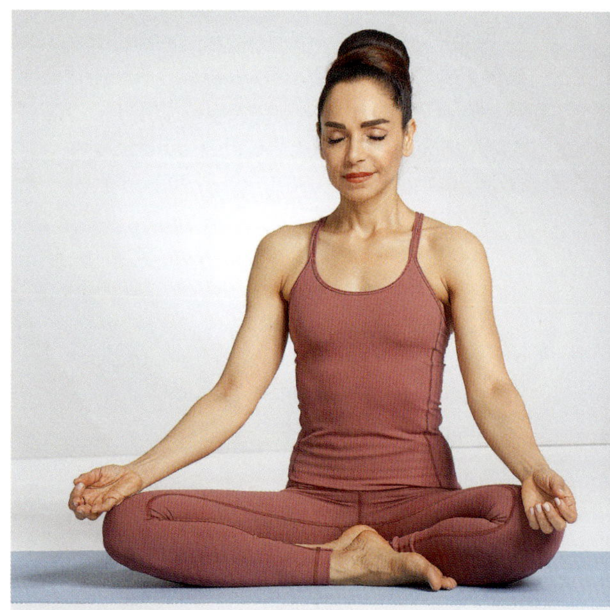

FEUERATEM

Feueratem ist ein schneller, blasebalgartiger Atem. Letztlich ist er die beschleunigte Version eines bauchmuskelbetriebenen langen, tiefen Atems. Bei jedem Ausatmen wird der Bauch ruckartig nach innen gezogen und die Luft ausgestoßen, beim Einatmen entspannt sich die Bauchdecke. Als Anfänger sollten Sie dies erst langsam üben. Im Laufe der Zeit steigert sich das Tempo automatisch, und der Feueratem wird spielerischer und leichter. Übrigens: Ein Durchgang Feueratem gilt als ein langer, tiefer Atemzug – diese Atemform wirkt also besonders lebensverlängernd! Sie energetisiert stark, reinigt die Prana-Kanäle und regt den Kreislauf an. Außerdem stärkt Feueratem die Nerven und damit das schützende Magnetfeld, sorgt für einen klaren Kopf und hilft, anstrengende Übungen durchzuhalten.

- Nehmen Sie eine aufrechte Sitzhaltung ein, wie beim langen, tiefen Atem beschrieben.
- Um sich besser zu spüren, können Sie auch eine Hand auf den Bauch, die andere auf die Brust legen.
- Drücken Sie den Bauch schnell vor und atmen gleichzeitig ein.
- Dabei hebt sich auch Ihr Brustkorb.
- Ziehen Sie den Nabel ruckartig ein und atmen aus.
- Es sinkt ebenfalls Ihr Brustkorb ein.
- Wiederholen Sie das in einem stetigen Rhythmus, wobei Ein- und Ausatmen gleichmäßig sind – eher ist das Ausatmen betont.
- Achten Sie darauf, nicht ins Hyperventilieren zu kommen, was sich daran zeigt, dass Ihnen schwindelig wird (das passiert auch, wenn Sie zu viel einatmen).
- Üben Sie zu Beginn nur zwei Minuten und steigern Sie die Übung auf täglich fünf Minuten.

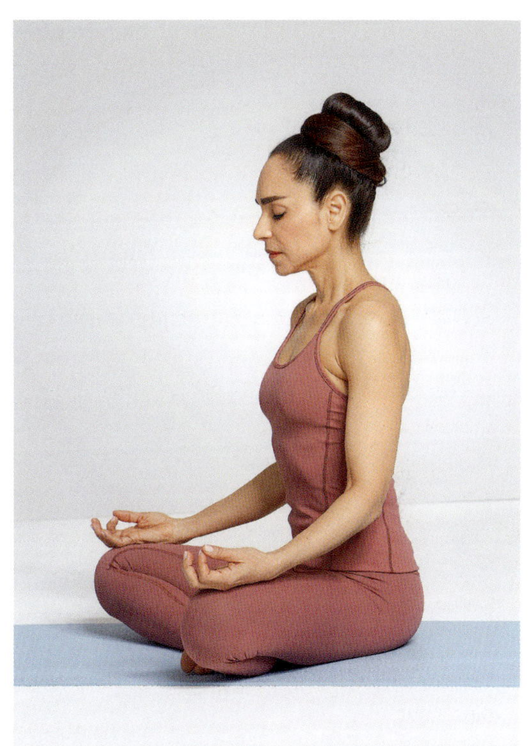

LINKE NASENLOCHATMUNG

Die Atmung durch das linke Nasenloch aktiviert den Nadi Ida. Ida verläuft links neben der Wirbelsäule und führt die reinigende Energie Apana. Sie ist mit der Mondseite des Körpers verbunden und steht für Intuition, Weisheit und Entspannung. Die linke Nasenlochatmung wirkt beruhigend, blutdrucksenkend und schlaffördernd.

- Setzen Sie sich in die Einfache Haltung.
- Schließen Sie die Augen und richten Sie den Blick auf den Punkt zwischen den Augenbrauen.
- Bringen Sie die linke Hand ins Gyan Mudra, die Fingerhaltung der Weisheit. Dabei berühren sich die Kuppen von Daumen und Zeigefinger, die übrigen Finger sind entspannt ausgestreckt.
- Halten Sie mit dem Daumen der rechten Hand das rechte Nasenloch zu und atmen Sie drei Minuten lang und tief nur durch das linke Nasenloch ein und aus.
- Bringen Sie die Gedanken zur Ruhe, indem Sie beim Einatmen »SAT« und beim Ausatmen »NAM« denken (das bedeutet »wahre Identität«).
- Zum Abschluss lassen Sie die rechte Hand ebenfalls auf das Knie sinken, bringen die Finger ins Gyan Mudra und spüren einige Atemzüge nach.

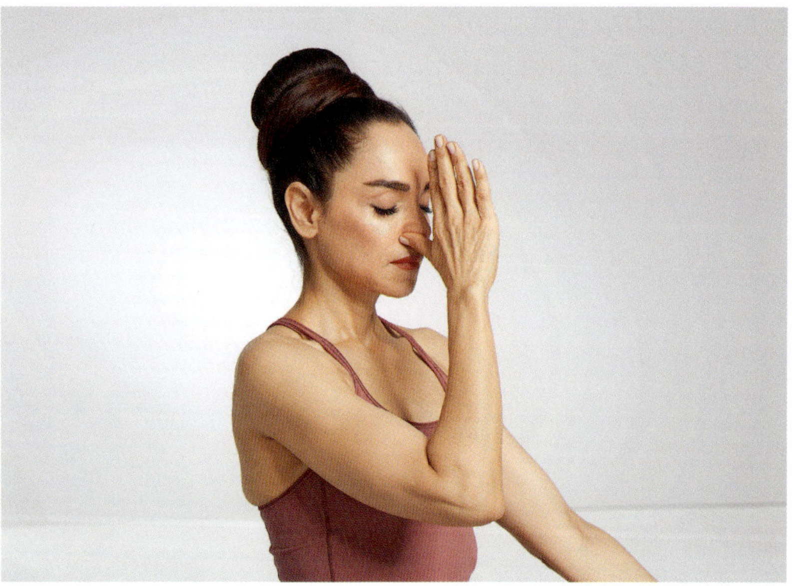

RECHTE NASENLOCHATMUNG

Durch das rechte Nasenloch zu atmen, aktiviert den Nadi Pingala, welcher rechts neben der Wirbelsäule verläuft und Prana führt. Er ist mit der Sonnenseite des Körpers verbunden und steht für Rationalität, Handeln und Energie. Die rechte Nasenlochatmung wirkt anregend, blutdruckhebend und vertreibt Trägheit.

- Setzen Sie sich in die Einfache Haltung.
- Schließen Sie die Augen und richten Sie den Blick auf den Punkt zwischen den Augenbrauen.
- Bringen Sie die rechte Hand ins Gyan Mudra.
- Halten Sie mit dem Daumen der linken Hand das linke Nasenloch zu und atmen Sie drei Minuten lang und tief durch das rechte Nasenloch ein und aus.
- Denken Sie beim Einatmen »SAT« und beim Ausatmen »NAM«.
- Zum Abschluss lassen Sie die linke Hand auf das Knie sinken, bringen die Finger ins Gyan Mudra und spüren einen Moment nach.

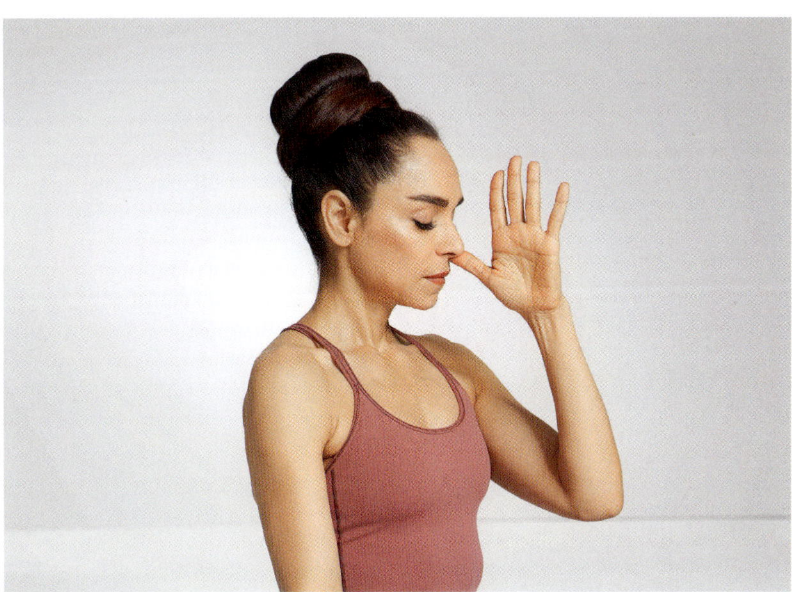

BASIS-ATEM-KRIYA

Diese Übungsreihe öffnet die Prana-Kanäle und gleicht die Atmung in den Körperhälften aus. Sie balanciert ebenfalls die Gehirnhälften. Nicht zuletzt reinigt und stärkt sie die Lungen als einen der Schlüsselbereiche für stabile Gesundheit!

- Setzen Sie sich entweder in Einfacher Haltung auf den Boden bzw. auf Ihr Yoga-Kissen oder mit geradem Rücken auf einen Stuhl.
- Schließen Sie die Augen und werden Sie ruhig und still.
- Verschließen Sie mit dem rechten Daumen das rechte Nasenloch und strecken Sie die anderen Finger wie Antennen hoch. Atmen Sie drei Minuten lang und tief durch das linke Nasenloch.
- Atmen Sie abschließend noch einmal ein, halten Sie den Atem zehn Sekunden lang, atmen Sie dann aus und entspannen.
- Wechseln Sie die Seite: Verschließen Sie mit dem linken Daumen das linke Nasenloch und atmen Sie lang und tief durch das rechte Nasenloch, ebenfalls drei Minuten lang.
- Zum Schluss wieder ein weiteres Mal einatmen, zehn Sekunden halten, ausatmen, entspannen.
- Nehmen Sie die rechte Hand und verschließen Sie abwechselnd mit Zeigefinger und Daumen ein Nasenloch, sodass Sie links einatmen und rechts ausatmen. Praktizieren Sie diesen Wechselatem drei Minuten lang.
- Wiederholen Sie die Übung mit der rechten Hand so, dass Sie rechts einatmen und links ausatmen, ebenfalls drei Minuten lang.
- Bringen Sie nun beide Hände ins Gyan Mudra, Daumen und Zeigefinger sanft gegeneinandergedrückt. Konzentrieren Sie sich auf das Dritte Auge, den Punkt zwischen den Augenbrauen. Machen Sie drei Minuten lang Feueratem.
- Entspannen Sie und atmen Sie ganz natürlich. Lassen Sie zu, dass die Energie sich im Körper verteilt. Falls Gedanken kommen, lassen Sie sie vorüberziehen. Bleiben Sie einige Minuten in dieser meditativen Haltung und Stimmung.

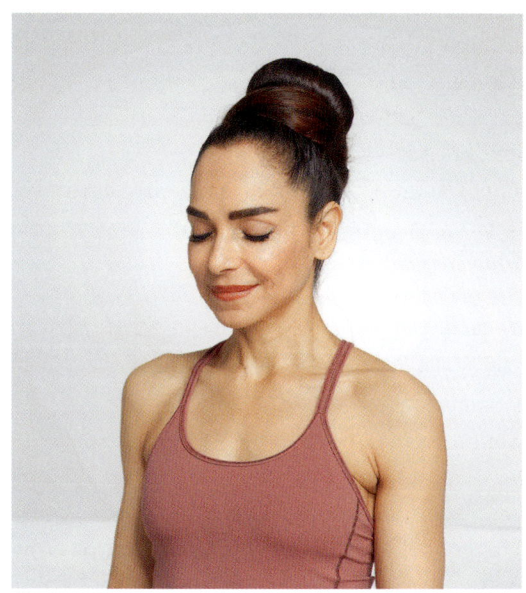

Leber

Die Leber ist unser größtes inneres Organ und, ebenso wie das Herz, an zwei Blutkreisläufe angeschlossen. Ihre Gesundheit ist essenziell für unser Wohlbefinden. Die Leber funktioniert wie eine chemische Fabrik, die Stoffe auf-, um- oder abbaut. Beim Fett-, Eiweiß- und Energiestoffwechsel spielt sie eine entscheidende Rolle. Als Blutreinigungs- und Entgiftungsorgan hat die Leber vielfältige Aufgaben – oftmals wird sie durch einen ungesunden Lebenswandel überlastet. Dazu gehören der Konsum von Fleisch, öliger Nahrung und Junkfood. Zu viel Alkohol und Völlerei belasten die Leber besonders. Fatal ist, dass die Lebert selten bis nie schmerzt: Auch wenn sie bereits schwere Schädigungen aufweist, kann es sein, dass Sie keine spezifischen Symptome wahrnehmen. Der Schmerz der Leber zeigt sich vor allem in Müdigkeit. Die Leber ist höchst regenerationsfähig und arbeitet noch bei 85-prozentiger Zerstörung. Was der Leber hilft, sind hochwertiges, pflanzliches Eiweiß, ein normales Körpergewicht und regelmäßige Bewegung. Doktor Yoga empfiehlt, täglich Yoga zu machen oder mindestens eine halbe Stunde spazieren zu gehen – die einfache parallele Schwingbewegung von Armen und Beinen tut der Leber besonders gut.

Zur Reinigung der Leber wird eine sanfte Entgiftung empfohlen, beispielsweise durch Rote-Bete-Saft. Beginnen Sie dazu mit einem kleinen Gläschen täglich, gemischt mit Wasser, oder mit einer Mischung aus Karotten-Rote-Bete-Saft. In den ersten Tagen werden Sie sich möglicherweise etwas schwindelig fühlen, weil Toxine aus der Leber in den Blutkreislauf gelangen. Sobald die Giftstoffe eliminiert sind, werden Sie sich besser und schwungvoller fühlen. Bei schweren Erkrankungen wie Hepatitis sollte man jedoch keine Leberreinigung machen.

Folgende Nahrungsmittel tun der Leber besonders gut: rote Bete, Rettich, Artischocken, grünes Blattgemüse, Zitronen, Ananas und reife Mangos. Hilfreiche Kräuter sind Mariendistel, Petersilie, Schafgarbe. Achten Sie darauf, dass zwischen den Mahlzeiten mindestens vier Stunden liegen – ständiges Naschen belastet die Leber. Spät am Abend sollten Sie am besten nichts mehr essen. Falls das nicht möglich ist, verzichten Sie zumindest auf schwere Kost wie Käse, gebratenes Getreide, Erdnüsse sowie Karotten, Äpfel und Bananen (und natürlich oben erwähnte Nahrungsmittel). Die letzte Mahlzeit sollte spätestens zwei Stunden vor dem Schlafengehen eingenommen werden.

ÜBUNG ZUR LEBERANREGUNG

Diese Übung regt Entgiftungsprozesse in der Leber an, was in Ausnahmefällen zu Übelkeit führen kann. Sollte das der Fall sein, verzichten Sie auf die Übung, bis Ihr allgemeiner Gesundheitszustand sich gebessert hat.

- Setzen Sie sich in die Einfache Haltung.
- Legen Sie den linken Arm auf den Rücken.
- Strecken Sie den rechten Arm nach oben aus, in einem 60-Grad-Winkel.
- Drehen Sie sich mit dem Einatmen nach rechts, mit dem Ausatmen nach links.
- Üben Sie erst langsam und nur eine Minute lang.
- Steigern Sie die Übung allmählich auf drei Minuten bei schnellerem Tempo.

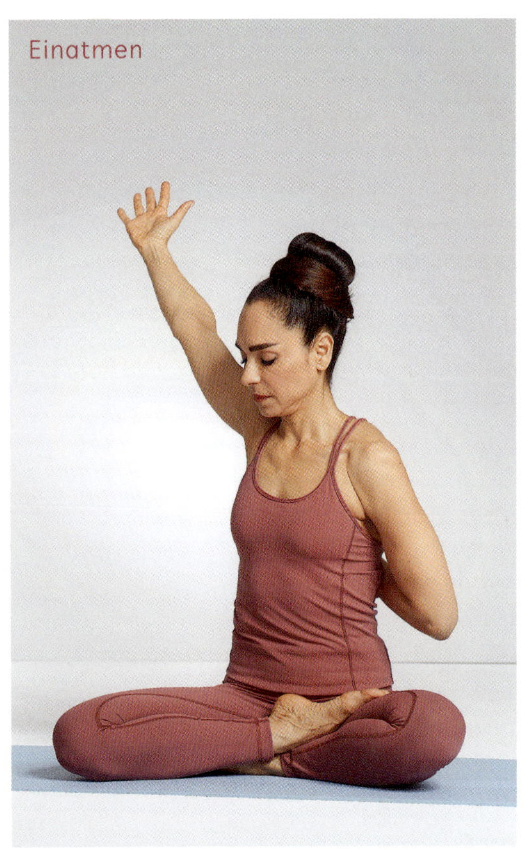
Einatmen

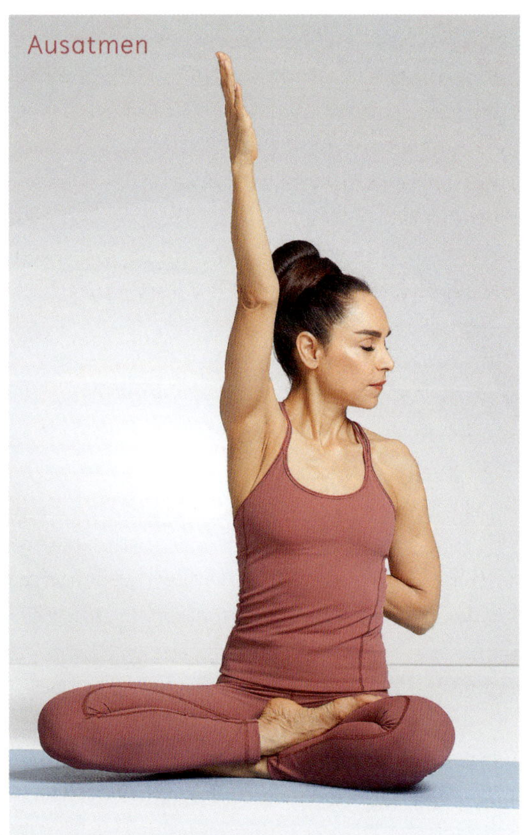
Ausatmen

Nabelzentrum

In den *Upanishaden,* einem uralten indischen Basiswerk zur spirituellen Praxis, werden Sitz und Bedeutung des Nabelpunktes folgendermaßen beschrieben: »Zwischen dem Nabel und dem letzten Wirbel der Wirbelsäule liegt das Nabelzentrum, geformt wie ein Vogelei. In ihm ist der Startpunkt der 72 000 subtilen Nervenbahnen *(Nadis),* von denen 72 lebensnotwendig sind. Zehn davon sind besonders wichtig. Damit man echte Kontrolle über diese zehn Nadis gewinnt, muss man spezifische Schmerzen auf sich nehmen.«

Der Nabelpunkt – nicht identisch mit dem Bauchnabel, sondern ein energetisches Zentrum im Körperinneren – ist das Chakra von Macht, Balance und Durchsetzungsstärke. Das weiß man in den Kampfkünsten seit Jahrhunderten, weswegen sie ein hartes Training darauf verwenden, um es zu meistern.

Die alten indischen Yogis nannten den Nabelpunkt »Mutter-Energie-Punkt«. Er ist voller Kraft und Harmonie und bewirkt, dass Prana aus anderen Dimensionen in den Körper gelangen kann. Für sie war er ein Sprungbrett, von dem aus sie in die höheren Ebenen der Meditation gelangen konnten.

Für den Gesundheitszustand ist es enorm wichtig, dass das Nabelzentrum an der richtigen Stelle liegt. Ist es verschoben oder nicht balanciert, so nützen alle Anstrengungen, gesund zu bleiben, wenig! Um das herauszufinden, machen Sie diesen einfachen Test:

Test, um den Nabelpunkt zu lokalisieren

- Legen Sie sich auf den Rücken.
- Heben Sie die Beine angewinkelt vom Boden an, die Füße etwas höher als die Knie.
- Machen Sie drei Minuten Feueratem.
- Entspannen Sie den Körper ausgestreckt auf dem Boden.
- Bringen Sie sofort die Fingerkuppen einer Hand dicht zusammen und pressen Sie sie sanft, aber bestimmt tief in den Bauchnabel.

Irgendwo dort werden Sie einen deutlichen Puls spüren. Liegt dieser direkt unter dem Nabel, so ist das Nabelzentrum in der Mitte balanciert – beste Voraussetzung für eine stabile Gesundheit. Sollte der Puls über dem Bauchnabel spürbar sein, ist der Nabelpunkt nach oben verschoben. Es könnte dann sein, dass Sie zu Verstopfung, Übersäuerung,

Herzerkrankungen oder allgemeinen Reizzuständen neigen. Liegt das Nabelzentrum unterhalb des Nabels, kann das Koliken und Albträume auslösen. Seitliche Verschiebungen führen möglicherweise zu akuten Schmerzen, die nicht auf Medikamente ansprechen. Bei Frauen kann jede Dislokation zu unregelmäßigen Menstruationszyklen oder sogar Unfruchtbarkeit führen. Falls Sie feststellen, dass Ihr Nabelzentrum verschoben ist, praktizieren Sie die vorangegangene oder die folgende Übung täglich – sie dient auch zur allgemeinen Kräftigung und kann als Krankheitsvorbeugung genutzt werden. Schon nach kurzer Zeit werden Sie sich stärker, vitaler und voller Energie fühlen.

STRECKPOSITION

- Legen Sie sich auf den Rücken, am besten auf eine gut polsternde Yoga-Matte.
- Bringen Sie die Fersen aneinander und strecken Sie die Zehen nach vorn.
- Heben Sie die gestreckten Beine etwa 20 Zentimeter vom Boden an.
- Gleichzeitig heben Sie den Kopf an und schauen zu den Zehen.
- Die Arme schweben kurz über dem Körper, wobei die Finger nach vorn gestreckt sind.
- Machen Sie eine Minute Feueratem. Atmen Sie dann ein, halten Sie den Atem für 15 Sekunden und entspannen ausatmend.
- Steigern Sie die Übung nach und nach auf drei Minuten.

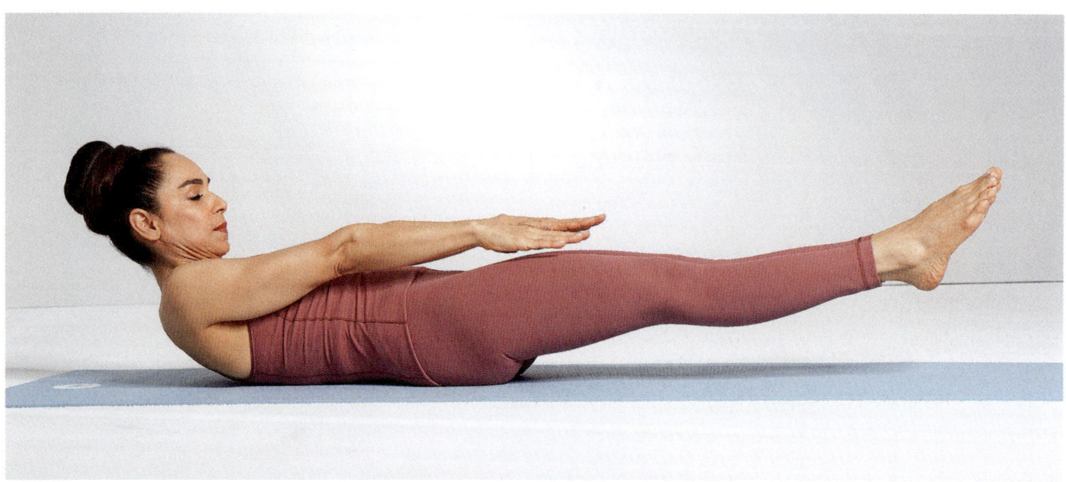

LEICHTERE VARIANTEN

1. Legen Sie beide Hände unter den Po und lassen Sie den Kopf auf dem Boden.

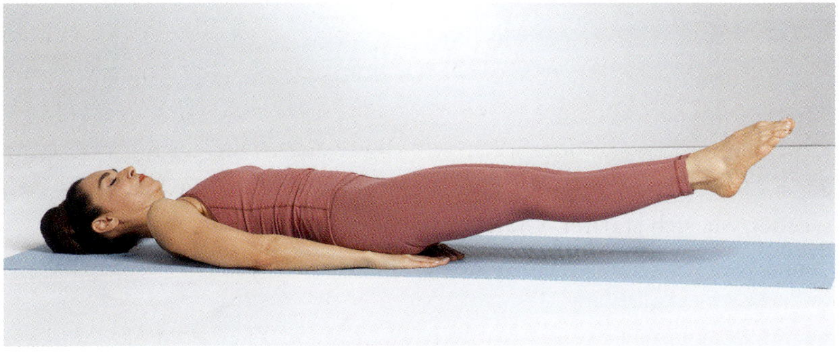

2. Heben Sie nur ein Bein an, das andere bleibt auf dem Boden, und wechseln Sie nach einer halben Minute.

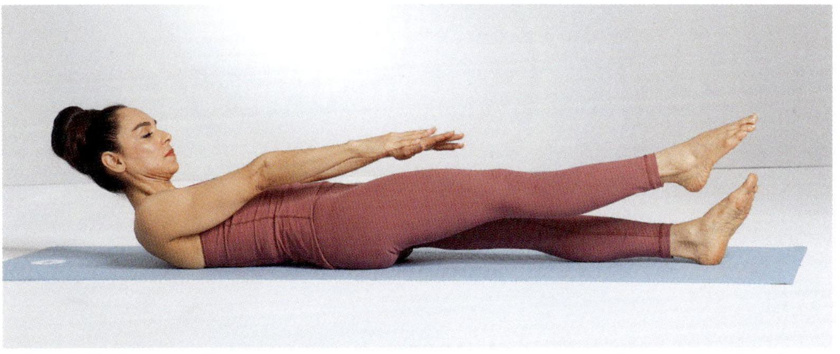

3. Legen Sie die Gegenhand (linke Hand bei rechtem Bein und umgekehrt) unter den Kopf, um den Nacken zu stützen.

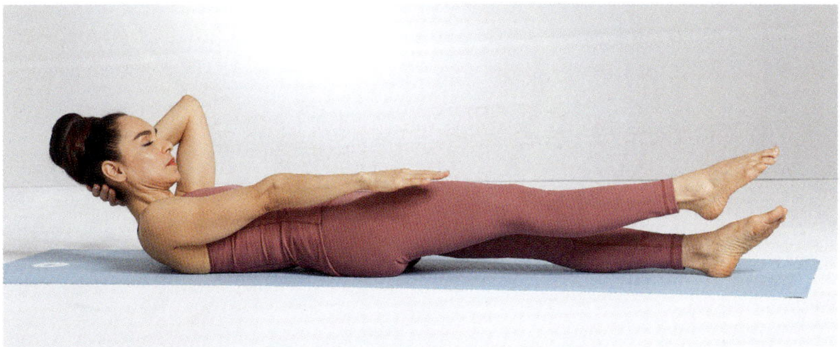

Mäßigung als Code für Wohlbefinden

Immer wieder erfährt man, dass junge Menschen überraschend nach kurzer schwerer Krankheit gestorben sind. Ob es Bekannte sind, Arbeitskollegen oder Menschen, die man aus den Medien kennt – meist löst diese Nachricht eine Mischung aus Erschrecken, Mitgefühl und Trauer aus. Für manche ist eine solche Nachricht ein Weckruf, nun selbst etwas zu tun, damit ihnen das nicht geschieht – gesünder zu leben, schädliche Gewohnheiten aufzugeben. Andere fragen sich, warum es ausgerechnet diese Person getroffen hat, die doch gesund, schlank und vital wirkte. Und eine weitere Gruppe fühlt sich bestätigt in einem gewissen Fatalismus und macht so weiter wie bisher.

Wer wird krank? Es gibt Autoren, die von einem großen Einfluss von Gefühlen und Gedanken auf die Gesundheit ausgehen. Andere behaupten, Diäten machen krank. Bestimmte Experten sagen, dass gerade Reinigungsdiäten und intermittierendes Fasten gesund halten. Der Glaube ist es, der gesund macht, lautet eine weitere Theorie. Alles ist purer Zufall, Schicksal oder Karma – je nach Ausrichtung –, meinen andere. Oder die Gene entscheiden darüber, wer an was erkrankt, oder die Ernährung, die Umwelt … Die Liste lässt sich weiterführen. Sicher ist, dass nichts gesichert ist, wenngleich viele Theorien gut begründet und einleuchtend sind.

Fast jeder kennt den achtzigjährigen Kettenraucher, der es mit Winston Churchills Devise »Sport ist Mord« hält und sich bester Gesundheit erfreut. Auf der anderen Seite erinnert man sich an die schlanke Ernährungswissenschaftlerin, die ausgerechnet an Lungenkrebs starb, obwohl sie in ihrem Leben nie eine einzige Zigarette geraucht hatte. Beides sind »Ausreißer«, Glück oder ein tragisches Einzelschicksal.

Schaut man sich jedoch Statistiken an, so kristallisieren sich unabhängig vom tragischen Einzelfall Volkskrankheiten heraus, die – und das ist unzweifelhaft – mit einer gesundheitsschädlichen Lebensweise einhergehen, die weitestgehend auf drei Faktoren beruht: Bewegungsmangel, Stress und Überernährung. Die Liste der häufigsten Krankheiten in den Industrienationen führt Bluthochdruck an, der unbehandelt zu Herzkrankheiten und Schlaganfall führen kann, gefolgt von Rückenleiden sowie Störungen des Fettstoffwechsels mit Fettleibigkeit und erworbenem Diabetes.

Nun ist eine in jeder Hinsicht abstinente, »spaßfreie« Lebensweise, die auf Askese beruht, nicht jedermanns Sache. Alles, aber alles in Maßen, lautet der Rat einer eher gemäßigten Yogini, die Doktor Yoga bekannt ist. Und er muss ihr recht geben, denn in der Mäßigung liegt der Schlüssel zu stabiler Gesundheit.

Mäßigung ist eine durchaus yogische Tugend, denn sie ist das Gegenteil von Ausschweifung. Sie bedeutet Zurückhaltung und Zügelung, also Extreme vermeiden, den Kompromiss suchen, zur inneren Mitte finden. Das bedeutet auch, sich nicht vollends in eine neue Lebensweise zu stürzen. Es gibt Menschen, die für eine neu gewonnene Überzeugung ihr ganzes Leben auf den Kopf stellen. So mancher Neu-Yogi lebt vegan, steht um halb fünf Uhr morgens auf und praktiziert nach der eiskalten Dusche zweieinhalb Stunden Yoga. Normalos verurteilt er genauso wie jede menschliche Schwäche. Er sucht sein Heil im Extremismus. Davon abgesehen, dass er in die Falle des Egos getappt ist, indem er auf andere herabsieht, hat Fanatismus nichts mit dem zu tun, was Doktor Yoga empfiehlt.

Schon Swami Sivananda, ein bedeutender Yogi und Begründer des Sivananda Yoga, sagte: »Mäßigung ist die Fähigkeit, Maß zu halten. Mäßigung bedeutet, Übertreibungen zu vermeiden [...]. Ein gemäßigter Mensch hält sich selbst in Maßen und in Grenzen. Er reguliert sein Essen und andere Dinge. Er ist maßvoll. Er ist vernünftig. Mäßigung ist der untrennbare Weggefährte der Weisheit. Mäßigung gibt dem Leben Anmut. Sie schenkt Langlebigkeit und gute Gesundheit. Die erlesensten Vergnügungen des Lebens liegen in der Mäßigung. Mäßigung [...] ist das Einhalten der geeigneten Mitte zwischen den Extremen.«

Und noch etwas zur gelegentlichen Sünde: Natürlich wissen wir, dass Alkohol, Nikotin, Transfette, rotes Fleisch und Junkfood ungesund sind, aber die Dosis macht das Gift. Das wusste schon Paracelsus. Insofern passt es zu Doktor Yogas Maxime: Alles, aber alles in Maßen. Für manche Yogis ist diese Einstellung eventuell empörend, aber ich bin für Authentizität und Genuss, für »erlesene Vergnügungen«.

Ein Glas Wein am Tag ist gesundheitsfördernd – eine Flasche Wein auf Dauer leberschädigend. Bei einem lustigen Abend mit Freunden, an dem man über die Stränge schlägt, holt man sich vielleicht einen Kater am nächsten Tag, aber ständige Verbissenheit beim Einhalten von Gesundheitsregeln macht auf Dauer einfach keinen Spaß. Und Lachen, Freude, Genießen, Tanzen, Spielen sind gut fürs Gemüt und für die Seele, regen die Endorphinausschüttung an und fördern auf diese Weise ebenso die Gesundheit.

Surya Kriya, um Krankheiten vorzubeugen

Die folgende Kriya dauert etwa 30 Minuten und ist körperlich nicht schwer. Tatsächlich kann jeder Anfänger sie praktizieren. Sie ist eine Übungsreihe für durchschnittlich bewegliche, nicht besonders sportliche Menschen – aber von großem Nutzen, wenn man Krankheiten vorbeugen will. Sie können sie auch dann noch praktizieren, wenn ein Infekt bereits im Anmarsch ist. Die Übungsreihe ist nach der Sonnenenergie ***Surya*** *benannt. Es ist die Energie der Reinigung, die das Gewicht niedrig hält, die Verdauung optimiert und zu einem klaren, analytischen, entscheidungsfreudigen Geist verhilft. Die Sonne gibt uns Mut, Lebensfreude und Optimismus. Wenn Sie sehr kraftvoll und strahlend sind, vibrierend vor Sonnenenergie, können Viren Ihnen nichts anhaben. Bitte achten Sie darauf, dass Sie die Übungen in der angegebenen Reihenfolge und Zeitdauer praktizieren. Die Kriya wirkt als Ganzes, die Übungen bauen aufeinander auf und entfalten ihre feinen und zugleich enorm wirkungsvollen energetischen Schwingungen. Wie kaum eine andere einfache Übungsreihe, stimuliert die Surya Kriya die Energien Prana und Kundalini im Körper. Wenn Sie sie regelmäßig praktizieren, werden Sie mit einem widerstandsfähigen Körper und einem enthusiastischen Geist belohnt.*

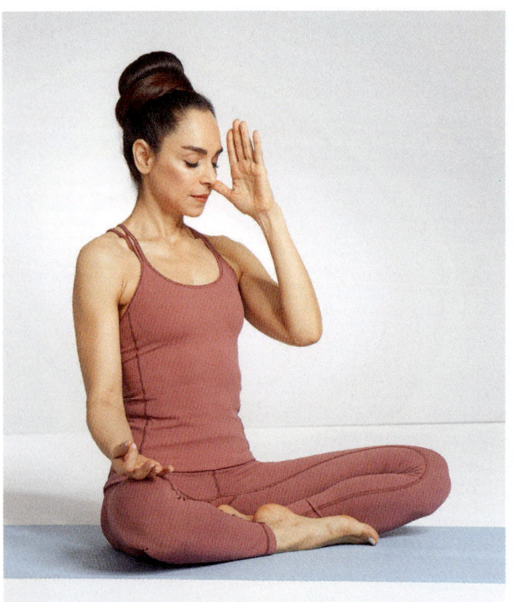

1. ENERGETISCHER ATEM –

klärt und fokussiert den Geist

- Setzen Sie sich in die Einfache Haltung.
- Die rechte Hand liegt im Gyan Mudra auf dem rechten Knie.
- Verschließen Sie das linke Nasenloch mit dem linken Daumen. Die übrigen Finger weisen wie Antennen gestreckt nach oben.
- Atmen Sie drei bis fünf Minuten lang tief und kraftvoll durch das rechte Nasenloch.
- Dann atmen Sie abschließend noch einmal ein und aus und entspannen.

2. SAT KRIYA –

setzt die gespeicherte Kundalini-Energie frei

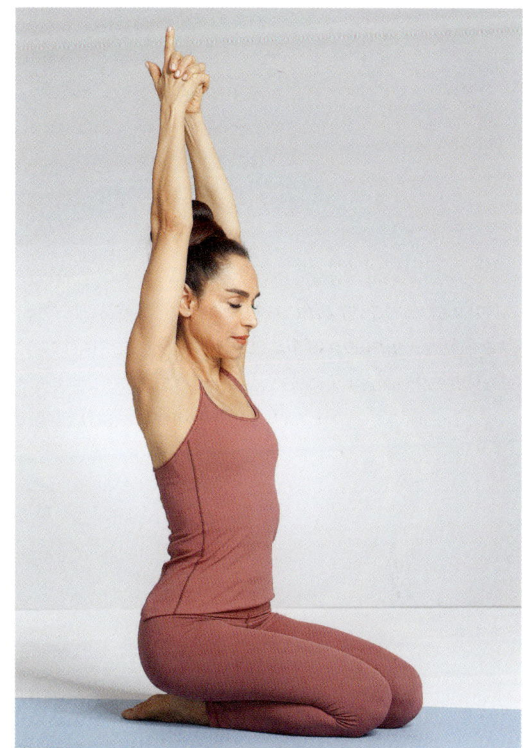

- Setzen Sie sich in den Fersensitz.
- Legen Sie die Handflächen der über dem Kopf ausgestreckten Arme aneinander.
- Praktizieren Sie Sat Kriya, wie weiter oben beschrieben, für drei Minuten.
- Atmen Sie ein, spannen Sie den gesamten Körper an und ziehen Sie die Energie von der Basis der Wirbelsäule zur Krone des Kopfes hoch. Stellen Sie sich das bildlich vor.
- Atmen Sie aus und entspannen Sie eine Minute.
- Wiederholen Sie diesen Ablauf inklusive der Entspannung noch zweimal.

3. KAMELRITT MIT MANTRA –

lässt die Kundalini-Energie die Wirbelsäule entlangfließen und regt die Verdauung an

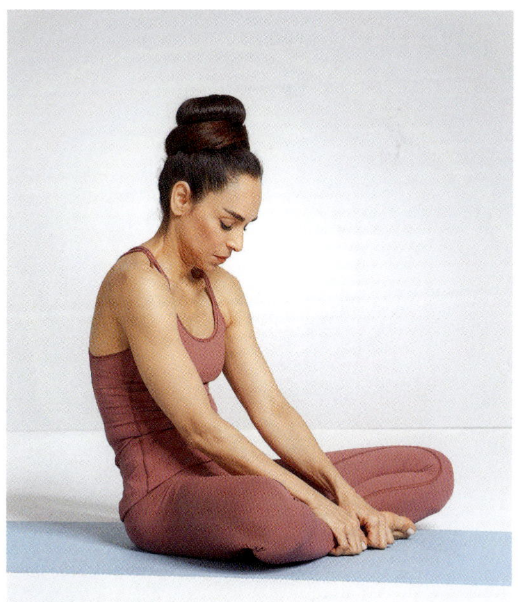

- Setzen Sie sich in die Einfache Haltung, möglichst ohne Yoga-Kissen, und fassen Sie mit beiden Händen die Fußgelenke.
- Atmen Sie tief ein und dehnen Sie die Brustwirbelsäule vor, wobei Sie SAT denken.
- Runden Sie den Rücken mit dem Ausatmen, spannen Sie Bauch und Beckenboden an *(Mulbandh)* und denken Sie dabei NAM.
- Der Kopf macht die Bewegung nur wenig mit – es ist tatsächlich so, als würden Sie auf einem Kamel reiten und den Horizont nicht aus den Augen verlieren wollen.
- Fahren Sie rhythmisch und mit kräftigem Atem für drei Minuten fort.

4. FRÖSCHE –

transformiert sexuelle Energie in Energie für die höheren Chakras

- Gehen Sie nun in die Froschposition. Hocken Sie sich dazu auf die Fußballen, der Po ruht auf den Fersen, Knie weit auseinander.
- Stützen Sie sich mit gespreizten Fingern auf dem Boden ab. ❶
- Mit dem Einatmen heben Sie den Po und strecken die Beine. ❷
- Die Fersen berühren einander nun, die Füße sind V-förmig geöffnet, das Gesicht schaut in Richtung Knie.
- Ausatmend beugen Sie die Beine wieder und kommen in die Ausgangsposition zurück.
- Achten Sie darauf, dass die Wirbelsäule aufgerichtet ist, der Kopf thront auf den Schultern.
- Wiederholen Sie die Bewegung 25-mal mit kräftigem Atem.

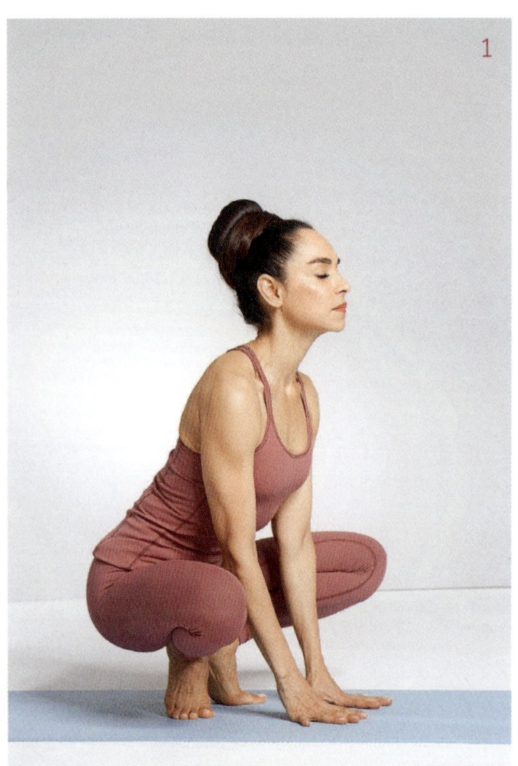

1

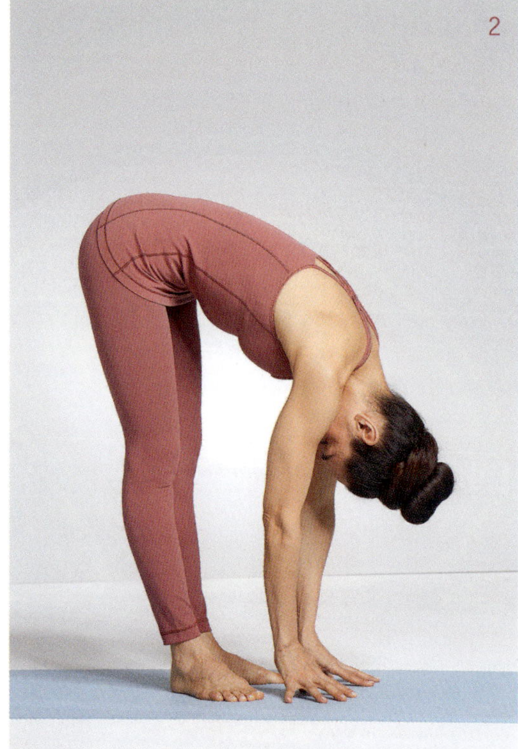

2

5. KOPFDREHEN –

stimuliert den Blutfluss zum Gehirn und regt die Schilddrüse und die Nebenschilddrüsen an

- Setzen Sie sich auf die Fersen. Wenn nötig, platzieren Sie ein Handtuch oder eine gerollte Decke zwischen Ober- und Unterschenkel oder verwenden Sie ein Meditationskissen.
- Legen Sie die Hände mit den Handflächen nach unten auf die Oberschenkel und strecken Sie die Wirbelsäule sehr gerade.
- Drehen Sie mit geschlossenen Augen langsam den Kopf nach links und sagen Sie innerlich SAT.
- Mit dem Ausatmen bewegen Sie den Kopf nach rechts, NAM denkend.
- Tun Sie dies ganz bewusst für ein bis drei Minuten, so als ob Sie mit dem Kinn eine Tortenplatte abwischen würden.
- Bringen Sie dann den Kopf in die Mitte und entspannen Sie.

6. SEITBEUGE –

verteilt die Energie im Körper und bringt das elektromagnetische Feld ins Gleichgewicht

- Bleiben Sie mit geschlossenen Augen in Einfacher Haltung, legen Sie die Hände auf die Schultern und heben Sie die Ellbogen.
- Die Oberarme bilden während der ganzen Übung eine gerade Linie.
- Neigen Sie sich einatmend nach links und ausatmend nach rechts.
- In Einklang mit dem Atem üben Sie drei Minuten lang.

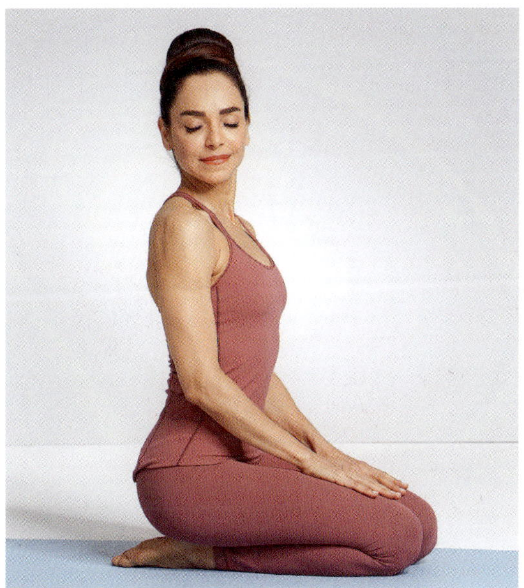

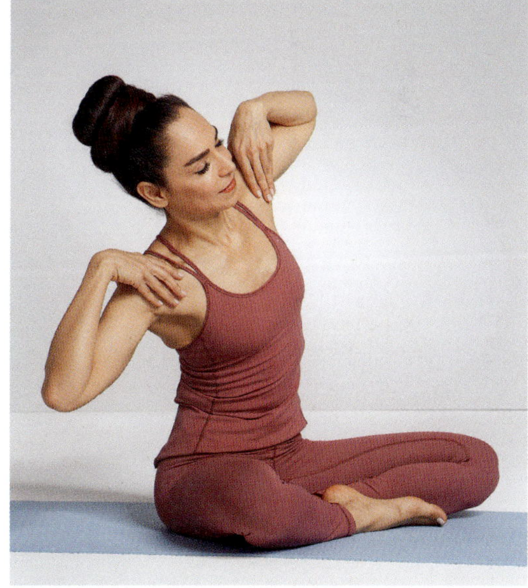

7. DEM FLUSS DER SONNENENERGIE ZUSCHAUEN – *versetzt Sie in eine tiefe, selbstheilende Meditation*

- Bleiben Sie in der Einfachen Haltung. Sollte Ihnen die Position unbequem werden, setzen Sie sich auf ein Kissen.
- Richten Sie die Wirbelsäule auf und schauen Sie mit geschlossenen Augen zum Dritten Auge.
- Verbinden Sie Daumen und Zeigefinger.
- Spannen Sie den Beckenboden an und ziehen Sie den Nabelpunkt nach innen und halten Sie Mulbandh sanft.
- Beobachten Sie den Fluss Ihres Atems.
- Lauschen Sie dem gedachten Mantra SAT NAM.
- Versetzen Sie sich selbst für sechs Minuten in eine selbstheilende Meditation.

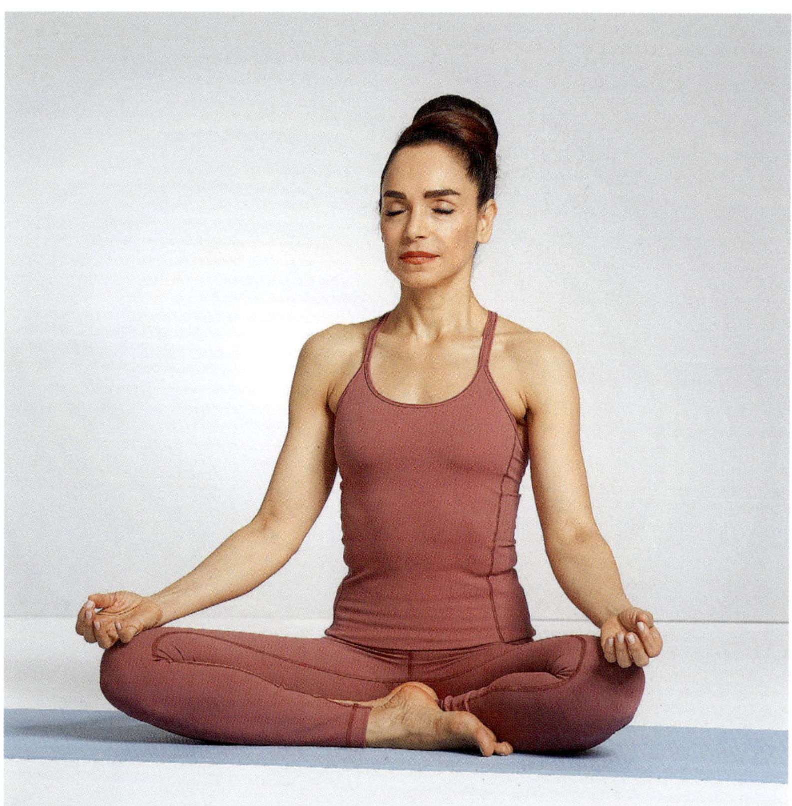

DIE MEDITATION ZUR VERJÜNGUNG

Die Meditation zur Verjüngung bewirkt eine unverwüstliche Gesundheit und hervorragende Regenerationsfähigkeit.

Sie wirkt hauptsächlich auf das Drüsensystem. Die Drüsen sind die Wächter unserer Gesundheit und Jugendlichkeit. Praktizieren Sie diese Übung am besten vor dem Zubettgehen, da Sie sich möglicherweise danach »entgrenzt« fühlen. Sollten Sie während des Tages auf die beschriebene Weise meditieren, achten Sie auf ausreichend Zeit zur Erholung. Diese benötigt das Nervensystem, um sich zu »resetten«.

- Sitzen Sie in Einfacher Haltung mit gerader Wirbelsäule.
- Heben Sie die Hände vor das Herz-Zentrum und legen Sie die Außenseiten der kleinen Finger aneinander.
- Spreizen Sie die übrigen Finger sowie die Daumen.
- Schauen Sie zur Nasenspitze und zugleich tief in die Erde hinein.

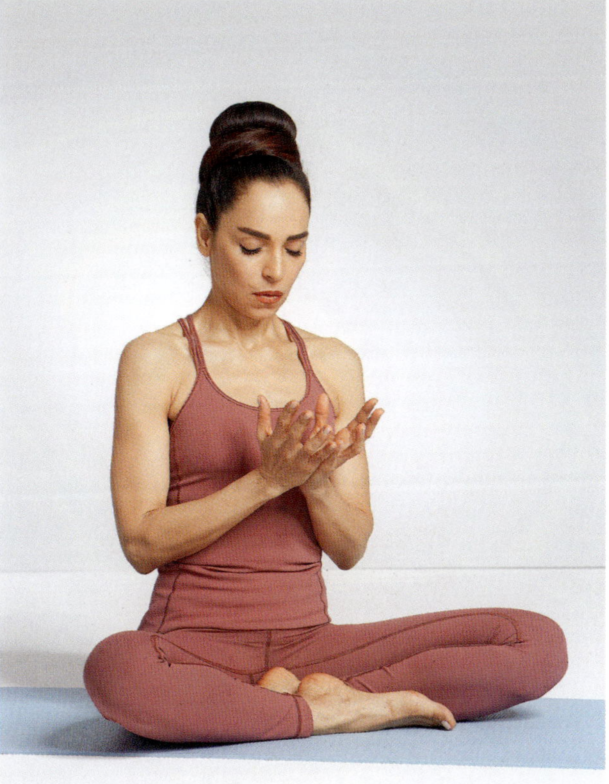

- Atmen Sie tief durch halb gespitzte Lippen ein und halten Sie den Atem vier bis fünf Sekunden lang.
- Atmen Sie vollständig in vier Teilen durch die Nase aus, wobei Sie die vier Silben SA TA NA MA denken, pro Silbe ein Atemstoß.
- Halten Sie den Atem zwei bis drei Sekunden aus, dann beginnen Sie erneut.
- Meditieren Sie auf diese Weise für elf Minuten. Wenn Sie möchten, können Sie die Zeitdauer ganz langsam auf 31 Minuten erhöhen, jedoch nicht mehr.

Selbstheilung mit Prana

Weiter vorne sind die essenzielle Lebensenergie Prana und ihre Bedeutung für Gesundheit, Lebenskraft und Heilung erklärt worden. Die Lebenskraft Prana befindet sich vor allem im Nabelzentrum. Es gibt einige besondere Übungen, die Früchte als psychischen Prana-Vorrat einsetzen. Früchte wachsen über der Erde und sind ätherisch. Daher ist eine Prana-reiche Ernährung, die primär aus Früchten und über der Erde wachsenden Gemüsen besteht, besonders gut, um gesund und voller Energie zu leben. Früchte besitzen feine Qualitäten, die es Ihnen ermöglichen, pranische Energie zu absorbieren und nützliche Werkzeuge bei Heilungsübungen zu sein.
Für die folgende Selbstheilungsübung benötigen Sie einen Apfel oder eine Frucht Ihrer Wahl.

PRANA-FRUCHT-MEDITATION

- Setzen Sie sich in die Einfache Haltung und strecken Sie die Arme nach vorne aus.
- Als Frau nehmen Sie die Frucht, zum Beispiel einen Apfel, in die linke Hand, als Mann in die rechte. Die andere Hand halten Sie wie ein Dach fünf bis zehn Zentimeter über der Frucht. Die Ellbogen sind durchgedrückt.
- Schließen Sie die Augen und konzentrieren Sie sich. Schaffen Sie eine Verbindung zwischen Ihrem Nabelpunkt und der Frucht. Sammeln Sie die Energie des Nabels, des dritten Chakras, und lassen Sie sie als Segnung in die Frucht hineinströmen.
- Mit der über der Frucht schwebenden Hand segnen Sie diese. ❶

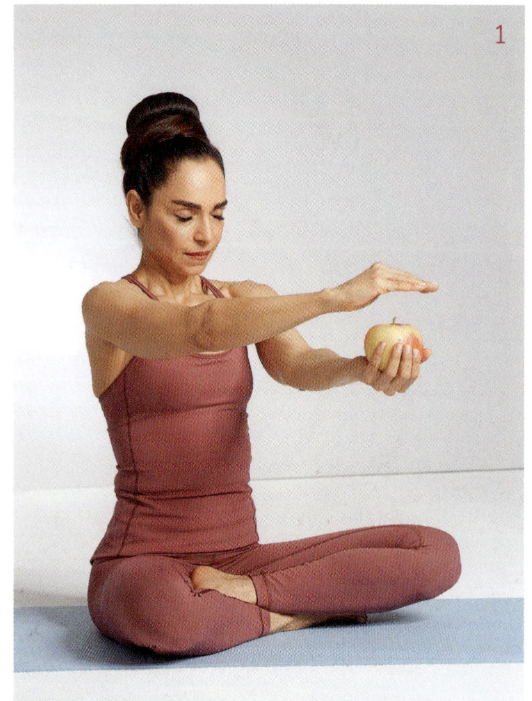
1

- Es wird normalerweise drei Hindernisse geben: Der Geist wird sich nicht konzentrieren, der Körper nicht mitmachen wollen, und Sie werden die Übung nicht mögen. Werden Sie sich dieser Erschwernisse bewusst und halten Sie eine neutrale Aufmerksamkeit in Ihrem Bewusstsein. Schaffen Sie eine Balance zwischen diesen drei Hindernissen.
- Nach neun Minuten nehmen Sie die Frucht in beide Hände und halten sie an Ihren Nabel. Atmen Sie zwei Minuten so lang und tief wie möglich. 2
- In derselben Haltung atmen Sie so tief ein, wie Sie können. Halten Sie den Atem möglichst lange an, atmen Sie auf dieselbe Weise langsam und vollständig aus und halten Sie den Atem an. Fahren Sie auf diese Weise sieben Minuten lang fort.
- Zum Abschluss atmen Sie ein, drücken Sie die Frucht gegen den Nabel (bei einer Banane vorsichtiger) und pressen Sie die Zunge fest gegen den oberen Gaumen. Dann atmen Sie aus und essen Sie die Frucht. 3

Um den Effekt zu erhöhen, machen Sie diese Übung 90 Tage als Frühstück – essen Sie nur diese Frucht und trinken Sie Yogi-Tee oder Ingwerwasser. Danach essen Sie bis mittags nichts Weiteres.

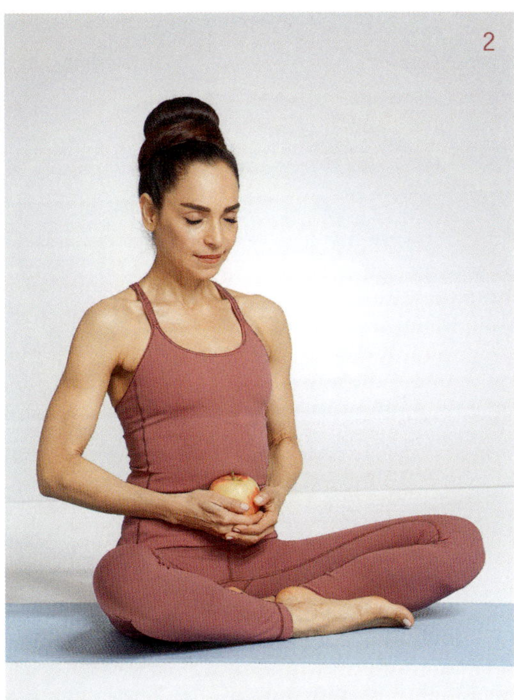
2

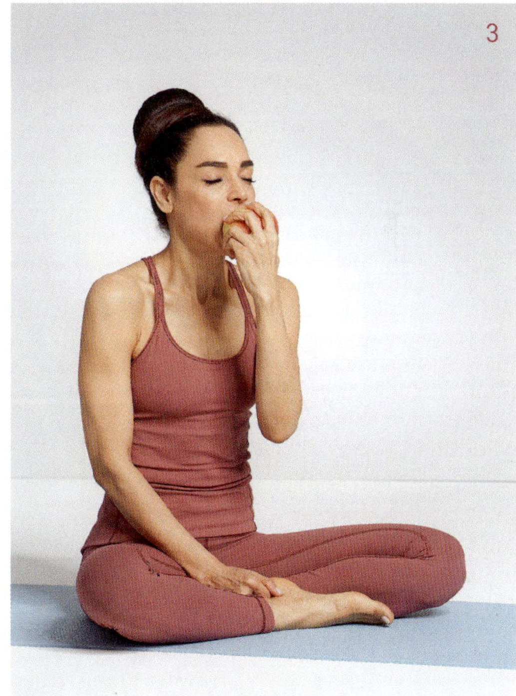
3

Gesundheitsfördernder und heilender Lebensstil

Doktor Yoga möchte Ihnen nun ein paar Tipps und Ratschläge aus dem reichhaltigen Fundus yogischen Wissens geben. Auch hierbei folgen wir dem Prinzip der Mäßigung und verzichten darauf, Ihnen allzu herausfordernde Maßnahmen nahezulegen. Sollten Sie tief in die Materie einsteigen und Entsprechendes kennenlernen wollen, empfiehlt sich die Lektüre einschlägiger Literatur oder, besser noch, die Teilnahme an entsprechenden Kursen, Retreats oder Ausbildungen.

Doktor Yoga will Ihren inneren Arzt unterstützen, kann aber keinen Yoga-Lehrer ersetzen, der unter Umständen in der Lage wäre, die Übungen noch stärker Ihren individuellen Bedürfnissen anzupassen. Bei der Auswahl der Empfehlungen für einen gesundheitsfördernden und heilenden Lebensstil stand die Praktikabilität im Vordergrund. Drei Säulen werden beschrieben, die den größten Einfluss auf Gesundheit und Wohlbefinden haben: Ernährung, Bewegung und Entspannung. Es gibt noch andere Faktoren, die ebenfalls wichtig sind, doch dies sind die entscheidenden.

Ernährung – weniger ist mehr

»Eat less, meditate more« – »Lebe nicht, um zu essen, sondern iss, um zu leben«. Dieser yogische Tipp bringt es auf den Punkt. Übergewicht zählt zu den gesundheitsschädlichsten Faktoren überhaupt und ist in Deutschland weitverbreitet. 2017 waren 37 Prozent der Frauen und 59 Prozent der Männer zu dick – unter den Berufstätigen sogar so viele, dass Übergewicht dort der Normalfall statt die Ausnahme war. Mit zunehmendem Alter nimmt diese Entwicklung sogar noch zu, sodass am Ende ihres Berufslebens 74 Prozent aller Männer übergewichtig sind, bei den Frauen sind es 56 Prozent. Eine besorgniserregende Tendenz hinsichtlich der Aussichten, im Alter gesund zu bleiben.

Viele Menschen lieben es, zu schlemmen. Daran ist nichts Falsches, solange man nicht zu häufig über die Stränge schlägt. Es gilt, das Gleichgewicht zwischen Genuss und Gesundheit zu finden. Balance ist gefragt – man nimmt nur zu, wenn man dauerhaft zu viel isst. Intermittierendes Fasten ist eine Möglichkeit, nach einem genussreichen Abend wieder ins Lot zu kommen. Man isst dann beispielsweise 16 Stunden nichts und nimmt bis mittags nur Wasser und kalorienfreie Getränke zu sich. Da bis zur Mitte des Tages Entgiftungs- und Reparaturprozesse im Körper ablaufen, schlägt man zwei Fliegen mit einer Klappe. Unsere Urahnen haben zwangsläufig öfter mal länger gefastet. Heute ist es eine bewusste Entscheidung, die ein längeres, gesünderes Leben verspricht. Das Abnehmen fällt auch leichter, das Risiko für Herz-Kreislauf-Erkrankungen sinkt, und der Organismus wird entlastet. In Zeiten ständiger Nahrungsverfügbarkeit tut ein gelegentlicher oder regelmäßiger Verzicht Ihrer Gesundheit gut. Sie können das intermittierende Fasten, bei dem Sie dann nur innerhalb eines Zeitraumes von sechs oder acht Stunden Nahrung zu sich nehmen und den Rest der Zeit fasten, an festen Tagen oder bei Bedarf machen. Eine andere Möglichkeit ist ein Fastentag pro Woche, an dem nur Wasser, Tee und klare Gemüsebrühen konsumiert werden.

Doktor Yoga empfiehlt eine vegetarische oder vegane Ernährung. Man könnte sagen, Yogis essen nichts, was eine Mutter hat. Dies entspricht auch dem Verhaltensgrundsatz *Ahimsa* – Verzicht auf Gewalt. Der erste bekannte Vegetarier war der Gelehrte Pythagoras, der moralisch-ethische Gründe für den Fleischverzicht anführte: »Alles, was der Mensch den Tieren antut, kommt auf den Menschen zurück.« Hieronymus von Bethlehem nannte die vegetarische Kost auch »cibi innocentes«, unschuldige Speisen, die ohne Blutvergießen gewonnen werden. Wer einmal dem Schlachten von Tieren beigewohnt hat, vergisst die Qual und Gewalt nicht – wer hübsch verpackte Fleischstücke im Supermarkt erwirbt, ist sich dessen nicht bewusst. Zweieinhalbtausend Jahre später leben in Deutschland immerhin sechs bis acht Prozent Menschen vegetarisch oder vegan – das sind rund acht Millionen. Sie erkranken insgesamt weniger häufig an Krebs, Herz-Kreislauf-Erkrankungen oder Bluthochdruck und sind seltener übergewichtig. Entgegen anderslautender Mythen leiden die wenigsten unter Mangelerscheinungen. Am häufigsten ist noch ein Vitamin-B_{12}-Mangel, gegen den man Tabletten nehmen kann. Sollten Sie Ihre Gesundheit nachhaltig verbessern und Ihr ethisches Gewissen erleichtern wollen, verzichten Sie darauf, Tiere zu essen … Das kommt auch der Ökobilanz zugute und verringert Ihren CO_2-Fußabdruck auf dem Planeten.

Besonders bekömmlich sind warme, gekochte, gedünstete Speisen, sämige Suppen, Gemüseeintöpfe oder -pfannen. Sie geben dem Körper

Wärme und Energie. Rohes wie Salate, Früchte, Gemüse enthält viele Vitamine und Mineralien sowie Ballaststoffe für eine schnelle Ausscheidung, kann jedoch, besonders abends, schwer im Magen liegen. Eine gut funktionierende Verdauung ist der Gesundheit sehr zuträglich – besonders wichtig für Frauen.

In Indien gibt es die Unterscheidung in Sonnen- und Erdnahrung, je nachdem, wo der essbare Teil der Pflanzen wächst. Hochwachsende Sonnennahrung wie Nüsse, Avocados und bestimmte Früchte tragen dazu bei, dass Körper und Nervensystem leicht und schnell werden. Erdnahrung wie Karotten, Kartoffeln, Zwiebeln hingegen wächst im Boden. Man sollte diese Art von Nahrung eher im Winter essen und wenn man zu Nervosität neigt – es erdet stark. Früchte und Gemüse, die gerade eben über der Erdoberfläche wachsen wie Zucchini oder Beeren an niedrigen Sträuchern, gelten als halb Sonne, halb Erde und sind besonders reinigend.

Vermeiden oder einschränken sollte man Zucker, gesättigte Fettsäuren, Weißmehl, bearbeitete Nahrungsmittel sowie Koffein und Alkohol. Doch der Genuss darf bei allen Regeln nicht zu kurz kommen. Jede Nahrung, jedes Getränk, das Sie konsumieren, sollte Ihnen schmecken, auch wenn das bedeutet, dass Sie sich mal unyogisch ernähren.

Doktor Yoga empfiehlt drei Getränke: Wasser, grünen Tee und Ingwerwasser mit Limette. Wasser ist am wichtigsten. Trinken Sie morgens als Erstes heißes Wasser (ohne den braunen, koffeinhaltigen Zusatz …), spülen Sie damit eine Teelöffelspitze 7-Kräuter-Pulver (erhältlich als *Heidelbergers 7-Kräuter-Pulver* – der Erfinder dieser Kräutermischung hat damit unter anderem bei sich selbst eine Vielzahl von Krankheiten geheilt) hinunter, eine Mischung aus sieben Bitterstoffen, die in unserer Nahrung kaum mehr vorhanden sind und das Immunsystem stärken, und abends als Letztes ein Glas Wasser vor dem Schlafengehen, um nächtlicher Dehydration vorzubeugen. Acht Gläser stilles Wasser täglich spülen Giftstoffe aus und helfen Ihnen dabei, gesund zu bleiben. Vermeiden Sie Mineralwasser mit Kohlensäure, da es zur Übersäuerung beiträgt und einen empfindlichen Magen belastet.

Ein bis drei Becher grünen Tee morgens sind enorm gesundheitsfördernd: Grüner Tee wird seit fast 5000 Jahren als eine der größten Heilpflanzen geschätzt. Es finden sich viele schriftliche Quellen, die belegen, dass grüner Tee im alten China und in Japan zunächst fast ausschließlich aus medizinischen Gründen getrunken wurde. Aus der

Vielzahl seiner positiven Wirkungen ein kurzer Auszug: Grüner Tee ist eines der stärksten Antioxidanzien, er neutralisiert freie Radikale, wirkt stark entgiftend, senkt den Cholesterinspiegel im Blut, ist antiviral, antientzündlich, antibakteriell und immunstärkend. Heutzutage gibt es im gut sortierten Teeladen viele leckere aromatisierte lose Grünteemischungen. Ab mittags empfiehlt Doktor Yoga, wegen der ansonsten zu stark anregenden Wirkung von grünem Tee auf Ingwerwasser mit Limette umzusteigen.

Ingwer gehört zu den gesündesten Lebensmitteln der Welt. Verantwortlich dafür ist das Gingerol, das für den scharfen Geschmack sorgt. Ingwer stärkt das Immunsystem, entgiftet, beruhigt den Magen und soll vorbeugend gegen Arthrose, Alzheimer und sogar Krebs wirken. Für Ingwerwasser köcheln Sie ein geschältes, daumenkuppengroßes Stück Ingwer etwa 20 Minuten lang in einem kleinen Topf Wasser, geben den Saft einer halben Limette hinzu und füllen es in eine Thermoskanne, um es über den Tag verteilt zu trinken. Doktor Yoga trinkt es kurativ – es hilft aber auch bei aufkommenden Erkältungen.

Bewegung – am besten täglich

Der menschliche Körper ist auf Bewegung gepolt und nicht darauf, stundenlang bewegungslos am Schreibtisch zu sitzen, ins Auto zu steigen und danach auf dem Sofa abzuhängen. Zehn Kilometer täglich sollen unsere Vorfahren durchschnittlich zurückgelegt haben. Da wir uns seitdem evolutionär gar nicht so sehr verändert haben, wie wir gern glauben wollen, gilt das auch für uns. Wir müssen uns bewegen, der natürliche Drang ist, sich zu bewegen, wie man an Kindern sieht. Erst das Schulsystem treibt es ihnen aus, verschärfend kommen dann die modernen Medien ins Spiel.

In der Urzeit waren Fetteinlagerungen ein effizienter Speicher, um in kargen Zeiten große Energiemengen mobilisieren zu können. Aber wenn wir uns nicht genug bewegen, wird dieser Speicher nicht mehr geleert. Besonders gefährlich ist das *Viszeralfett,* tief liegendes Körperfett, das die inneren Organe umhüllt und sich durch einen vergrößerten Bauchumfang bemerkbar macht. Auch ansonsten schlanke Menschen fallen manchmal durch einen unverhältnismäßig dicken Bauch auf. Dieses Viszeralfett wirkt wie eine Art Hormondrüse und ist Brutstätte verschiedener entzündungsfördernder Botenstoffe, die über die Pfortader in den Körper gelangen. Auf Dauer führt das zu Typ-2-Diabetes

und Gefäßerkrankungen. Wenn Sie sich regelmäßig bewegen, läuft der Fettspeicher jedoch nicht mehr über. Daher sind Sportler trotz ein paar Kilos zu viel meist gesünder als dünne Sportverweigerer.
Viele Smartphones verfügen über eine Messfunktion. Man kann sie auch noch an Fitnessarmbänder koppeln, die die tägliche Schrittzahl messen. Für manche Menschen ist das ein Anreiz, andere setzt es noch mehr unter Stress. Bewegen Sie sich einfach, so viel Sie können. Zu Beginn müssen Sie Ihren entwöhnten Körper vielleicht mit den Freuden der Bewegung wieder vertraut machen. Er hat es ja verlernt, seinen natürlichen Instinkten zu folgen. Aber Sie können neue Gewohnheiten etablieren – das geht in jedem Alter. Machen Sie täglich Yoga, gehen Sie spazieren, laufen oder tanzen. Entdecken Sie eine neue Sportart, die Ihnen Spaß macht, denn das ist die größte Motivation. Muskeln bauen sich noch in hohem Alter auf, Sehnen können sich ungeahnt dehnen, Gelenke werden geschmeidiger. Ihre Gesundheit wird es Ihnen danken. Die Heilkraft der Bewegung ist kaum zu überschätzen. Viele Zivilisationskrankheiten wie Übergewicht, Herz-Kreislauf-Krankheiten, Bluthochdruck und Rückenleiden können durch Bewegung vermieden werden. Und sogar bei chronischen Krankheiten hilft Bewegung, da sie die Selbstheilungskräfte ankurbelt. Also joggen, radeln, schwimmen oder tanzen Sie – neben dem Yoga!

Entspannung – den Stress loslassen

Stress sind die meisten Menschen auf die eine oder andere Art ausgesetzt. Er kann durch zu viel Arbeit entstehen, durch Tätigkeiten, die erschöpfen, langweilen und als falsch empfunden werden, durch Zeitdruck, Mobbing, hierarchische Strukturen und zu hohe Anforderungen – aber auch Arbeitslosigkeit kann Stress auslösen. Stress ist eher ein subjektives Empfinden als eine messbare Größe. Einen Angehörigen zu pflegen, ein krankes Kind zu haben oder in einer unglücklichen oder gar keiner Beziehung zu leben, kann enormen psychosozialen Stress bedeuten. Der Begriff Stress geht auf das lateinische Verb »stringere«, anspannen, zurück. Wer gestresst ist, steht unter Druck – innerem oder äußerem. Viel zu arbeiten bedeutet nicht zwangsläufig, unter Stress zu stehen, wenn man seine Tätigkeit als sinnvoll und erfüllend empfindet. Gerade kreative Berufe erzeugen oftmals einen »Flow«, einen energetischen Sog, dem der Schaffende sich nicht entziehen mag und der ihn durch Phasen mit hoher Arbeitsbelastung hindurchträgt.

Unter Stress versteht man die Beanspruchung durch innere und äußere Reize oder Belastungen, die auf Körper, Geist und Seele einwirken.
Stressbewältigung ist von den persönlichen Eigenschaften und kognitiven Fähigkeiten abhängig. Man kann grundsätzlich mit Aggression, Flucht, Verhaltensalternativen, Akzeptanz oder Verleugnung reagieren. Als negativ wird Stress empfunden, wenn er häufig oder dauerhaft auftritt und nicht kompensiert werden kann. Und: Auf stressreiche Phasen müssen Erholungsphasen folgen. Dauerhafter Stress kann Ihre Gesundheit schädigen. Typische Stresserkrankungen sind: Tinnitus, Hörsturz, Bluthochdruck, Arteriosklerose, Herzerkrankungen, Kopf- und Rückenschmerzen, Verdauungsprobleme, erhöhter Cholesterinspiegel, Magengeschwüre und Menstruationsstörungen. Sogar Krebserkrankungen wurzeln manchmal in Stress.
Wir befinden uns im Zeitalter des Stresses. Unser Nervensystem ist der Beschleunigung des täglichen Lebens oftmals nicht gewachsen. Viele Menschen versuchen, mit einem Tempo Schritt zu halten, das ihnen nicht entspricht. Sie bezahlen mit ihrer Gesundheit oder resignieren, sodass sie ein Leben in stiller Verzweiflung führen. Ein trauriges, vermeidbares Schicksal, haben wir doch den Vorteil, in einer demokratischen Wohlstandsgesellschaft zu leben, unter besten Grundbedingungen, was die materielle und medizinische Grundversorgung anbelangt. So gesehen muss niemand in einer Weise leben, die ihm nicht gemäß ist. »Glücklichsein ist dein Geburtsrecht!«, beschwor Yogi Bhajan seine Anhänger. Damit meinte er, dass wir täglich entscheiden, womit wir unsere Zeit verbringen, welchen Zielen wir nachstreben – und ob uns das glücklich oder zumindest zufrieden macht. Erinnern wir uns daran, dass wir immer die Wahl haben, aus Strukturen, Verhaltensmustern und Lebensplanungen auszusteigen.
Stress beeinflusst alles – den Schlaf, unser Energielevel, unser Essverhalten, unsere Beziehungen zu anderen Menschen. Es ist schwierig, geduldig zu sein, zu lieben, anderen zu helfen, wenn die Nerven kurz vor dem Zerreißen stehen und der Körper angespannt ist.
Dreierlei reguliert den Stresspegel direkt: Ernährung, Bewegung und die Fähigkeit, zu entspannen und gut zu schlafen. Yoga hilft enorm dabei, Stress loszulassen. Das ist bekannt und Hauptmotivation für Menschen, um mit Yoga und Meditation zu beginnen. Yoga wirkt über die Verbindung von Körper, Geist und Seele, indem Körperübungen mit Atem und Achtsamkeit verbunden werden. Die Gedanken kommen zur Ruhe, ein Wohlgefühl erfüllt uns, und der Körper wird gedehnt,

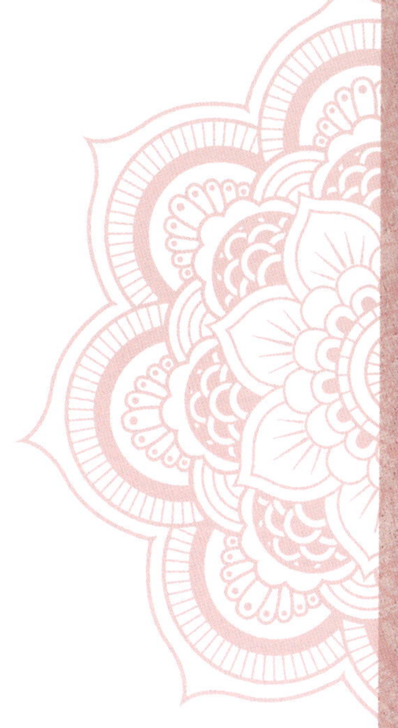

gestreckt, sodass er danach angenehm entspannt ist. Eine Tiefenentspannung führt in einen schwebenden Zustand zwischen Schlafen und Wachen.

Doktor Yoga empfiehlt, Entspannung als feste Größe in den Tagesablauf einzubauen. Schaffen Sie sich kleine Inseln der Regeneration, indem Sie nicht jeden kurzen Leerlauf nutzen, um etwas zu erledigen oder Ihr Smartphone zu checken, sondern indem Sie die Augen schließen und in sich selbst ruhen. Erkennen Sie an, dass Ruhephasen der Erholung dienen und ein wesentlicher Faktor Ihrer Gesundheit und Kraft sind. Auf Anspannung soll Entspannung folgen, auf Arbeit Freude – eine Frage der Balance.

Um das Nervensystem zu stärken, benötigen Frauen sogar zweimal täglich eine etwa zehnminütige Tiefenentspannung, bei der sie sich auf die Yoga-Matte legen und den Körper loslassen. Das weibliche Nervensystem ist zwar leistungsfähiger, aber auch empfindlicher gegenüber Stress. Die Natur hat der Tatsache Rechnung getragen, dass Frauen multitaskingfähig sein mussten, bevor es diesen Begriff gab. Auch in der Steinzeit mussten gleichzeitig die Kinder gehütet, das Feuer bewacht und das Essen gekocht werden.

Männern wird eine mindestens zwanzigminütige Entspannungsphase während des Tages empfohlen. Es gibt eine große Auswahl geführter Entspannungs-CDs auf dem Markt: Körperwahrnehmungen, Fantasiereisen, Meeresrauschen, Musik. Probieren Sie aus, was Ihnen guttut. Vielleicht legen Sie sich einfach aufs Sofa und schließen die Augen. Hüllen Sie sich in einen gefühlten Kokon, eine Umhüllung, die Sie schützt.

Yoga Nidra bezeichnet den »yogischen Schlaf«, einen Zustand, in dem Gedanken und Gefühle zur Ruhe kommen, der Geist jedoch aktiv bleibt. Es ist ein zutiefst heilsamer Zustand, währenddessen die Gehirnwellen wie im Tiefschlaf schwingen und gesundheitsfördernde Vorsätze im Unterbewusstsein verankert werden können. Yoga Nidra dauert etwa eine halbe Stunde und wird am besten unter Anleitung oder mit einer CD gemacht.

Jede Auszeit, und sei sie noch so kurz, hat viele positive Effekte: Körperliche und geistige Anspannungen werden gelöst, und Stress wird abgebaut. Neben dem Muskeltonus reduzieren sich Herz- und Atemfrequenz, der Blutdruck sinkt. Entspannung sorgt für mehr Gelassenheit, Wohlbefinden und Zufriedenheit. Außerdem wird das Immunsystem gestärkt, wenn Sie sich Entspannung gönnen.

Zum Schluss noch ein Hinweis: Bei allen guten Tipps vergessen Sie die Freude, den Spaß nicht. Ich könnte Ihnen jetzt noch tryptophanhaltige Lebensmittel nennen, die Sie zum Frühstück verzehren sollten, damit daraus Serotonin hergestellt wird, das körpereigene Glückshormon. Aber was, wenn Ihnen Haferflocken, Buchweizen und Chiasamen nicht schmecken? Lassen Sie lieber Ihren Bauch, Ihr Herz, Ihre Intuition entscheiden, welche Tipps Sie beherzigen wollen. Ich bin kein Anhänger von Askese und Verzicht, sondern von freudiger Mäßigung – alles, aber in Maßen. Genuss bedeutet nicht Masse pro Zeiteinheit!

Lassen Sie auch einfach mal fünfe gerade sein. Das gilt auch für Stress, zum Beispiel im Joballtag. Erinnern Sie sich daran, dass Sie immer die Wahl haben, ob Sie mit einem Wutanfall oder mit einem Lächeln reagieren. »Lächle, du kannst sie nicht alle töten.« Und wenn Sie stattdessen lächeln, hebt das auch Ihre eigene Laune, das hat der Körper so eingerichtet. »Fake it till you make it«, lautet einer meiner Lieblingssprüche von Yogi Bhajan. Vorgetäuschte gute Laune führt über die Mundwinkel, die das entsprechende Signal ans Gehirn senden, zu guter Laune!

Es hat auch keinen Sinn, sich in die Laufschuhe zu quälen, wenn Ihnen das keinen Spaß bereitet. Nur eine Sportart, die Sie gern machen, werden Sie auf Dauer durchhalten. Probieren Sie aus, seien Sie spielerisch statt verkrampft. Spielen Sie auch mit den Übungen in diesem Teil des Buches. Sie müssen nicht alles können!

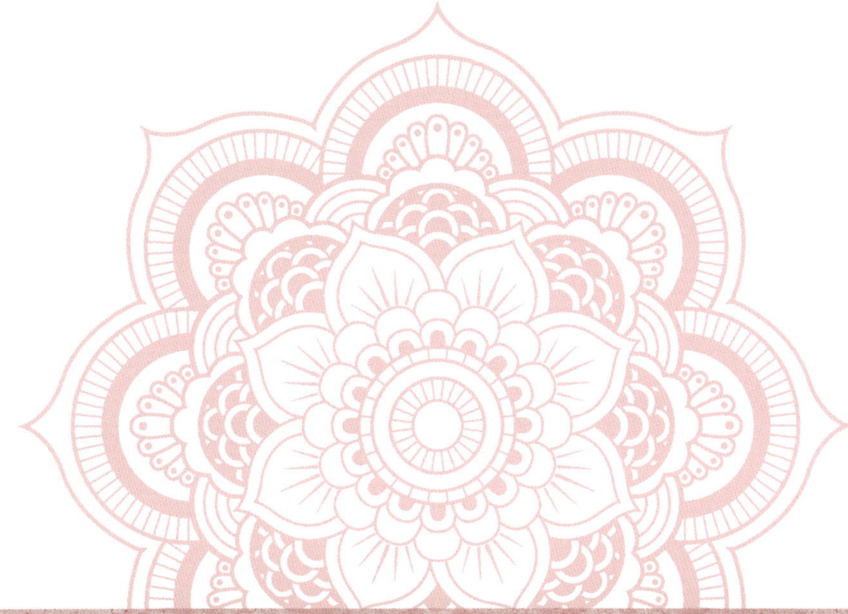

Teil 2

Gesund werden – Symptome lindern und Krankheiten heilen

Obwohl Yoga in seinen Grundzügen ein geistiges Training ist, bezieht es Körper und Seele durch den Atem mit ein und verbindet so alle Teile miteinander. Wenn Sie mit Gesundheitsproblemen oder Beschwerden zu einem Schulmediziner gehen, wird er vermutlich einzelne Symptome behandeln, so, als wäre Ihr Körper ein aus verschiedenen, nicht in Beziehung zueinander stehenden Teilen zusammengesetztes Konstrukt. Wenn Sie krank werden, erhalten Sie eine Diagnose, gefolgt von Verhaltensregeln und wahrscheinlich einem Rezept, das Sie in der Apotheke einlösen. Dort werden Ihnen Medikamente ausgehändigt, die Sie über einen bestimmten Zeitraum einnehmen sollen, um die Symptome zu unterdrücken oder die Krankheit zu kurieren. Im besten Fall werden Sie gesund – ob das an der pflanzlichen oder chemischen Medizin liegt oder an Ihren Selbstheilungskräften, sei dahingestellt; im schlechtesten Fall leiden Sie unter Nebenwirkungen, das Medikament nützt nichts, oder es war die falsche Diagnose. Eine Diagnose ist ja oft nichts weiter als ein Etikett, das auf ein Bündel von Beschwerden geklebt wird. Ganzheitliche Heilmethoden schauen hingegen auf den Zusammenhang, das große Ganze, die Kommunikation aller Systeme untereinander. Es wird nicht nur gefragt, warum und wodurch jemand erkrankt, sondern auch, wie er dauerhaft gesunden könnte. Wer könnte das besser wissen als Doktor Yoga, Ihr innerer Arzt, Ihr eigener Heiler? Praktizieren Sie jedoch selbstverantwortlich und erkennen Sie Ihre Grenzen an sowie die der Selbstbehandlung. Hören Sie auf Ihren Körper und nehmen Sie Schmerzen achtsam wahr. Yoga wirkt auf die Wurzeln dessen ein, was Sie krank macht. Die Übungen heilen auf einer tiefen Ebene, indem sie Ungleichgewichte im Nerven-, Drüsen- und Lymphsystem auf Zellebene ausgleichen. Wie schon zu Beginn gesagt: Alles im Leben gründet sich auf Balance. Die Yoga-Kriyas heilen Sie von innen nach außen, Sie behandeln nicht nur Schmerzen oder eine Krankheit, sondern das gesamte Selbst. Yoga beginnt in Ihrem Geist damit, dass Sie Linderung und Heilung für möglich halten und projizieren. Wenn Sie lernen, sich tief in Ihrem Selbst zu verankern und sich mit sich wohlzufühlen, wirkt sich das auf das gesamte System aus. Nerven-, Drüsen-, Lymph-, Kreislauf- und Immunsystem kommen ins Gleichgewicht, arbeiten in Harmonie miteinander, was zu Heilung oder zumindest zu Linderung führt.

Körperliche Beschwerden und Krankheiten

In diesem Teil des Buches geht es darum, Krankheiten, Gesundheitsprobleme, Schmerzen und Beschwerden zu lindern oder sogar zu heilen. Nutzen Sie das Inhaltsverzeichnis zum Nachschlagen, sobald Sie Beschwerden verspüren oder eine Krankheit Sie belastet. Zu jedem Problem folgt nach einer kurzen Einführung eine heilende Übung. Sie sind eine Art yogische Initialzündung, jedoch weder eine schnelle Sofortlösung noch Ersatz für andere Heil- und Präventionsmaßnahmen, die Ihrer Gesundheit förderlich sind. Praktizieren Sie die Übungen in vollkommener Präsenz, Achtsamkeit und Aufrichtigkeit – ganz auf den Moment fokussiert. Achten Sie auf sich selbst, den Atem, Ihre Empfindungen, die Symptome. Üben Sie auf die gleiche Weise, wie homöopathische Akutmittel eingenommen werden: zu Beginn häufiger, bis zu fünfmal täglich, bei abnehmenden Beschwerden seltener – es sei denn, bei der Übung ist eine spezielle »Dosierung« angegeben. Lassen Sie die Übung mit fortschreitender Besserung »ausschleichen« und wenden Sie sich wieder den gesunderhaltenden Übungen aus dem ersten Teil zu. Entwickeln Sie Vertrauen zu sich selbst und der Ihnen innewohnenden Heilkraft. Das ist der erste Schritt zur Gesundung und zu einer stabilen Gesundheit. Und bleiben Sie mit Freude und Hingabe am Ball. Doktor Yoga kann den Weg aufzeigen, aber Ihnen die eigentliche Arbeit nicht abnehmen: »There is no way to happiness – happiness is the way.«

Achtung: Lindern die Übungen die Beschwerden nicht, suchen Sie bitte ärztliche Hilfe auf. Das trifft insbesondere auf starke Symptome, heftige Schmerzen oder rapide Verschlechterungen zu. Ziehen Sie bei jeglicher Unsicherheit den Therapeuten Ihres Vertrauens zurate. Machen Sie Ihre Übungen, wenn es Ihnen gut geht – dann machen Sie sie auch, wenn es Ihnen schlecht geht!

Die heilenden Yoga-Übungen wirken, solange Sie geduldig sind, auf den Atem achten und Ihre Grenzen respektieren. Selbst wenn Heilung nicht möglich ist, hilft Yoga Ihnen dabei, eine andere Sichtweise zu gewinnen und mit Abstand auf die Situation zu schauen. Dann gelingt es Ihnen, Akzeptanz zu entwickeln und das Beste daraus zu machen – egal, an welcher Krankheit Sie leiden.

Allergien

Allergien entstehen durch ein übereifriges Immunsystem. Eine allergische Reaktion stellt eine überschießende Immunantwort auf den Kontakt mit einer eigentlich ungefährlichen, körperfremden Substanz dar. Normalerweise weiß das lernfähige Immunsystem, welche Fremdstoffe schädlich sind und welche nicht, doch bei einer Allergie kann es nicht mehr richtig unterscheiden. Statt das Fremdmaterial zu ignorieren, mobilisiert der Körper die Abwehrkräfte. Symptome wie geschwollene Schleimhäute, Juckreiz und Atemnot sind mögliche Folgen dieser Immunreaktion. Die auslösenden Stoffe selbst richten keinen Schaden an. Fast jeder fünfte Deutsche leidet unter mindestens einer Allergie, Frauen häufiger als Männer und jüngere Menschen öfter als ältere. Großstädter mit hohem Lebensstandard haben ein höheres Risiko, eine Allergie zu entwickeln. Häufige allergische Erkrankungen sind Arzneimittelexanthem, Hausstauballergie, Heuschnupfen, Tierhaarallergie, Insektengiftallergie, Lebensmittelallergie.
Symptome können lokal begrenzt oder am ganzen Körper auftreten. Dazu gehören neben den bereits genannten Fließschnupfen, Niesreiz, tränende Augen, Husten sowie unspezifische Symptome wie Kopfschmerzen, Müdigkeit oder Durchfall. Im schlimmsten Fall kann eine allergische Reaktion sogar einen lebensbedrohlichen anaphylaktischen Schock auslösen. Die Schulmedizin rät dazu, Allergene zu meiden, bekämpft Symptome mit Antihistaminika oder versucht eine Hyposensibilisierung, bei der die Abwehrreaktion vermindert werden soll. Vielfach verschwinden Allergien auch wieder oder sprechen auf homöopathische Mittel an.
Aus yogischer Sichtweise sind an einer Allergie Lungen, Verdauungssystem und Gehirn beteiligt. Eine Intoleranz dieser Körperteile löst Allergien aus, es ist sozusagen ein »Nicht-hinein-lassen-Wollen« des allergieauslösenden Stoffes. Die folgende Meditation unterstützt Sie dabei, sich zu öffnen und toleranter zu werden. Sie öffnet das Herz-Chakra. Zu Beginn üben Sie vorsichtig, denn die Lungen werden erst allmählich elastischer. Sollte Ihnen übel oder schwindelig werden, reduzieren Sie bitte die Zeiten.

MEDITATION GEGEN ALLERGIEN

- Setzen Sie sich in die Einfache Haltung.
- Bringen Sie die Hände ins Gyan Mudra.
- Wiederholen Sie 15-mal SA im Geiste, während Sie gleichzeitig in 15 Teilen einatmen.
- Dann atmen Sie in 15 Teilen aus und denken 15-mal TA.
- Atmen Sie in 15 Teilen ein und denken Sie 15-mal NA.
- Zuletzt atmen Sie in 15 Teilen aus und wiederholen im Geiste 15-mal MA.
- Statt mitzuzählen, berühren Sie gedanklich eine Fingerkuppe – gehen Sie eine Hand dreimal geistig durch, um bei 15 anzulangen.
- Beginnen Sie mit elf Minuten. Sie können die Meditation täglich um 30 Sekunden verlängern, bis Sie 31 Minuten erreicht haben.

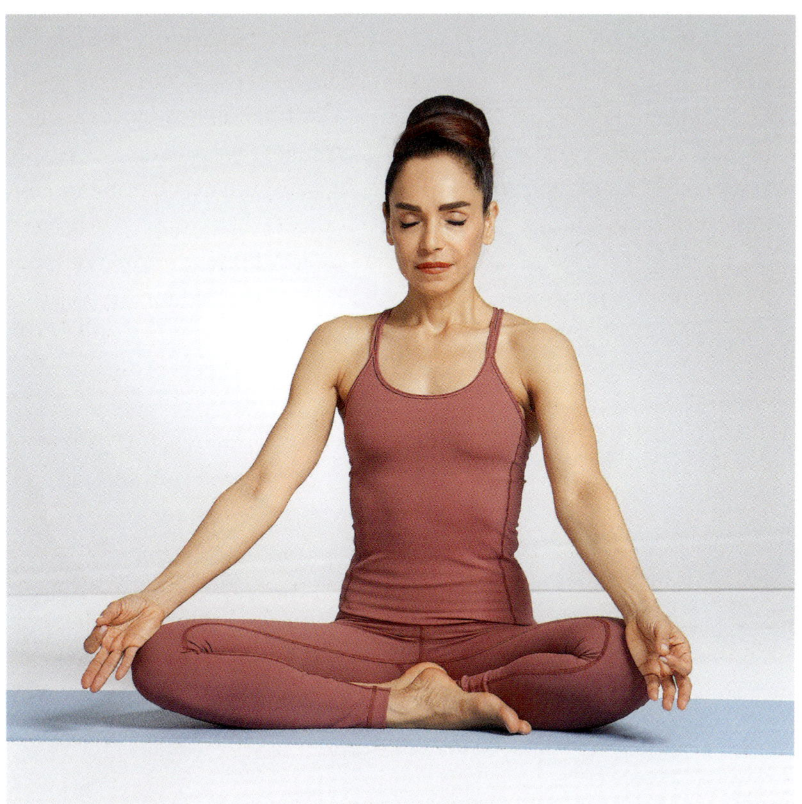

Augenschmerzen

Augen können stechen, reiben, jucken, brennen oder schmerzen, oft tränen sie auch vermehrt und sind gerötet. Examensstress mit tage- und nächtelangem Lesen kann die Entfernungseinstellung der Augen bei empfindlichen Menschen strapazieren und die Augen reizen. Bestimmte Augenabschnitte wie die Hornhaut, Lederhaut und teilweise die mittlere Augenhaut *(Uvea)* sind schmerzempfindlich. Schmerzen können von Teilbereichen wie der Regenbogenhaut *(Iris)* und dem Strahlenkörper ausgehen.

Zu den »Anhängseln« des Auges, die ebenfalls Schmerzen verursachen können, gehören Lider, Tränenkanäle und die Muskeln, die für die Augenbewegungen zuständig sind. Weitere Schmerzquellen sind Nerven, Gefäße und das schützende Bindegewebe namens *Tenon-Kapsel,* das zwei Drittel des Augapfels umhüllt.

MAHA KARMA SHAMBHAVI KRIYA

Diese Übung lindert unspezifische Schmerzen in den Augen und harmonisiert die Energie im Sehnerv. Daneben klärt und öffnet sie die Chakras und trägt dazu bei, körperliche Irritationen zu bereinigen.

- Setzen Sie sich in die Einfache Haltung.
- Bringen Sie die Hände ins Gyan Mudra, Daumen und Zeigefinger berühren einander.
- Strecken Sie den Nacken und ziehen Sie das Kinn leicht zurück.
- Konzentrieren Sie sich auf das Dritte Auge, den Punkt zwischen und etwas oberhalb der Augenbrauen.
- Rollen Sie die Zunge im Mund nach hinten und saugen an ihr.
- Atmen Sie lang und tief.
- Beim Einatmen spannen Sie Bauch und Beckenboden fest an und visualisieren dabei, wie der Klang von SAT die Wirbelsäule hochströmt.
- Beim Ausatmen denken Sie NAAM aus dem Scheitelpunkt ausströmend.
- Praktizieren Sie diese Übung drei, elf oder 31 Minuten lang.

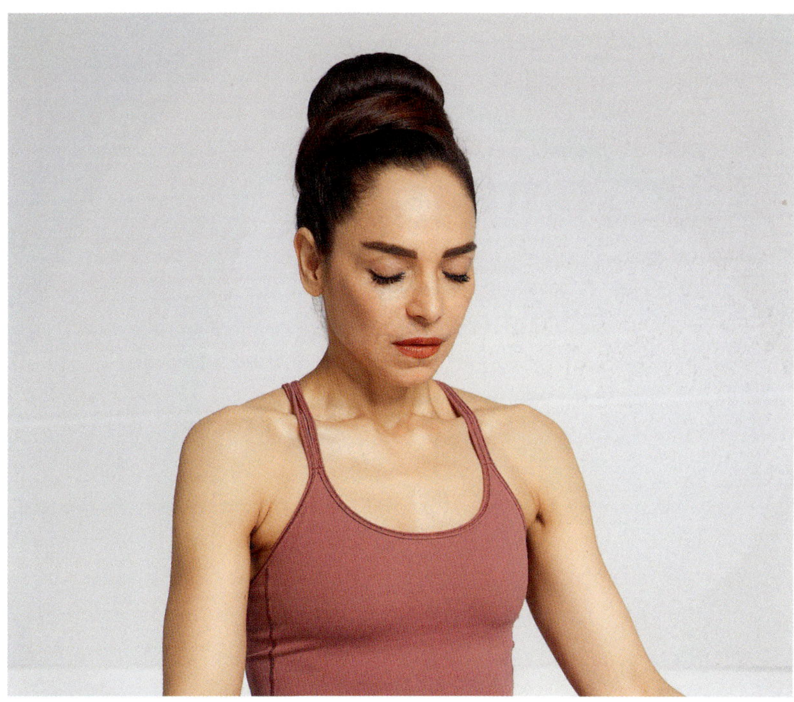

Arthritis

Arthritis ist eine entzündliche, oft schubweise verlaufende Gelenkerkrankung, die zu den rheumatischen Beschwerden gehört. Hierzu zählen auch Arthrose, Gicht und Weichteilrheumatismus. Der Volksmund meint mit »Rheuma« zumeist die *rheumatoide Arthritis* (auch *chronische Polyarthritis* genannt), die mehrere Gelenke, häufig Finger- und Fußgelenke, befällt. Derzeit geht man davon aus, dass fehlgeleitete Autoimmunprozesse dazu führen, dass körpereigene Antikörper das Knorpelgewebe angreifen, die Entzündung verursachen und das Gelenk allmählich zerstören. Schwindet die Knorpelmasse, reiben die Knochenenden schmerzhaft aneinander, was zu Verhärtungen und Deformationen sowie den charakteristischen Beschwerden führt. Arthritis kann jeden treffen – schon Kinder leiden daran – und wird manchmal von einer Vielzahl weiterer, unspezifischer Symptome wie Kopfschmerzen, Schwindel, Magen-Darm-Störungen, Juckreiz begleitet.

Arthritis gilt als unheilbar. Noch kennt man weder ihre Ursache noch eine nebenwirkungsfreie Therapie – meist erfolgt eine Ruhigstellung mit Schmerzmitteln, Entzündungshemmern und sogar Chemotherapeutika. Eine Umstellung der Ernährungsweise bewirkt häufig – zusammen mit naturheilkundlichen Maßnahmen –, dass der Körper sich selbst von einem Großteil der schmerzhaften Symptome befreien kann. Diesen Ansatz unterstützt Doktor Yoga. Außerdem empfiehlt er bei Arthritis kalte Duschen am Morgen. Diese Praktik heißt *Ishnaan* und regt das Immunsystem an, außerdem senkt es Entzündungsreaktionen im Körper:

Zuvor reiben Sie den Körper mit einem gut verträglichen, naturbelassenen Öl ein, wie Mandelöl. Begeben Sie sich dann unter die Dusche. Stellen Sie dazu die Temperatur so niedrig ein, wie Sie es gerade noch ertragen können, und beginnen Sie, erst die Füße und Beine von unten nach oben, dann die Hände und Arme abzuduschen, wobei Sie die Extremitäten kräftig reiben und kneten. Machen Sie dann mit dem Rumpf weiter, ebenso den ganzen Körper massierend – so lange, wie Sie es aushalten. Beenden Sie die Dusche nicht mit warmem Wasser! Trocknen Sie sich danach gut ab und ziehen Sie warme Kleidung an. Trinken Sie zwei bis drei Gläser warmes Wasser, um Giftstoffe auszuspülen. Wenn Sie dies täglich tun, werden Ihre Symptome sich bald verbessern.

ÜBUNG GEGEN ARTHRITIS

- Setzen Sie sich mit ausgestreckten Beinen auf den Boden und grätschen Sie sie so weit wie möglich.
- Beugen Sie sich aus der Hüfte vor und, falls möglich, greifen Sie an die Fersen.
- Neigen Sie sich weit vor und bringen Sie den Kopf auf den oder in die Nähe des Bodens, wobei Sie die Beine gestreckt halten.
- Halten Sie die Position mit natürlichem Atem für ein bis drei Minuten.

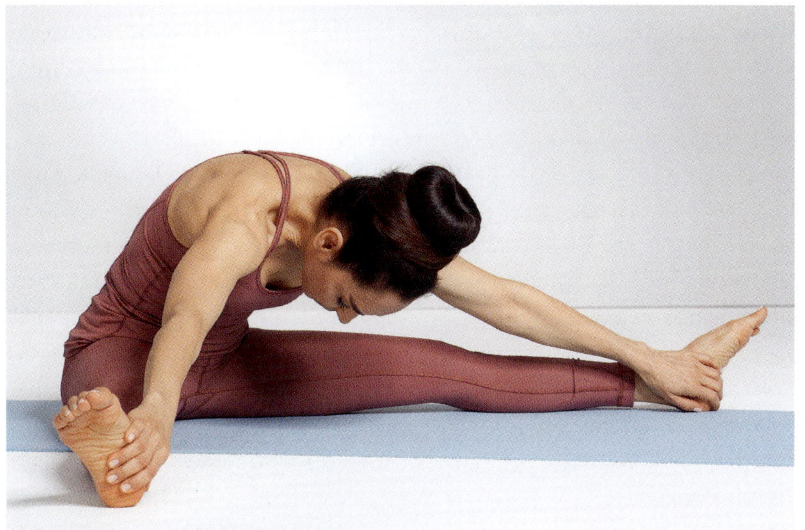

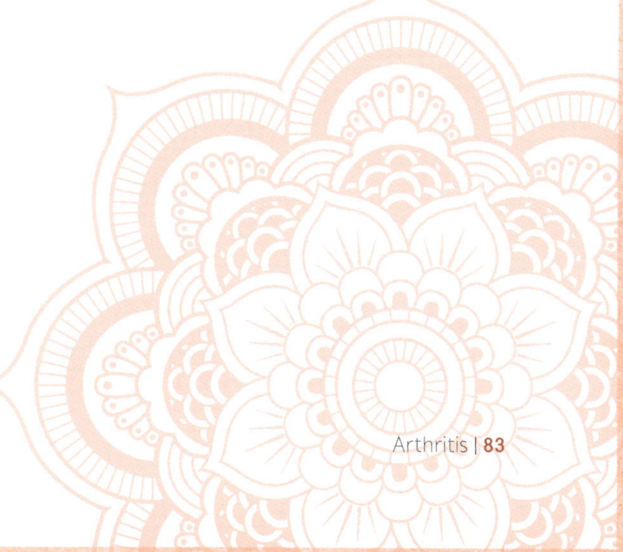

Asthma

Asthma ist eine chronische Erkrankung der Lungen, die häufig bereits im Kindesalter auftritt. Typisch sind anfallsartige Atemnot und Husten. Durch eine chronische Entzündung reagieren die Bronchien überempfindlich, die Schleimhaut im Inneren der Bronchien schwillt an und produziert zähen Schleim. Dadurch verengen sich die Bronchien, und besonders das Ausatmen fällt schwerer. Die Betroffenen atmen als Reaktion schneller, manchmal entstehen pfeifende oder brummende Atemgeräusche. Da der Sauerstoffaustausch nur noch eingeschränkt funktioniert, kann es zu Sauerstoffmangel im Blut kommen.

Asthma tritt in Schüben auf, mit wechselnden Symptomen. Es gibt allergisches – beispielsweise durch Pollen, Hausstaub, Tierhaare, Medikamente, Lebensmittel ausgelöstes – Asthma, und es gibt nicht-allergisches Asthma, das sich meist erst im Laufe des Lebens entwickelt. Beim nicht-allergischen Asthma wird der Asthmaschub durch unspezifische Reize wie körperliche Anstrengung, Kälte, Parfüm, Infekte oder Stress ausgelöst; auch Mischformen existieren.

Bei der Entstehung spielen genetische Ursachen und Umweltfaktoren eine Rolle. Schulmedizinisch wird Asthma meist mit *Glukokortikoiden* behandelt, bei allergischem Asthma und kurzer Krankheitsdauer hilft manchen Betroffenen eine Hyposensibilisierung. Sanfte, aber regelmäßige sportliche Betätigung wird empfohlen, beispielsweise Schwimmen, Radfahren oder Walking.

Yogisch betrachtet hat Asthma mit Enge und Angst zu tun sowie mit einem Nicht-loslassen-Können. Wer unter Asthma leidet, hat das Gefühl, nicht genug Luft zu bekommen – dabei ist das Gegenteil der Fall, denn es kann nicht ausreichend ausgeatmet werden, sondern kommt zu einer Überblähung der Lungenbläschen. Daher helfen Atemübungen, die das Ausatmen betonen. Dieses Pranayama sollte bei Asthma regelmäßig in anfallsfreien Perioden praktiziert werden, dann kann es auch in einer akuten Phase helfen, Medikamente zu reduzieren oder wegzulassen.

1. 4-ZU-8-MEERESRAUSCHEN-ATEM

- Setzen Sie sich mit gerader Wirbelsäule bequem hin, in Einfacher Haltung oder in stabiler Position auf einen Stuhl.
- Legen Sie die Hände mit nach oben geöffneten Handflächen auf die Knie.
- Atmen Sie langsam ein und zählen dabei bis vier.
- Atmen Sie langsam aus und zählen dabei bis acht.
- Der Ausatem ist doppelt so lang wie der Einatem.
- Um den Ausatem zu verlangsamen, kann es hilfreich sein, ihm ein sanftes Rauschen zu verleihen – ein Meeresrauschen. Lassen Sie den Atem dabei am Gaumen entlangfließen und spüren Sie ihn im gesamten Rachenraum. Physiologisch verengen Sie dabei die Stimmritze.
- Üben Sie täglich drei bis fünf Minuten.

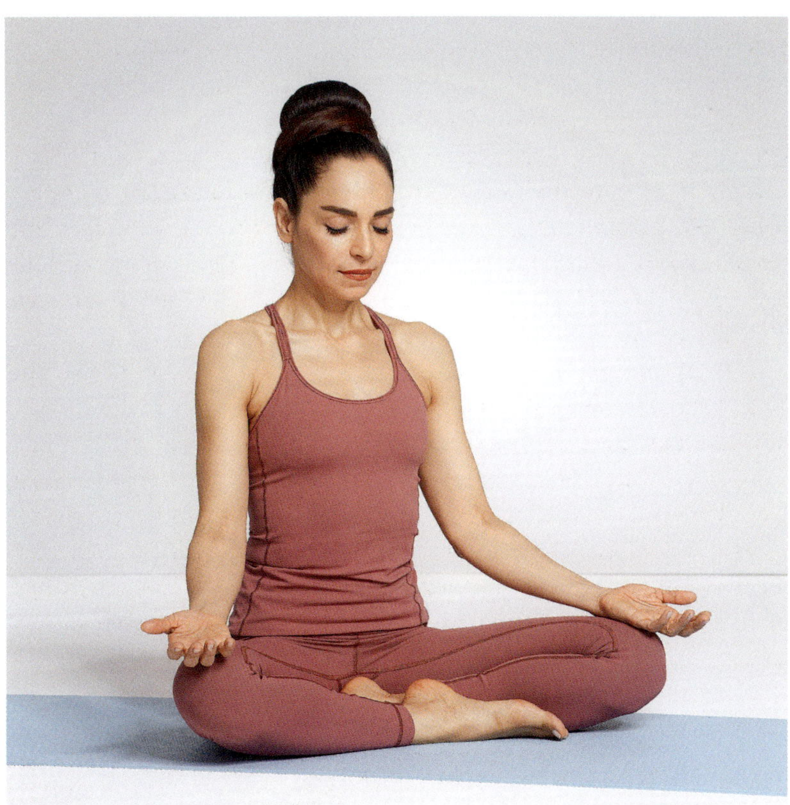

2. WUNDERBOGEN

Der Wunderbogen ist eine traditionelle Übung gegen Asthma. Er arbeitet mit einer betonten Rückbeuge, die die Lungen öffnet und das Atemvolumen vergrößert. Rückbeugen wirken ebenso gegen Angst, da sie die Möglichkeit des Nach-hinten-Fallens therapeutisch einbeziehen und dabei helfen, Vertrauen zu entwickeln.

- Stellen Sie sich hin, die Fersen zusammen, die Zehen leicht geöffnet.
- Spannen Sie Bauch und Beckenboden an, um die untere Wirbelsäule zu stabilisieren.
- Beugen Sie sich so etwas zurück.
- Falls Sie sich unsicher fühlen, lehnen Sie sich an eine weiche Sofalehne oder bitten Sie eine vertraute Person, Sie eventuell aufzufangen.
- Heben Sie die Arme über den Kopf und strecken Sie sie nach hinten.
- Legen Sie die Handflächen aneinander.
- Der ganze Körper bildet einen Bogen.
- Halten Sie die Position und machen Sie für ein bis drei Minuten Feueratem.

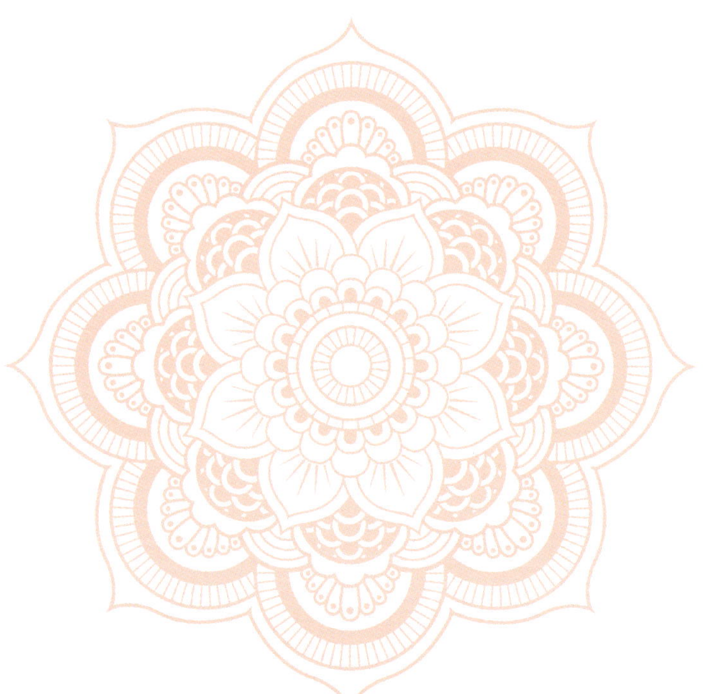

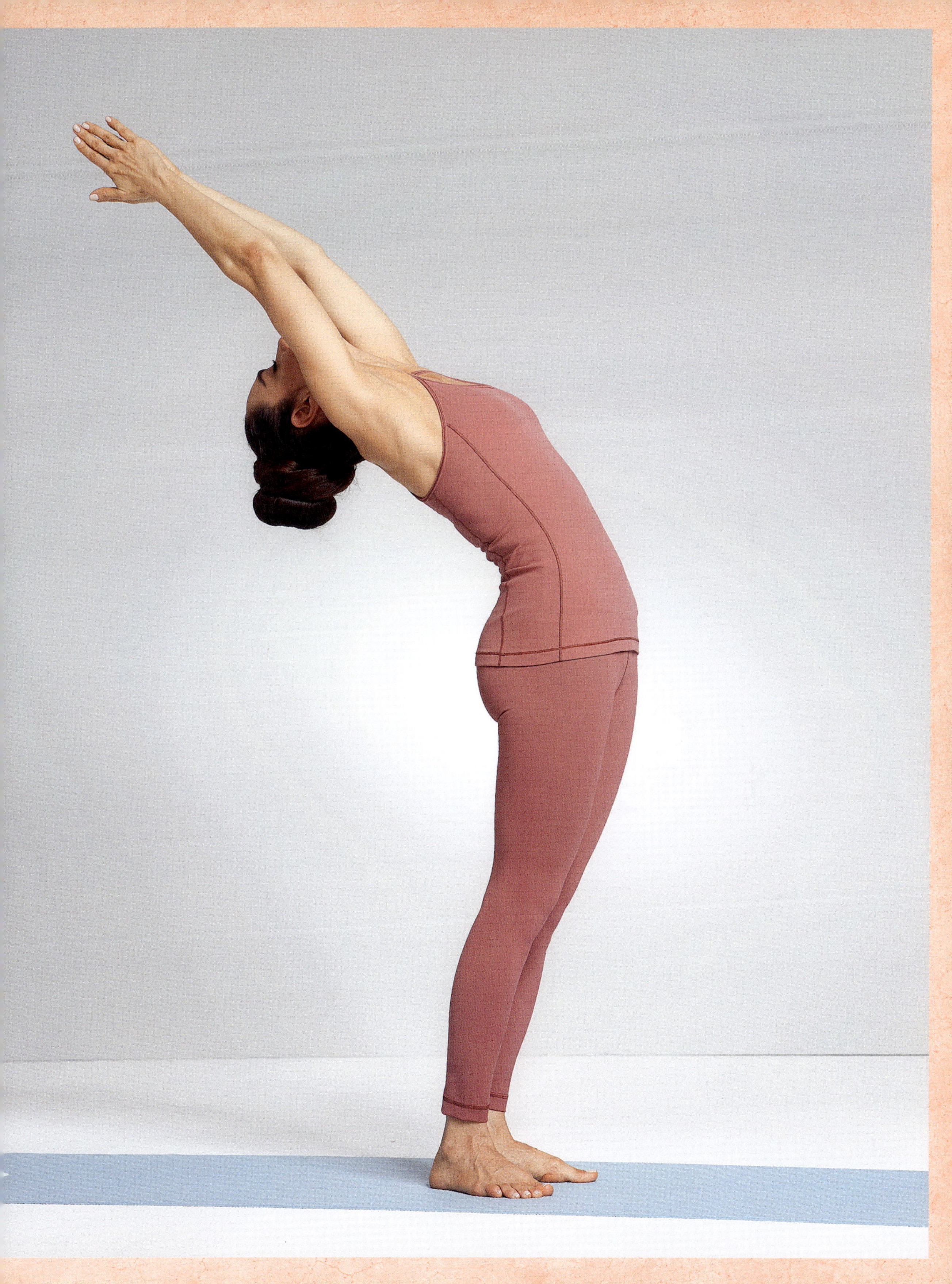

Bauchspeicheldrüsenentzündung

Die Bauchspeicheldrüse liegt im Oberbauch zwischen Zwölffingerdarm, Magen und Milz. In Relation zu ihren Aufgaben ist sie ein unscheinbares Organ, das bei Erwachsenen nur 60 bis 100 Gramm wiegt, 15 bis 20 Zentimeter lang und ein bis zwei Zentimeter dick ist. Sie besteht aus mehreren Teilen. Im »Inselapparat« produziert sie die Stoffwechselhormone Insulin und Glukagon, die den Blutzucker regulieren. Außerdem produziert die Drüse Verdauungssäfte für den Darm, die Enzyme enthalten, welche die Nahrung in ihre biochemischen Grundbausteine zerlegen.

Eine akute Bauchspeicheldrüsenentzündung *(Pankreatitis)* wird häufig durch Alkoholmissbrauch ausgelöst, manchmal durch Medikamente. Aber auch angeborene Faktoren können eine Rolle spielen. Die Erkrankung äußert sich in starken, gürtelförmigen Schmerzen im Oberbauch. Wenn Gallensteine die Ursache für die Pankreatitis sind, sind sie kolikartig. Der Bauch ist meist aufgebläht, Fieber und Übelkeit können hinzukommen. In der chronischen Form treten die Schmerzen vornehmlich nach dem Essen auf und strahlen in den Rücken aus, weswegen die Betroffenen meist wenig bis gar nichts essen. Vor allem fettreiche Nahrung löst Schmerzen und Übelkeit bis hin zum Erbrechen aus. Im Unterschied zur akuten Bauchspeicheldrüsenentzündung können in der chronischen Verlaufsform Gewebe und Funktion der Bauchspeicheldrüse unumkehrbar geschädigt werden. Anhaltende Verdauungsprobleme und Gewichtsabnahme treten auf.

Die Bauchspeicheldrüse ist anfällig für Überessen und denaturierte Nahrung. Traditionell empfehlen Yogis zur Unterstützung der Bauchspeicheldrüse den Verzehr von Mandelmilch und Roter Bete. Rote Bete hilft der Bauchspeicheldrüse dabei, in Balance zu kommen, Giftstoffe auszuscheiden und den Blutzuckerspiegel im Gleichgewicht zu halten. Weitere hilfreiche und heilende Nahrungsmittel sind Avocado (trotz des hohen Fettgehalts!), Kartoffeln, Brechbohnen, Papaya, Ananas, Olivenöl, Quark, Karotten, Pampelmusen, Zitronen, saure Äpfel. In beschwerdefreien Zeiten sollten Sie diese spezielle Übungsreihe machen, um die Bauchspeicheldrüse zu unterstützen:

KRIYA ZUR STÄRKUNG DER BAUCHSPEICHELDRÜSE

- Knien Sie sich im Felsensitz hin. Dabei sitzen Sie so auf – und nicht zwischen – den Fersen, dass diese auf die Sitzhöcker drücken. Diese Position unterstützt die Verdauung. Im Englischen heißt sie »Rock Pose«, und Yogi Bhajan hat (mehr oder weniger scherzhaft) darauf hingewiesen, dass man in dieser Position auch »rocks«, Steine, verdauen könnte.
- Kreuzen Sie die Hände über Ihrem Nabel.
- Heben Sie nun den Po und bringen Sie die Stirn auf den Boden. 1
- Der Rücken bildet einen 60-Grad-Winkel.
- Bleiben Sie drei Minuten lang in dieser Haltung.
- Setzen Sie den Po wieder auf den Fersen ab.
- Legen Sie die Hände auf die Knie.
- Lehnen Sie sich im 60-Grad-Winkel nach hinten.
- Halten Sie die Position für drei Minuten, während Sie lang und tief atmen. 2

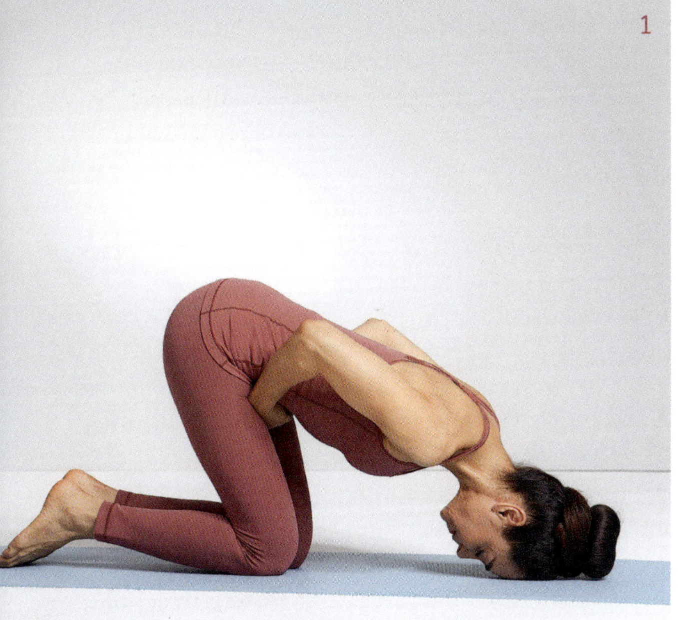
1

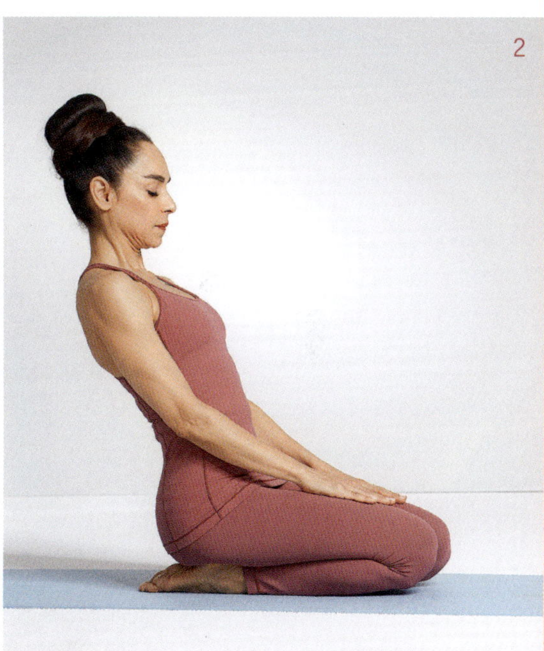
2

Beckenbodenschwäche

Der Beckenboden trägt und stützt die inneren Organe. Er ist ein komplexes Geflecht aus Bindegewebe und Muskelfasern, das den Boden der Beckenhöhle bildet. Grundsätzlich besteht er aus drei Schichten. Besonders bei Frauen neigt er zur Schwächung, da er hormonellen Einflüssen unterliegt und Schwangerschaft und Geburt ihn belasten. In den fruchtbaren Jahren muss der Beckenboden sowohl stark als auch flexibel sein. Probleme machen sich oft erst im späteren Alter bemerkbar, zum Beispiel durch Senkungsbeschwerden der Gebärmutter und im schlimmsten Fall durch Inkontinenz. Doch auch eine schlechte Körperhaltung, Übergewicht, ständige körperliche Überlastung sowie Operationen im Beckenbereich können zu einer Beckenbodenschwäche führen.

Ein regelmäßiges Training der Beckenbodenmuskulatur hilft dabei, diese Probleme zu mildern – vorbeugend können entsprechende Schwierigkeiten vermieden werden. Doktor Yoga empfiehlt, die innere Körperschleuse Mulbandh mehrmals täglich zu praktizieren, nicht nur auf der Yoga-Matte, sondern auch in Alltagssituationen. Hebammen bieten spezielle Beckenbodenkurse an, in denen man diese Techniken noch verfeinert und intensiviert. Der »Flatternde Schmetterling« hilft Frauen im gebärfähigen Alter, den Beckenboden wieder geschmeidig zu machen und ihn zu stärken.

1. MULBANDH

- Setzen Sie sich in die Einfache Haltung oder in den Fersensitz, am besten ohne Kissen.
- Legen Sie die Hände entspannt in den Schoß, schließen Sie die Augen und richten Sie die Aufmerksamkeit auf den Beckenboden. Nehmen Sie wahr, wie er sich anfühlt.
- Stellen Sie sich die äußere Muskelschicht als eine liegende Acht vor, die Geschlechtsorgan und After umschließt.
- Atmen Sie ein und spannen Sie diese Muskeln mit dem Ausatmen fest an.
- Ziehen Sie überdies die untere Bauchmuskulatur nach oben und innen.
- Halten Sie den Atem einen Moment an und die Anspannung aufrecht, bevor Sie sie dann mit dem Einatmen wieder lösen.
- Praktizieren Sie dies achtmal.

2. FLATTERNDER SCHMETTERLING

- Setzen Sie sich auf den Boden und legen Sie die Fußsohlen aneinander.
- Lassen Sie die Knie nach unten sinken.
- Falls die Knie sehr weit nach oben ragen, legen Sie sich eine gefaltete Decke unter das Gesäß.
- Verschränken Sie die Hände im Venusschloss und strecken Sie die Arme nach vorn aus.
- Mit dem Einatmen heben Sie die gestreckten Arme weit nach oben über den Kopf, gleichzeitig heben Sie die Knie an.
- Mit dem Ausatmen senken Sie die Arme und drücken die Knie so weit nach unten wie möglich.
- Spannen Sie dabei Mulbandh bewusst an.
- Koordinieren Sie Atem und Bewegung und setzen Sie die Übung mit kraftvollem Atem drei Minuten lang fort.

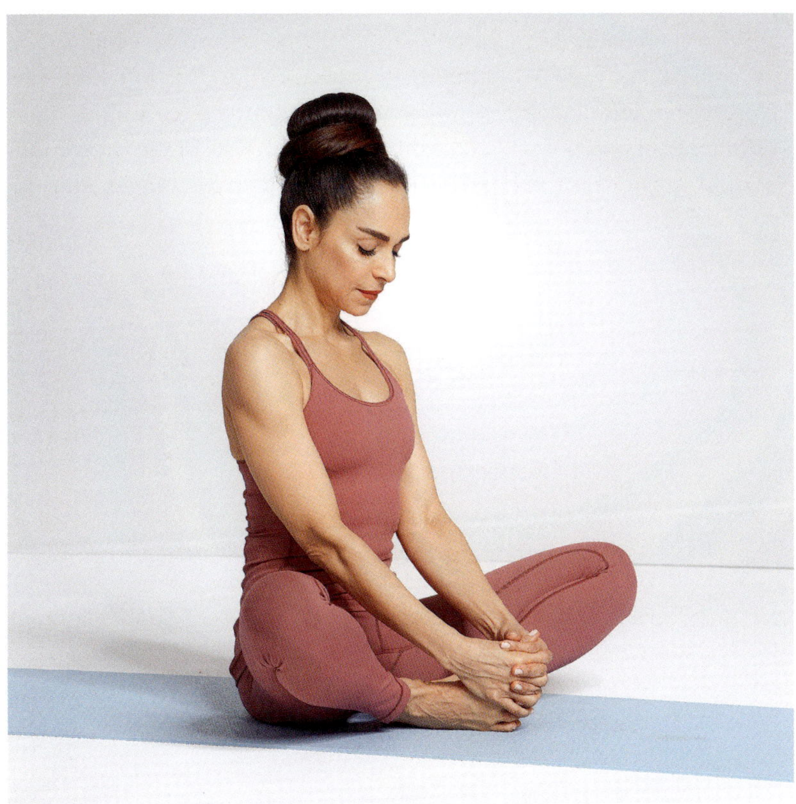

Blasenentzündung

Die Harnblase sammelt den Urin und kann bis zu zwei Liter Flüssigkeit aufnehmen. In hormonellen Umbruchphasen ist die Anfälligkeit der Blase höher und ihre Energie geschwächt. Störungen der Blasenenergie können zu Spannungen in Rücken, Nacken, Oberschenkelrückseiten und Füßen führen. Eine Blasenentzündung entsteht oft durch feuchte Kälte und äußert sich durch Brennen beim Wasserlassen und häufigen Harndrang. Meist ist sie harmlos und heilt in Kürze ab. Heilkräuter wie Brennnessel, Beinwell und Bärentraube können dabei helfen, ebenso Cranberrys. Manchmal entwickelt sich jedoch eine chronische Form, bei der die Betroffenen – oft Frauen in den Wechseljahren oder Mädchen in der Pubertät – immer wieder unter Harnwegsinfekten leiden. Die Schleimhäute sind dann so anfällig, dass schon der kleinste Anlass für einen Rückfall reicht.

Doktor Yoga empfiehlt, folgende Nahrungsmittel vermehrt auf den Speiseplan zu setzen: Auberginen, grünes Blattgemüse, Karotten, Weizenkeime, Kürbiskerne, Oliven. In beschwerdefreien Zeiten sollten Sie häufig Mulbandh üben, um den Beckenboden zu trainieren, und beim Wasserlassen öfter den Strahl anhalten. Achten Sie jedoch auf eine vollständige Entleerung der Blase. Übungen, bei denen Sie die Hände im Venusschloss gefaltet in den Nacken bringen, stimulieren die Blasenenergie. Folgende Übungsreihe therapiert rezidivierende Blaseninfekte:

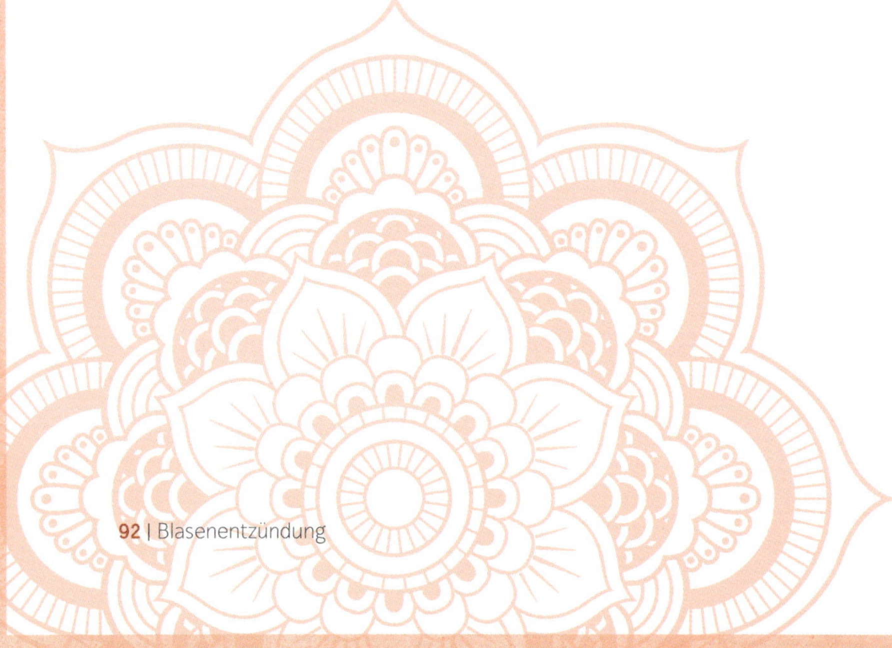

KRIYA ZUR VERBESSERUNG DER BLASENFUNKTION

- Setzen Sie sich auf die Fersen, die Knie weit geöffnet, die Zehen zueinander gewandt.
- Mit den Fingerspitzen berühren Sie den Boden, die Ellbogen sind durchgedrückt, die Arme lotrecht zur Erde.
- Heben Sie den Körper nun sanft an, aus der Kraft der Oberschenkel und unterstützt durch die Fingerspitzen.
- Atmen Sie tief ein.
- Atmen Sie aus und drücken Sie mit angehaltenem Atem den Bauchnabel fünfmal vor und zurück.
- Entspannen Sie eine Minute lang.
- Heben Sie den Körper wieder leicht an, atmen Sie tief ein und drücken den Bauchnabel mit angehaltenem Atem 15-mal vor und zurück.
- Atmen Sie vollständig aus und pumpen Sie nun den Bauchnabel 15-mal mit ausgehaltenem Atem.
- Entspannen Sie eine Minute lang.

Auch die Kriya gegen Hämorrhoiden hilft bei Blasenentzündung.

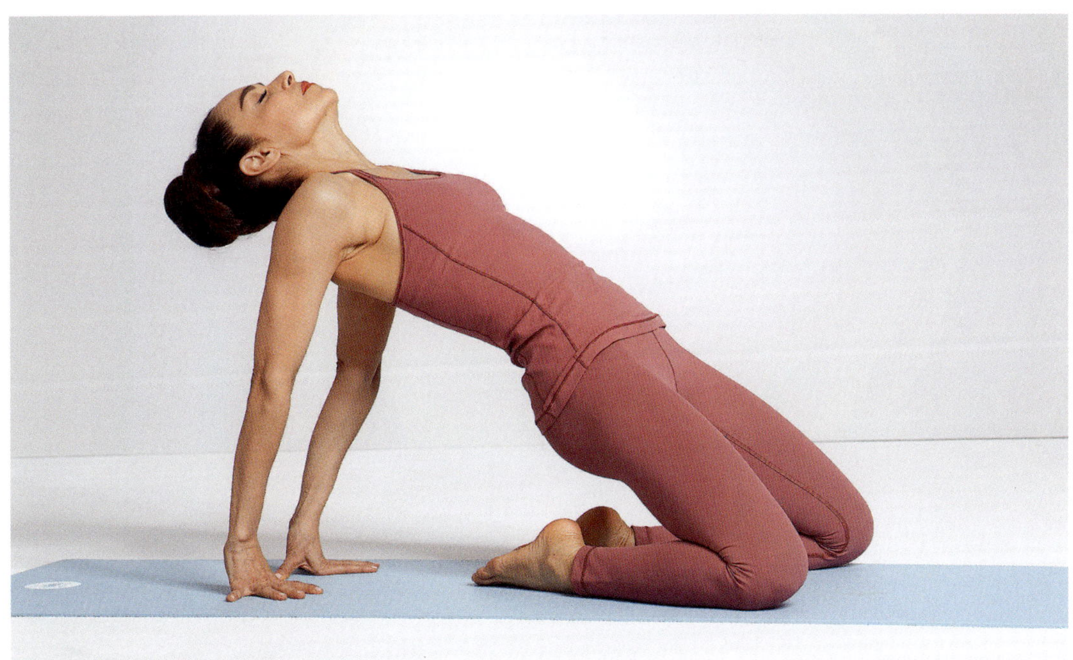

Blähungen

Blähungen sind ein Symptom für ein Ungleichgewicht im Verdauungssystem und die Folge von Gasbildung im Darm. Normalerweise werden dort entstehende Gase vom Körper absorbiert und über die Lunge ausgeschieden. Bei Blähungen entstehen zu viele Gase. Der Organismus kann sie nicht unbemerkt eliminieren, stattdessen führen sie zu einem aufgeblähten, schmerzenden Leib oder werden über den Darmausgang ausgeschieden. Bei Blähungen ist oft die Darmflora geschädigt, sodass die Nahrung nur mangelhaft verwertet wird. Auslöser hierfür kann eine Vielzahl von Ursachen sein: ungesunde Ernährung, zu viele Getreideprodukte, zu viel Eiweiß, zu große Mahlzeiten, Nahrungsunverträglichkeiten, ungesunde Essgewohnheiten, eine falsche Kombination von Nahrungsmitteln, kohlensäurehaltige Getränke, Medikamente, Zuckeraustauschstoffe, Gifte, Leberschwäche, Bauchspeicheldrüsenprobleme und Stress.

Aus yogischer Sicht sind folgende Nahrungsmittel hilfreich: gekochtes grünes Blattgemüse, Kefir, Joghurt, Algen, Mango mit schwarzem Pfeffer sowie als Kräuter Bitterstoffe, um die Leber anzuregen, wie das 7-Kräuter-Pulver nach Heidelberger, Fenchel und Beinwell.

Um angesammelte Gase auszuscheiden, die den Bauch aufblähen, gibt es zwei Übungen. Die erste hilft besonders Männern, die zweite tut Frauen gut.

1. ANTI-BLÄHUNGS-ÜBUNG (1)

- Legen Sie sich auf den Rücken.
- Ziehen Sie die Knie zur Brust und umschlingen Sie die Schienbeine mit den Händen.
- Heben Sie den Kopf und bringen Sie die Nase zwischen die Knie.
- Falls nötig, stützen Sie den Kopf mit einem Yoga-Kissen ab, besonders wenn Sie Nackenverspannungen haben.
- Machen Sie Feueratem für ein bis drei Minuten.

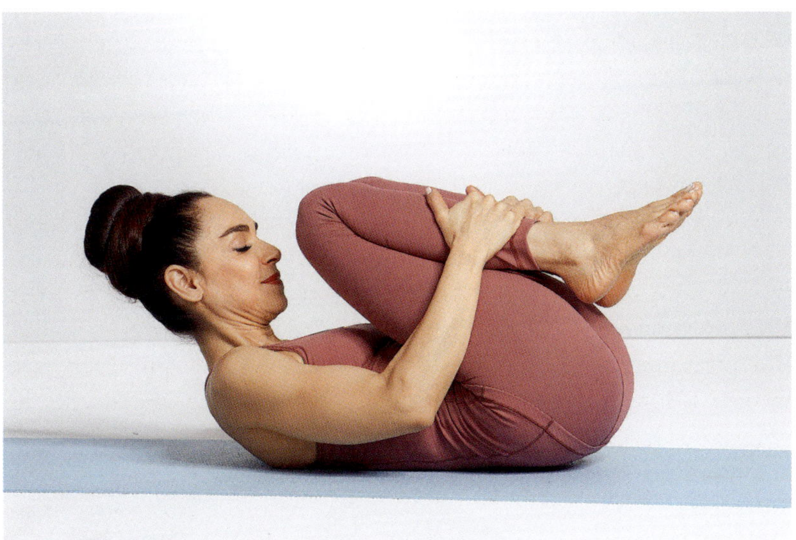

2. ANTI-BLÄHUNGS-ÜBUNG (2)

- Setzen Sie sich mit ausgestreckten Beinen auf den Boden.
- Legen Sie die linke Fußsohle an, oder, falls möglich, auf den rechten Oberschenkel.
- Verschränken Sie die Hände im Venusschloss hinter dem Rücken.
- Beugen Sie sich weit vor und heben Sie dabei die gestreckten Arme so hoch wie möglich.
- Entspannen Sie mit langem, tiefem Atem in die Position hinein.

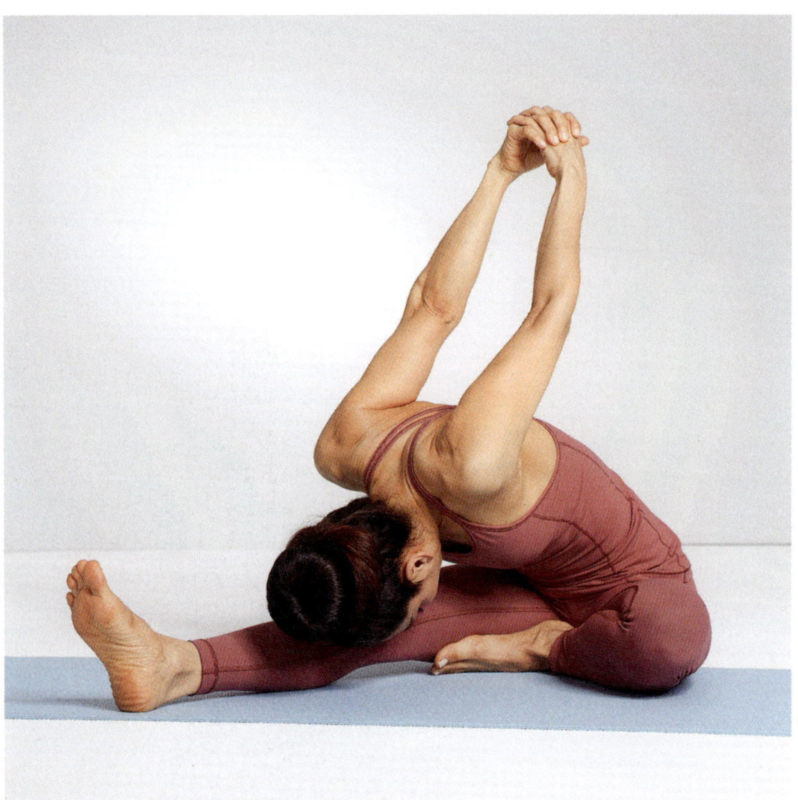

Bluthochdruck

Bluthochdruck ist in den Industrieländern weitverbreitet und wird oft unterschätzt. Er macht kaum Symptome, denn er ist ein »stiller Killer«. Allein in Deutschland haben 20 bis 30 Millionen Menschen Bluthochdruck – oft unbemerkt. Auf Dauer schädigt er die Gefäße und trägt zu schweren Erkrankungen wie Herzinfarkt und Schlaganfall bei. Auch Augen und Nieren können in Mitleidenschaft gezogen werden. Von Bluthochdruck spricht man bei dauerhaft erhöhten Werten, denn Schwankungen bei Aufregung, körperlicher Anstrengung und bei Ruhe bzw. im Schlaf sind normal. Bewegungsmangel, Übergewicht, Alkohol, Nikotin, Stress und ein höheres Lebensalter sind die Hauptrisikofaktoren für zu hohen Blutdruck. Optimal sind durchschnittliche Werte von 120 zu 80.

Doktor Yoga empfiehlt regelmäßige sportliche Betätigung sowie Stressabbau. Yoga verbindet beides – die nötige Bewegung sowie die tief greifende nervliche Entspannung. Wenn Sie täglich Yoga praktizieren, versorgen Sie Ihren Körper mit Sauerstoff, nehmen ab und stärken den Herzmuskel. Die Anzahl kleiner Blutgefäße steigt, das Blut wird dünnflüssiger.

Heilende Nahrungsmittel bei Bluthochdruck sind Rohkost, Knoblauch, Melonen, Orangen sowie bei den Kräutern Muskatnuss, Petersilie, Kresse und Weißdorn. Besonders Knoblauch und Petersilie wurden in alten Zeiten zur Blutdruckregulierung verwendet. Übrigens ändert sich alle zweieinhalb Stunden die »Nasenlochdominanz«. Das bedeutet, ein Nasenloch ist geöffneter als das andere. Dieses Phänomen können Sie deutlich beobachten, wenn Sie Schnupfen haben. Wie im ersten Teil beschrieben, beginnt am rechten Nasenloch der Nadi Pingala, der die aktivierende, anregende Energie transportiert, und am linken Nasenloch fängt Ida an, zuständig für entspannende, blutdrucksenkende Energie. In dem Wissen können Sie durch eine einfache Übung Ihre derzeitige Nasenlochdominanz wechseln und damit den Blutdruck positiv beeinflussen.

ÜBUNG ZUM NASENLOCH-SWITCH

- Kommen Sie in die Einfache Haltung und legen Sie die rechte Hand auf dem Knie ab, die Finger im Gyan Mudra.
- Schieben Sie die linke Hand unter die rechte Achsel.
- Drücken Sie den rechten Oberarm leicht gegen die Hand.
- Halten Sie die Position für ein bis drei Minuten.
- Mit der Zeit werden Sie spüren, wann der Wechsel erfolgt ist.

Gleich im Anschluss, als Sofortmaßnahme und bis zur dauerhaften Besserung Ihres Blutdrucks, sollten Sie mindestens fünf Minuten lang täglich dieses Pranayama praktizieren:

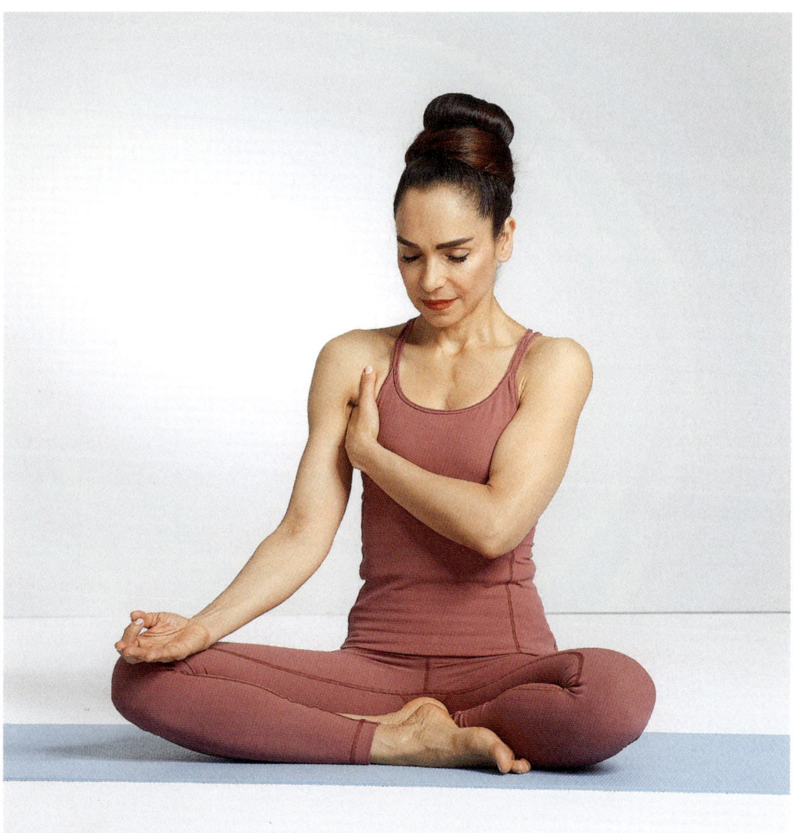

BLUTDRUCKSENKENDE ATMUNG

- Kommen Sie in eine aufrechte Sitzposition. Ob Sie dabei auf einem Stuhl oder im Schneidersitz bzw. Fersensitz auf dem Boden sitzen, ist einerlei.
- Verschließen Sie mit dem Daumen der rechten Hand das rechte Nasenloch, entweder von unten oder indem Sie seitlich gegen die Nase drücken.
- Atmen Sie ganz langsam nur durch das linke Nasenloch ein und aus.
- Verlangsamen Sie den Atem bis auf fünf Atemzüge pro Minute.
- Die andere Hand liegt entweder auf dem Oberschenkel oder dem Knie, wobei Daumen und Zeigefinger sich im Gyan Mudra berühren.

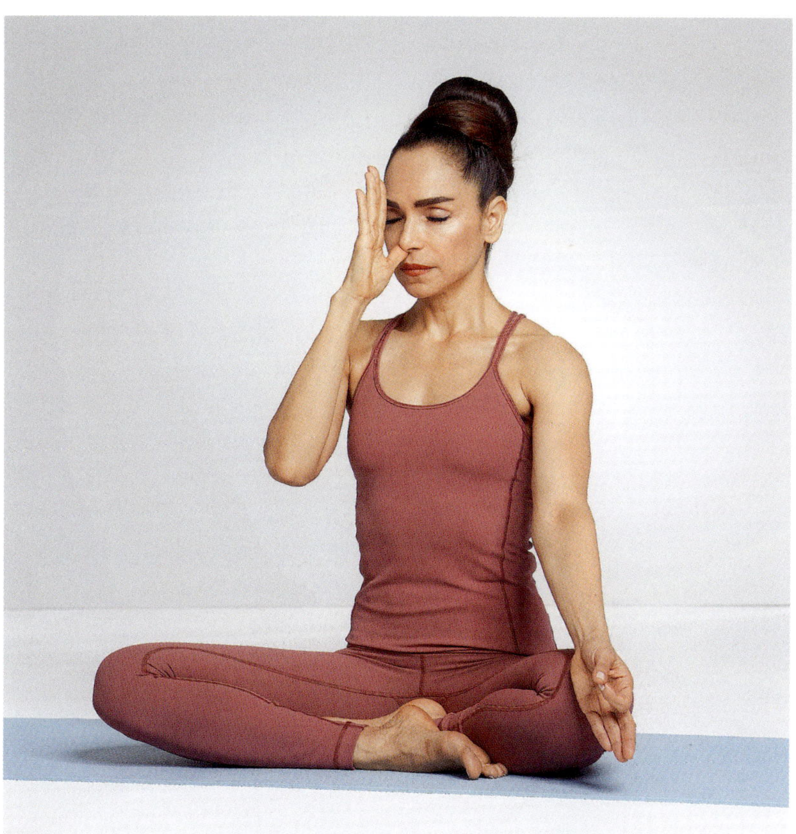

Blutkrankheiten

Das Blut kann auf vielfältige Weise erkranken oder in Disbalance geraten. Es gibt relativ harmlose Mangelzustände wie Anämie (Eisenmangel) und schwere Erkrankungen wie Leukämie oder das *Non-Hodgkin-Syndrom,* einen Krebs der Lymphozyten, um nur einige Beispiele zu nennen. Insgesamt kommen gutartige Blutkrankheiten wie Blutbildungsstörungen oder bestimmte Genmutationen viel häufiger vor als Blutkrebs, wobei diese nicht zwangsläufig harmlos sein müssen. Blutbildungsstörungen können alle zellulären Bestandteile des Blutes betreffen – die roten und die weißen Blutkörperchen und die Blutplättchen.

Die Hauptaufgabe des Blutes ist die Versorgung der Körperzellen mit Sauerstoff. Es besteht zu 90 Prozent aus Wasser, zu etwa sieben Prozent aus Eiweiß, hinzu kommen Fette, Kohlenhydrate, Stickstoff, Hormone, Mineralien, Harnsäure, Immunkörper und die typischen Blutbestandteile: *Hämoglobin* (der Blutfarbstoff, der den Sauerstoff ans Blut bindet), *Erythrozyten* und *Leukozyten* (die roten und weißen Blutkörperchen) und *Thrombozyten* (Blutplättchen). Weiße und rote Blutkörperchen sollten in einem bestimmten Verhältnis zueinander im Blut vorhanden sein.

Falls Sie unter Blutarmut leiden, empfehlen Yogis folgende Nahrungsmittel: Mandelmilch, Sonnenblumenkerne, die Kerne von Wassermelonen und Zucchini, Tofusandwich mit Tomaten und rohen Zwiebeln. Zwiebeln haben außerdem blutreinigende Eigenschaften, ebenso Äpfel, Tofu, Orangen. Als blutreinigend gelten auch schwarzer Pfeffer, Knoblauch, Trauben und Kurkuma. Ein altes Sprichwort besagt: »Eine rohe Zwiebel täglich schützt vor Krebs.«

Die Leukozyten bestehen aus Granulozyten, Lymphozyten und Monozyten – sie bilden die Antikörper, beispielsweise bei Entzündungen und Impfungen. Leukozyten können die Blutbahn verlassen und wieder betreten. Als sogenannte Fresszellen nehmen sie Bakterien, Viren und Gifte auf, machen sie unschädlich oder lagern sie im Bindegewebe ab. Bei Kälte wird ihre Fähigkeit herabgesetzt, Krankheitsauslöser abzuwehren.

Die nachfolgende Kriya reinigt das Blut und erhöht seine Sauerstoffaufnahme. Um eine tief greifende Wirkung zu erzielen, sollte sie eine Stunde täglich, mindestens jedoch 18 Minuten lang praktiziert werden. Noch einmal: Bei schweren Krankheiten nehmen Sie bitte ärztliche Hilfe in Anspruch und verlassen Sie sich nicht auf die alleinige Hilfe von Doktor Yoga.

KRIYA GEGEN BLUTKRANKHEITEN

- Sitzen Sie mit aufrechter Wirbelsäule, entweder in Einfacher Haltung oder auf einem Stuhl, ohne sich anzulehnen.
- Die Arme liegen eng am Brustkorb an. Bringen Sie die Hände vor der Brust zusammen.
- Konzentrieren Sie sich auf die Nasenspitze.
- Öffnen Sie den Mund und formen Sie mit den Lippen ein »O«.
- Atmen Sie in vier gleichen Teilen ein und konzentrieren Sie sich dabei auf die vier Silben WA – HE – GU – RU sowie auf die Wahrnehmung des Atems an der Zungenspitze.
- Atmen Sie in vier gleichen Teilen aus, mit der gleichen Konzentration auf Mantra und Atem/Zunge.
- Nach fünf Minuten ruhen Sie eine Minute lang und wiederholen das Ganze dann noch zweimal, sodass die Dauer der Kriya insgesamt 18 Minuten beträgt.

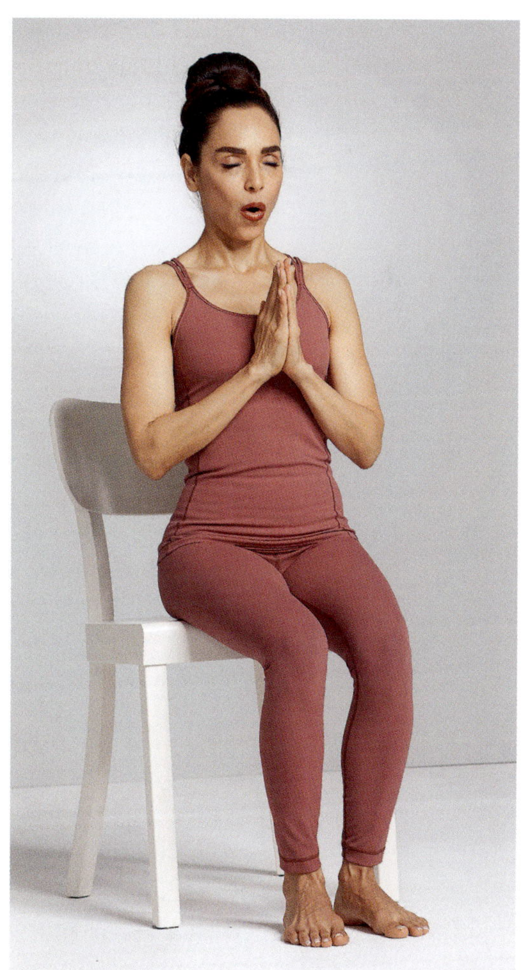

Diabetes

Es gibt zwei Formen von Diabetes, daher kann es sowohl eine angeborene als auch eine erworbene Stoffwechselstörung sein. Der weitaus seltenere Typ 1, auch »juveniler Diabetes« genannt, geht mit absolutem Insulinmangel einher. Als Auslöser wird eine fehlgeleitete Autoimmunreaktion vermutet. Bei einem Infekt greift das Immunsystem versehentlich die Zellen der Bauchspeicheldrüse an, die für die Insulinproduktion verantwortlich sind, und zerstört sie. Da die ersten Symptome – Durst, häufiges Wasserlassen, später Zuckerkoma – erst bei fast vollständiger Zerstörung auftreten, ist dieser Prozess irreversibel. Diese Form des Diabetes ist nur durch Insulin behandelbar und erfordert regelmäßige Blutzuckerkontrollen – ein Leben lang. Ziel der Behandlung ist es, den Blutzucker möglichst normnah zu halten, da ansonsten Langzeitschäden durch Überzuckerung der Gefäße drohen. Gesunde Ernährung, Bewegung und Disziplin sind wichtig, um mit dieser unheilbaren Autoimmunerkrankung gut zu leben.

Weitaus häufiger ist mit 90 Prozent der Typ-2-Diabetes, auch »Altersdiabetes« genannt. Er ist die erworbene Form und wird meist durch Übergewicht, Fehlernährung und Bewegungsmangel ausgelöst. Bei den Betroffenen liegt eine Insulinresistenz vor, die in der Regel mit Tabletten behandelt wird. Der Körper bildet aber weiterhin Insulin. Ändern die Menschen ihren Lebensstil, nehmen ab und bewegen sich mehr, bessern sich auch die Symptome.

Die folgenden Übungen sollen dazu beitragen, den Blutzucker zu normalisieren. Sowohl Typ-1- als auch Typ-2-Diabetiker können sie praktizieren; Typ-1-Diabetiker jedoch mit Vorsicht, da der körpereigene Regulationsmechanismus durch den absoluten Insulinmangel ausgeschaltet ist. Im Zweifelsfall sollten Sie bei Blutzuckerwerten über 300 mit Sofortinsulin korrigieren und bei Blutzuckerwerten unter 60 Traubenzucker einnehmen.

Typ-2-Diabetikern empfiehlt Doktor Yoga, die Übungen für ein bis drei Minuten zu machen, wenn der Blutzucker von den gewünschten Werten abweicht.

ÜBUNG BEI ÜBERZUCKERUNG *(HYPERGLYKÄMIE)*

- Setzen Sie sich in die Einfache Haltung, die Hände liegen entspannt auf den Fußgelenken.
- Atmen Sie vollständig ein.
- Atmen Sie komplett aus, halten Sie den Atem an und pumpen Sie den Nabel kräftig nach innen und oben und dann wieder nach außen. Tun Sie das für 15 bis 60 Sekunden – so lange Sie können.
- Atmen Sie wieder ein und aus und wiederholen Sie das Nabelpumpen.

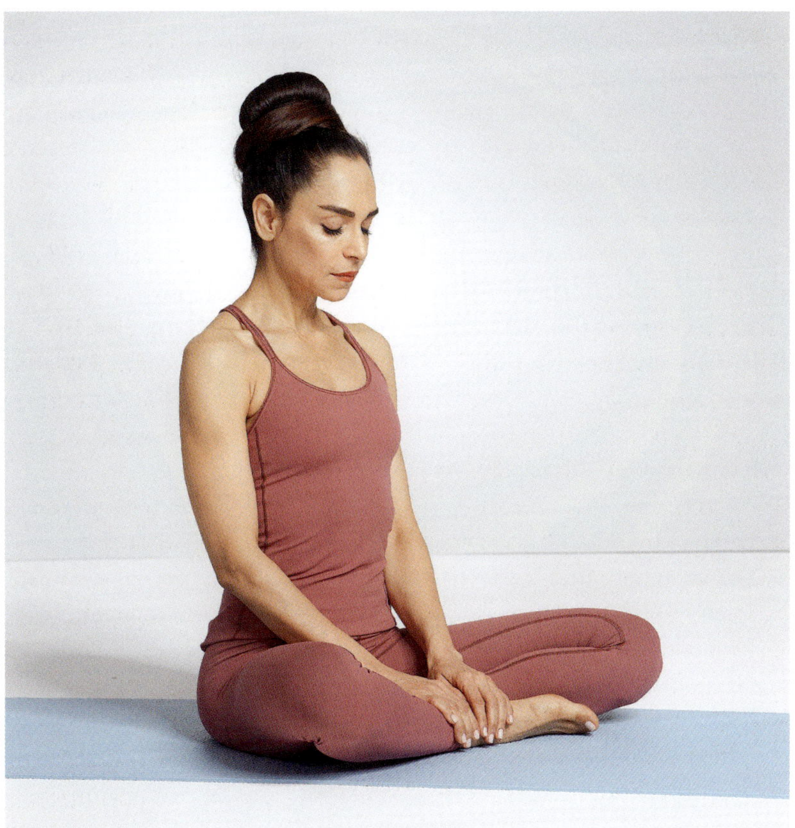

Drüsenprobleme

Eine Drüse ist eine Zelle oder ein Organ, die bzw. das eine Substanz ausscheidet. Man unterscheidet zwischen *exokrinen Drüsen* wie Schweiß- oder Talgdrüsen, deren Sekrete auf die Körperoberfläche gelangen, und *endokrinen Drüsen,* die ihre Sekrete/Hormone an das Blut abgeben. Endokrine Drüsen sind wichtig für die Regulation aller langfristigen Körperfunktionen. Die wichtigsten endokrinen Drüsen sind Zirbeldrüse, Hypophyse, Schilddrüse, Nebenschilddrüse, Thymusdrüse, Nebennieren und Keimdrüsen. Obwohl jede Drüse eine eigene Aufgabe hat, stehen ihre Funktionen untereinander in Zusammenhang und sind miteinander verbunden. Gehirn und Nervensystem beeinflussen ebenfalls das Drüsensystem und umgekehrt. Damit die verschiedenen Vorgänge im Körper harmonisch ablaufen, muss das Hormongleichgewicht gewahrt bleiben.

Das Drüsensystem steht in enger Verbindung mit dem Chakra-System. Die Drüsen des menschlichen Organismus werden von den Energiezentren *(Chakras)* des Körpers versorgt. Die Chakras ziehen, kurz gesagt, Energie an und verteilen sie im Körper, und die Drüsen sondern Drüsensekrete ab, die die Lebensfunktionen unterstützen. Die Drüsen haben diverse Aufgaben und beeinflussen zusätzlich auch maßgeblich unsere Stimmung.

Allgemein unterstützend für das Drüsensystem sind folgende Nahrungsmittel:

- Papayas haben eine hervorragende Wirkung auf unser endokrines Drüsensystem und helfen dabei, gesund zu werden und zu bleiben, sodass wir bis ins hohe Alter im Vollbesitz unserer geistigen und körperlichen Kräfte bleiben.
- Grapefruits reinigen alle Drüsen.
- Die »goldenen Wurzeln« – Knoblauch, Ingwer und Zwiebeln – unterstützen das Drüsensystem in allen Belangen.

KRIYA FÜR DIE BALANCE DES DRÜSENSYSTEMS

- Setzen Sie sich mit aufrechter Wirbelsäule in die Einfache Haltung oder den Stabilen Sitz auf einen Stuhl.
- Beugen Sie die Arme und heben Sie die Hände so, dass die Handflächen mit ein paar Zentimetern Abstand zum Körper zeigen.
- Legen Sie die rechte Handfläche an den linken Handrücken, die Finger sind gestreckt.
- Die Unterarme bilden eine gerade Linie parallel zum Boden.
- Drücken Sie die Daumen gegeneinander.
- Schließen Sie die Augen bis auf einen kleinen Schlitz fast ganz.
- Atmen Sie tief ein und halten Sie den Atem zehn Sekunden lang an.
- Atmen Sie vollständig aus und halten Sie den Atem zehn Sekunden lang an.
- Der Atem muss wirklich komplett angehalten werden, um eine Art heilenden Weckruf in Gehirn und zentralem Nervensystem auszulösen.
- Üben Sie drei bis fünf Minuten lang.

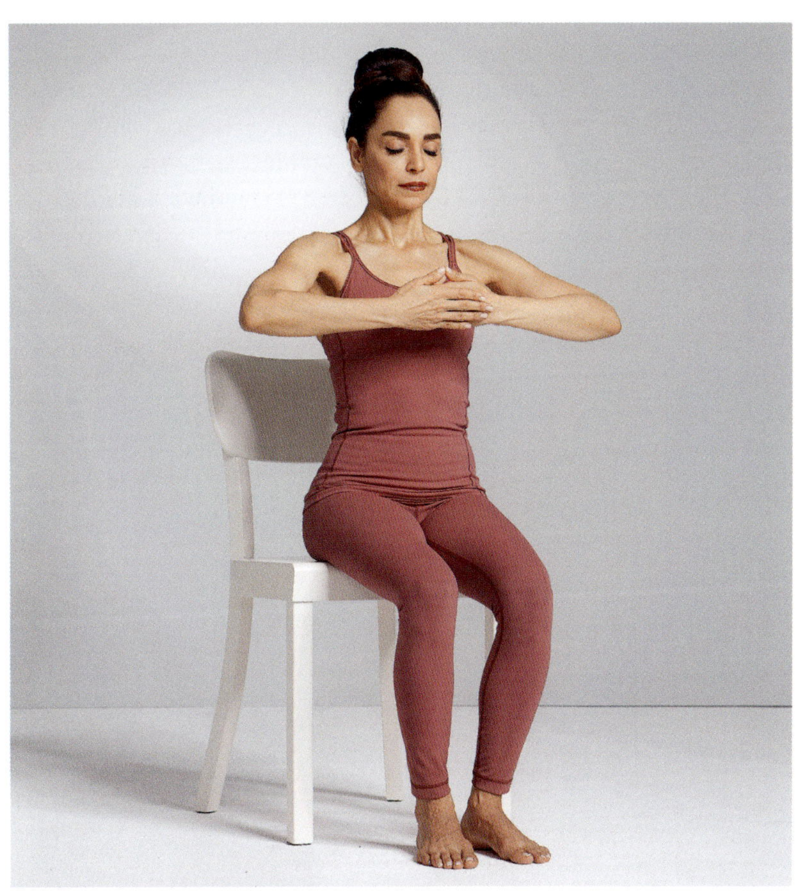

Durchfall

Akute Durchfallerkrankungen kennen die meisten Menschen. Sie werden durch Bakterien oder Viren ausgelöst und heilen in der Regel binnen weniger Tage aus. Chronische Durchfälle bedürfen der Abklärung, besonders wenn sie mit Blut und Schleim einhergehen. Es könnten ernsthafte Erkrankungen wie *Morbus Crohn* oder *Colitis Ulcerosa* dahinterstecken.

Viele Menschen leiden unter wechselnden Verdauungsstörungen, beispielsweise immer wieder auftretenden Durchfällen oder dem Reizdarmsyndrom, das unter anderem dadurch gekennzeichnet ist, dass der Darm zwar tagsüber in Aufruhr ist, jedoch nachts Ruhe gibt. Das *Reizdarmsyndrom* ist eine Ausschlussdiagnose, wenn nichts anderes gefunden wird. Nahrungsmittelunverträglichkeiten, Gluten- oder Laktoseintoleranz spielen dabei eine Rolle, ebenso Allergien und Stress. Ihr Leben schlägt manchen Menschen buchstäblich auf Magen und Darm.

Doktor Yoga weist darauf hin, dass Sie Ihre Nahrung nur vollständig verdauen können, wenn Sie kurze Entspannungsphasen in den Tag einbauen – kurze, bis elf Minuten dauernde Tiefenentspannungssequenzen im Sitzen oder Liegen, am besten mittags. Außerdem tut tägliches Spazierengehen, vorzugsweise abends und mindestens drei Kilometer, den Verdauungsorganen gut. Dieser abendliche Spaziergang harmonisiert Ihre Verdauung so, dass der Körper nachts im Schlaf vollständig entspannen kann und keine Energie in den Verdauungsprozess einbringen muss.

Bei chronischen Durchfällen empfiehlt sich folgende Übung:

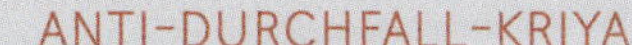

ANTI-DURCHFALL-KRIYA

- Setzen Sie sich in die Einfache Haltung.
- Ballen Sie die Hände zu Fäusten und legen Sie sie auf den Bauchnabel.
- Atmen Sie vollständig ein.
- Atmen Sie komplett aus und pressen Sie die Fäuste in den Nabelpunkt, während Sie den Atem anhalten.
- Wenn Sie den Atem nicht länger anhalten können, lockern Sie den Druck, atmen ein und beginnen von vorn.
- Fahren Sie zehn bis 15 Minuten lang fort.

Erkältung

Erkältungen gehören zu den häufigsten »banalen« Erkrankungen. Tatsächlich haben Schnupfen, Husten, Halsweh etwas mit Kälte zu tun – denn bei Kälte können die Leukozyten im Blut ihren Aufgaben zur Krankheitsabwehr nicht mehr so gut nachkommen. Allerdings erkältet man sich auch im Sommer, denn Auslöser einer Erkältung sind meist Viren, seltener Bakterien. Bis zu vier Erkältungen im Jahr gelten als normal. Kinder sind sogar rund achtmal jährlich von den typischen Symptomen geplagt, da ihr Immunsystem noch lernen muss. Eine stärkere Erkältung mit ausgeprägten Symptomen ist der grippale Infekt, nicht zu verwechseln mit einer echten Grippe, die eine schwere Erkrankung darstellt.

Yogisch betrachtet wurzeln die meisten Erkältungen in einer Energiedisbalance im Verdauungstrakt. Eine gute Verdauung stärkt die Immunabwehr. Daher fördert die Kriya gegen Erkältungen besonders die Verdauung. Sie sollte nur auf nüchternen Magen und nicht öfter als zweimal täglich gemacht werden. Falls Sie noch andere Übungen praktizieren, machen Sie diese als letzte:

VATSAR DHOUTI KRIYA

- Setzen Sie sich in die Einfache Haltung.
- Strecken Sie den Nacken und ziehen das Kinn Richtung Kehlkopf.
- Öffnen Sie den Mund zu einer Art Schnabel und »trinken« Sie einatmend die Luft.
- Halten Sie den Atem so lang wie möglich ein und kreisen Sie mithilfe der Bauchmuskeln (und Ihrer Vorstellungskraft) den Magen.
- Wenn Sie ausatmen müssen, atmen Sie durch den Mund ohne jeden Druck aus.
- Wiederholen Sie das nur noch zwei weitere Male.
- Trinken Sie danach zwei Gläser Wasser und vermeiden Sie heiße, scharfe Speisen für den Rest des Tages.

Die Vatsar Dhouti Kriya hilft auch gegen Verdauungsprobleme jeder Art, insbesondere solche, die mit chronischer Übersäuerung einhergehen.

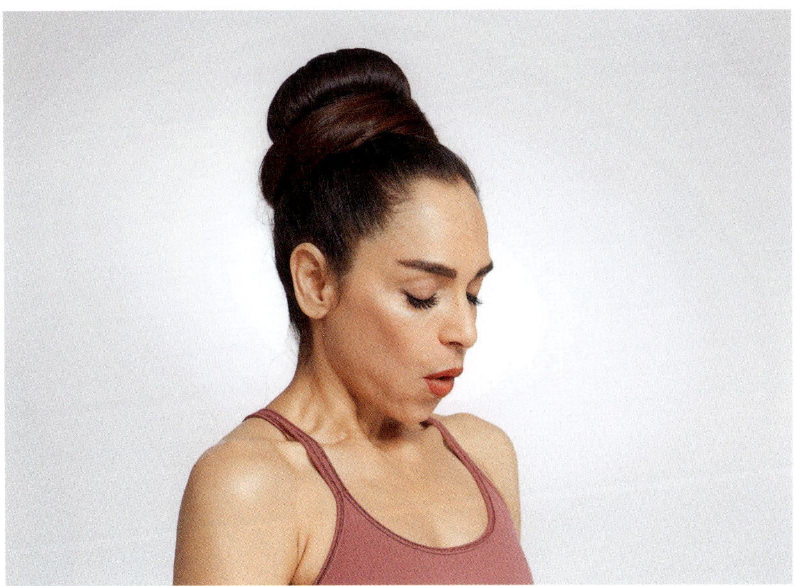

Fehlsichtigkeit

Beinahe die Hälfte der Deutschen hat eine Sehschwäche – entweder von Geburt an oder eine sich mit fortschreitendem Alter entwickelnde. Am bekanntesten sind Kurzsichtigkeit und Weitsichtigkeit, aber es gibt noch viele andere Arten von Fehlsichtigkeit. Bei der Altersweitsichtigkeit kann im Nahbereich nicht mehr so gut gesehen werden, weil die Elastizität des Augapfels nachlässt. Bei Farbfehlsichtigkeit können Betroffene entweder Rot und Grün schlecht unterscheiden oder statt Farben nur Kontraste sehen.

Individuell wird Fehlsichtigkeit sehr unterschiedlich beurteilt – manche Menschen leiden unter ihrer Sehschwäche, anderen macht sie weniger aus. Einige Formen der Fehlsichtigkeit lassen sich mit Sehhilfen wie Brillen und Kontaktlinsen korrigieren.

Anstrengende Tätigkeiten für das Auge sollten regelmäßig unterbrochen werden. Beruhigen Sie die Augen durch Handabdecken oder regelmäßiges Blinzeln bei der Bildschirmarbeit, damit sie nicht übermüden. Achten Sie auf gutes Licht bei der Arbeit sowie eine vitaminreiche Ernährung, vor allem mit ausreichend Vitamin A, um die Sehleistung zu verbessern. Die folgende Übung hilft den Augen ebenfalls, sodass eine bestehende Fehlsichtigkeit sich nicht verschlimmert.

SCHEIBENWISCHER

- Setzen Sie sich in die Einfache Haltung.
- Heben Sie die Arme und bringen Sie die gespreizten Hände vor die geöffneten Augen.
- Bewegen Sie die angewinkelten Arme leicht zur Seite und nach oben und dann wieder zurück.
- Halten Sie die Oberarme dabei parallel zum Boden.
- Machen Sie diese Bewegung schnell und kraftvoll drei Minuten lang, wobei Sie ins Leere schauen.

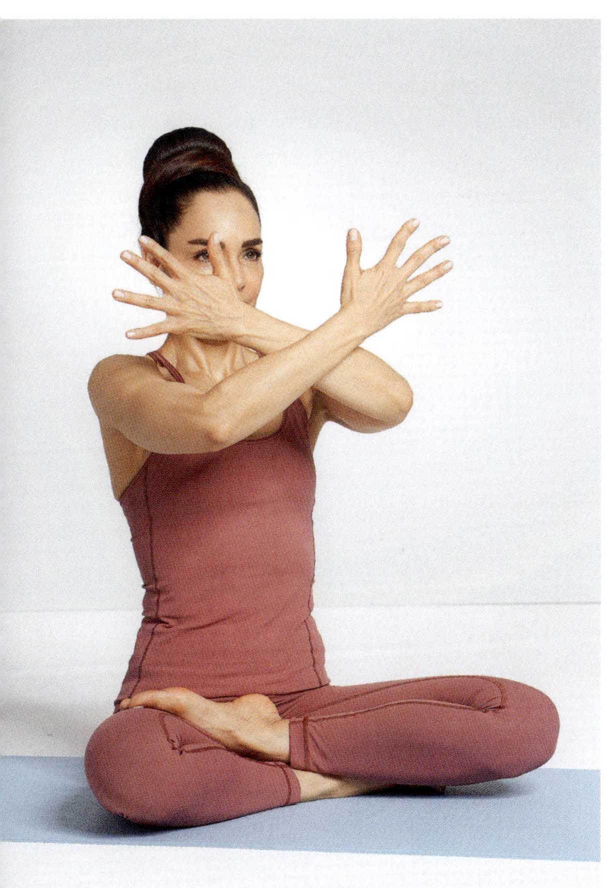

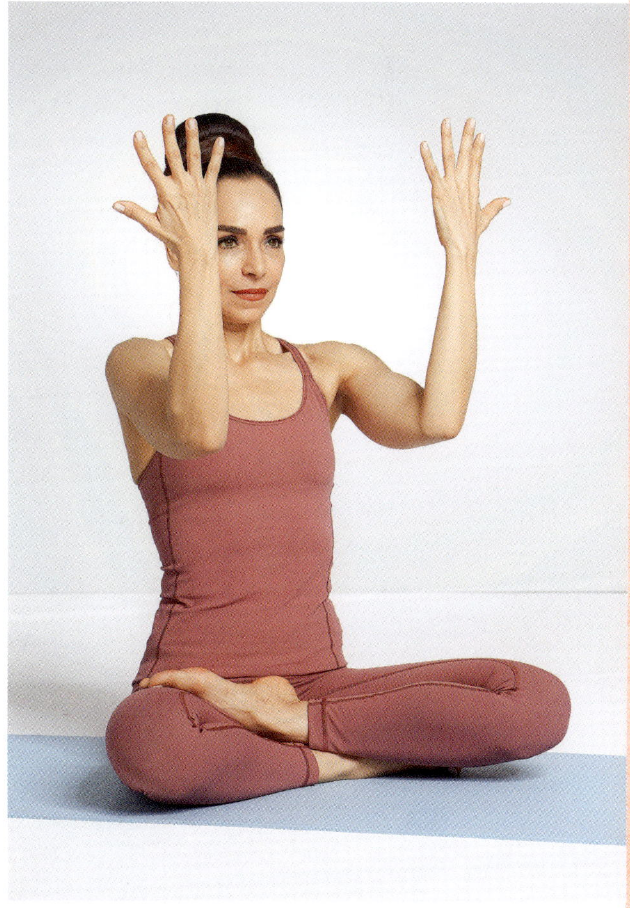

Fieber

Fieber ist keine Krankheit, sondern Symptom vieler Krankheiten, von leichten wie einer simplen Erkältung bis hin zu schweren Erkrankungen. Mandel-, Lungen-, Blinddarmentzündungen und viele Infektionskrankheiten gehen mit Fieber einher. Fieber (bei Erwachsenen Körpertemperaturen ab 38 °C) unterstützt das Immunsystem bei seinem Kampf gegen Viren und Bakterien. Die erhöhte Körpertemperatur beschleunigt Stoffwechselvorgänge und verhindert so, dass sich Krankheitserreger weiter vermehren. Bei Fieber sollten Sie ruhen und viel trinken. Babys und Kleinkinder bekommen häufiger Fieber als ältere Kinder und Erwachsene – manche Erwachsene können auch gar nicht mehr fiebern und quälen sich dann länger mit subakuten Infekten, die nicht richtig ausbrechen. Die Höhe des Fiebers sagt nichts über den Schweregrad einer Erkrankung aus, jedoch wird Fieber an sich ab Temperaturen von über 39 °C unangenehm und ab 40 °C gefährlich. Neben kühlenden Wadenwickeln können Sie Fieber auch mit einer Yoga-Atemübung senken:

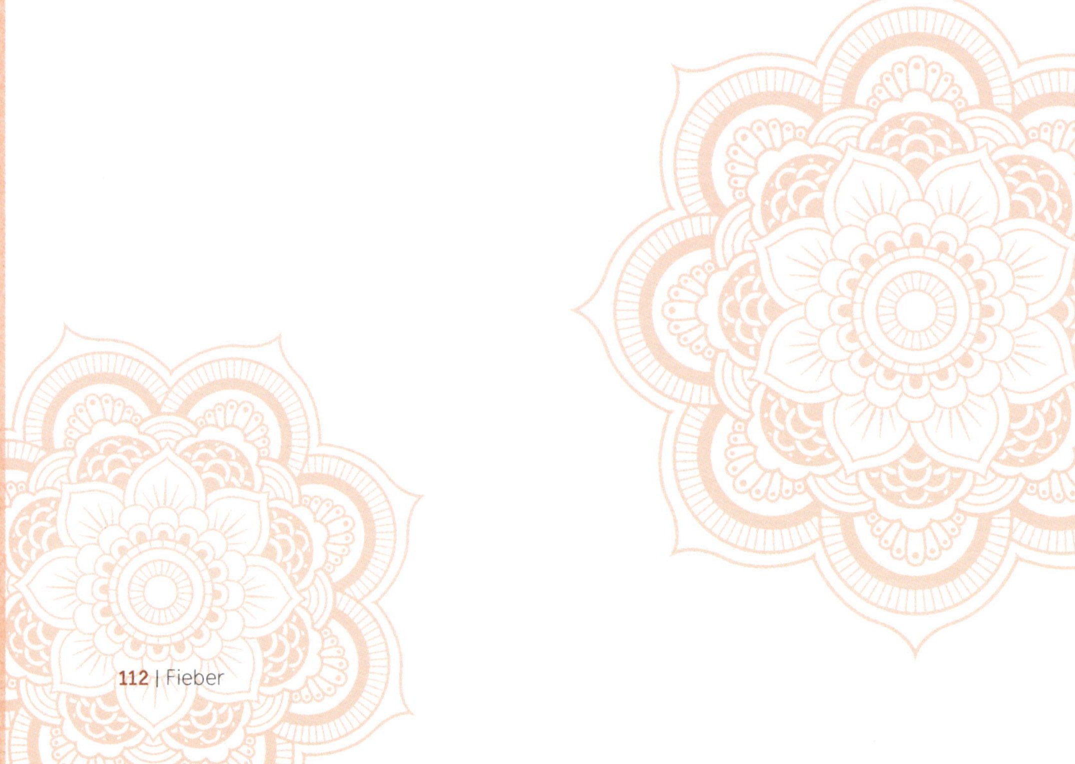

SITALI PRANAYAM

- Setzen Sie sich aufrecht hin. Falls Sie sich schwach fühlen, lehnen Sie sich im Bett an.
- Bringen Sie die Hände ins Gyan Mudra.
- Rollen Sie die Zunge zu einem »U«. Falls Sie das nicht können, strecken Sie die Zunge aus dem Mund heraus.
- Atmen Sie durch die gerollte Zunge wie durch einen Strohhalm ein und durch die Nase aus, wobei Sie durchgehend die Zunge herausgestreckt lassen.
- Fahren Sie für drei Minuten fort oder praktizieren Sie die Übung für 26 Atemzüge jeweils morgens und abends.
- Die Zunge wird trocken werden und danach bitter schmecken, was auf die beginnende Entgiftung hindeutet.
- Sitali Pranayam wirkt ebenfalls blutdrucksenkend, verjüngend und erhöht Kraft und Vitalität.

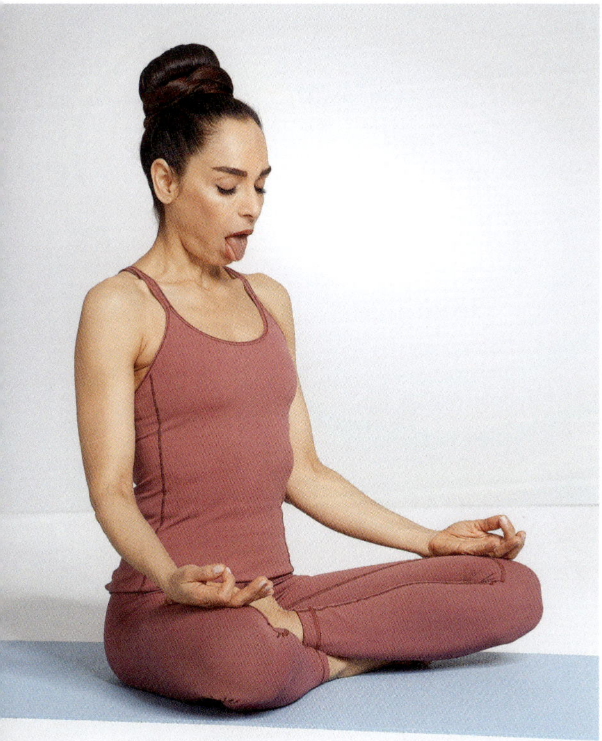

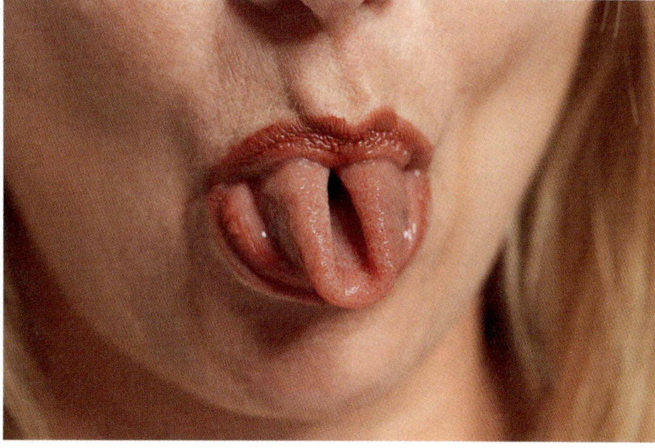

Fußschmerzen

Fußschmerzen sind weitverbreitet. Sie können in den Zehen, im Fußballen oder -gewölbe, auf dem Spann, der Fußsohle, an der Ferse und am Fußgelenk vorkommen. Derlei Schmerzen können akut auftreten oder sich allmählich entwickeln. Von einem milden Unwohlgefühl über ein mittleres Stechen bis hin zu starkem Pochen und brennendem Schmerz ist alles möglich. Besonders häufig sind Zehenschmerzen, ausgelöst durch schlecht sitzende oder zu enge Schuhe, die zu Blasen, Hornhaut und eingewachsenen Zehennägeln führen sowie bestehende Probleme wie den *Hallux* (den schmerzhaft vergrößerten Ballen) verschlimmern. Manchmal ist Gicht, die Bildung von zu viel Harnsäure in den Gelenken, Ursache für Zehenschmerzen. Gicht kann das Gelenk des großen Zehs, den Fußknöchel oder die Ferse befallen. In diesem Fall kommen Schwellungen, Entzündungen oder gar Versteifungen hinzu. Hauptursache von Gicht ist zumeist eine erblich bedingte Stoffwechselstörung, bei der die Niere nicht genügend Harnsäure ausscheidet, was zu einem erhöhten Harnsäurespiegel im Blut führt.

Doktor Yoga empfiehlt bei Gicht – auch zum Vorbeugen – die grundlegende yogische Ernährung mit viel Gemüse und Obst, bei der auf tierische Produkte und Zucker verzichtet, die Nahrung fettarm zubereitet und viel Wasser und Tee getrunken wird. Meiden sollten Sie bei Gicht auch Hülsenfrüchte, Kohl, Spargel, Spinat und Rhabarber. Als besonders heilend gelten Lebensmittel wie Erdbeeren, Karotten, Tomaten, Sellerie, Pflaumen, Cranberrys und Zwiebeln.

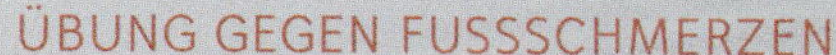

ÜBUNG GEGEN FUSSSCHMERZEN

- Setzen Sie sich mit aufgestellten Füßen auf den Boden.
- Ziehen Sie die Knie dicht an den Oberkörper heran und umfassen Sie die Beine mit den Armen.
- Wippen Sie auf dem Po vorwärts, als wollten Sie aufstehen.
- Diese Bemühung löst eine spezielle Muskelanspannung in den Füßen aus, die die Zehen und Ballen justiert und Schmerzen lindert.

Gallensteine

Die Gallenblase ist etwa acht bis zwölf Zentimeter lang und vier bis fünf Zentimeter breit. Das birnenförmige Organ, das im rechten Oberbauch liegt, sammelt die Galle, die von der Leber kommt und der Fettverdauung dient. Sie speichert bis zu 80 Milliliter Gallensaft, konzentriert ihn und gibt ihn bei Bedarf in den Zwölffingerdarm ab. Diese Gallenflüssigkeit emulgiert Fette und Öle und spaltet sie in winzige Tröpfchen auf. Wenn die Gallenblase zu voll ist, neigt man dazu, leicht erregbar und ärgerlich zu sein (»Mir läuft die Galle über«), bei zu wenig Galle kann man depressiv werden.

Gallensteine verschiedener Zusammensetzung und Form können aufgrund des Verzehrs von zu viel Kohlenhydraten, Zucker, Fett, Fleisch, Gewürzen und Eiweiß entstehen. Neben Übergewicht durch Überernährung und Bewegungsmangel gelten auch Fastenkuren und Radikaldiäten als Risikofaktoren für Gallensteine. Wenn keine Nahrung aufgenommen wird, entleert sich die Gallenblase nicht regelmäßig, sodass die Gallenflüssigkeit zu stark eindickt. Auch ballaststoffarme Ernährung ist schädlich, da hierbei vermehrt Cholesterin aus dem Darm aufgenommen wird.

Viele Gallensteine bleiben unbemerkt und verursachen keine Symptome. Wenn sie jedoch den Abfluss der Galle in den Darm behindern, können Gallensteine kolikartige Oberbauchschmerzen mit Übelkeit und Erbrechen auslösen. Weitere Folgen können Gelbsucht, eine Entzündung der Gallenwege oder der Gallenblase sein.

Die Yoga-Tradition empfiehlt, die Gallenblase durch folgende Lebensmittel zu unterstützen: Olivenöl und andere kalt gepresste Öle, Körner, Nüsse, Karotten, Rote Bete, Rettich, Säfte aus Birne, Pampelmuse, Zitrone, Weintrauben, Gurke. Heilsame Kräuter sind Löwenzahn, Beinwell, Fenchel, Pfefferminze, Schachtelhalm und Berberitze.

KRIYA BEI GALLENBLASENPROBLEMEN

- Legen Sie sich auf den Rücken.
- Platzieren Sie die rechte Hand mit der Handfläche zum Boden unter den unteren Rücken.
- Legen Sie die linke Handfläche unter den Nacken, wobei der Ellbogen möglichst den Boden berührt.
- Heben Sie das gestreckte rechte Bein senkrecht nach oben.
- Machen Sie für ein bis drei Minuten Feueratem.
- Atmen Sie dann tief ein, halten Sie den Atem etwa 15 Sekunden lang an und atmen Sie dann aus.
- Lösen Sie die Hände und legen Sie die Arme neben den Körper, die Handflächen nach oben gerichtet.
- Entspannen Sie tief für weitere ein bis drei Minuten.

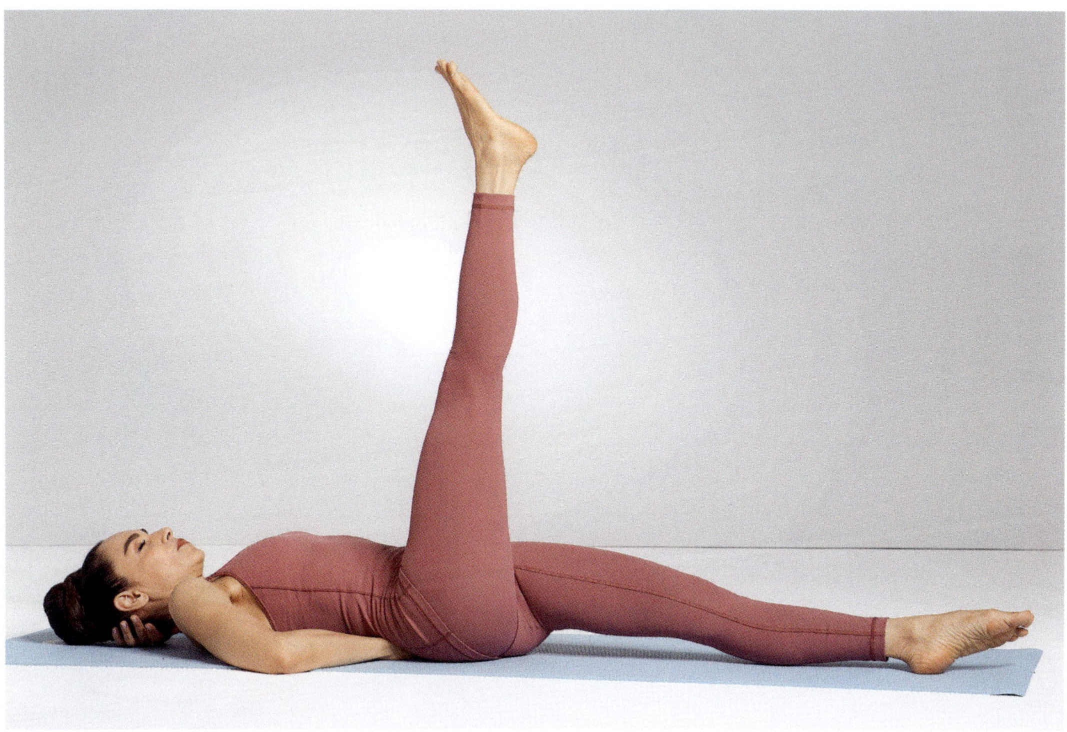

Gelenksteife

Eine Versteifung von Gelenken hat meistens eine Bewegungseinschränkung zur Folge. Der Grad der Ausprägung reicht von morgendlicher Steifheit bis zur irreparablen Versteifung betroffener Gelenke. Verschiedene Ursachen können dem zugrunde liegen. Handelt es sich um Gicht oder Arthrose, lesen Sie bitte bei den Punkten Arthrose und Fußschmerzen nach. Auch Verletzungen, Unfälle, Kälte und Stress können Gelenksteife auslösen, ebenso sportliche Überlastung oder Probleme mit Bändern und Sehnen.

Übergewicht ist ein Risikofaktor für Gelenksteife und sollte – aus vielerlei Gründen – abgebaut werden. Mit zunehmendem Alter reduziert sich die Gelenkflüssigkeit, sodass es zu Gelenksteifigkeit kommen kann. Auch hierbei hilft Bewegung – trotz Schmerzen. Gelenke ständig zu entlasten ist nicht empfehlenswert.

Doktor Yoga rät zu diesen Übungen je nach betroffener Region:

1. ÜBUNG GEGEN STEIFE FUSSGELENKE

- Sitzen Sie in einer bequemen Position, der linke Fuß auf dem Boden in Reichweite Ihrer Hände.
- Massieren Sie mit beiden Daumen die Achillessehne, von der Ferse bis zum Sehnenansatz.
- Drücken Sie so, dass die Zehen sich ganz leicht mitbewegen.
- Reiben Sie kräftig und rhythmisch für zwei Minuten, dann wechseln Sie die Seite.

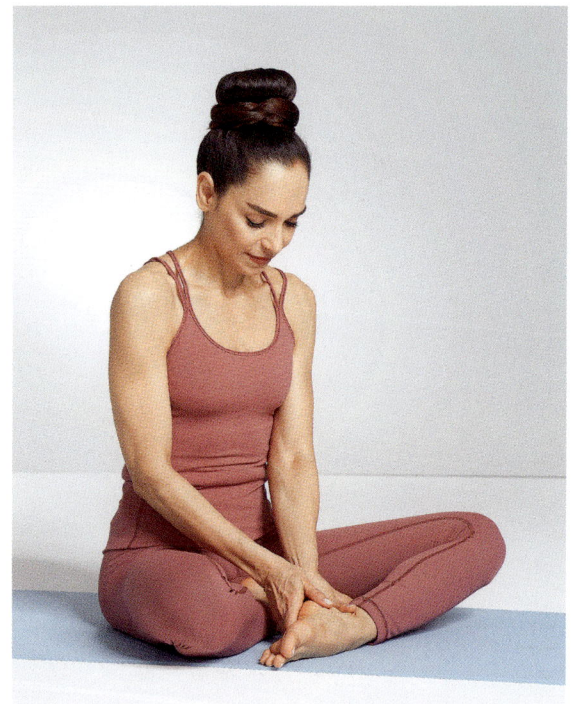

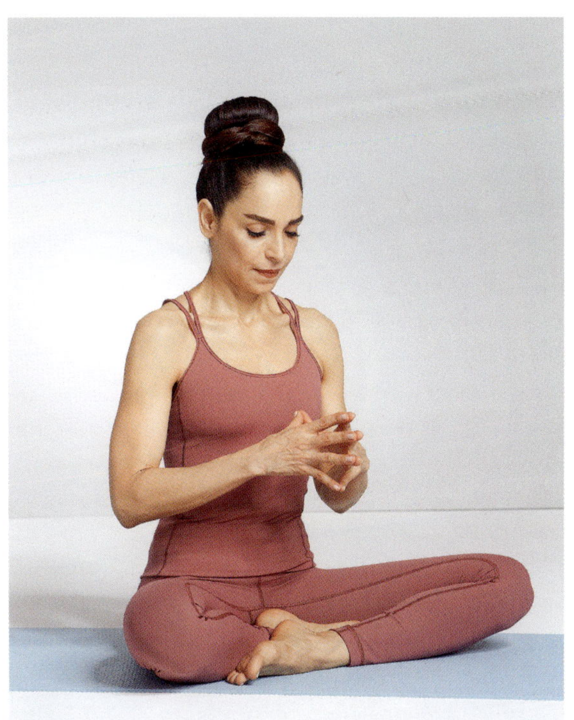

2. ÜBUNG GEGEN STEIFE FINGER UND HANDGELENKE

- Setzen Sie sich in die Einfache Haltung.
- Bringen Sie die Hände vor dem Körper so zusammen, dass die Fingerspitzen einander berühren.
- Halten Sie die Finger gestreckt und drücken Sie die Fingerkuppen gegeneinander.
- Rotieren Sie die Hände in kleinen Kreisen weg vom Körper und zurück und gleichzeitig die Finger in Relation zu den Handflächen für fünf Minuten.

3. ÜBUNG GEGEN STEIFE KNIE

- Setzen Sie sich auf den Boden, das linke Bein ausgestreckt, den rechten Fuß aufgestellt.
- Fassen Sie mit beiden Händen den rechten Oberschenkel unterhalb des Knies und heben Sie das Bein an.
- Kreisen Sie das Knie locker im Kniegelenk.
- Nach einer Minute wechseln Sie die Richtung, nach einer weiteren das Bein.
- Kreisen Sie das linke Knie ebenfalls in beide Richtungen für jeweils eine Minute.

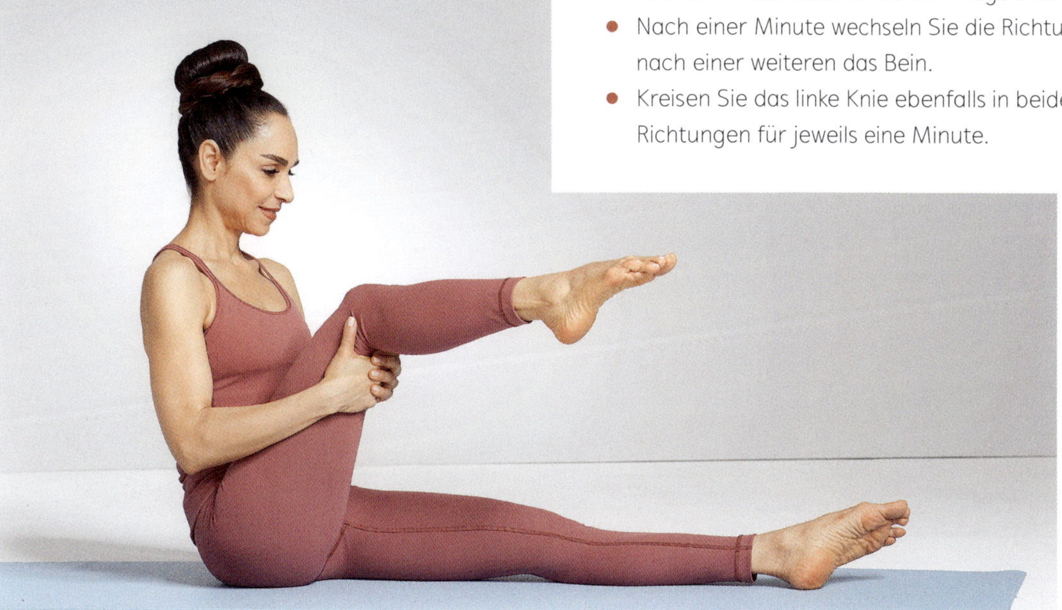

Halsweh

Meistens sind Halsschmerzen, Kratzen im Hals und Schluckbeschwerden Vorboten oder Symptome einer simplen Erkältung. Seltener haben sie andere Ursachen. Es kann zum Beispiel eine Rachenentzündung dahinterstecken, ebenfalls durch Erkältungsviren ausgelöst, seltener durch Bakterien, spezielle Erreger oder Reizstoffe aus der Umwelt. Bei einer Mandelentzündung sind vor allem die Gaumenmandeln betroffen. Auslöser sind häufiger Bakterien, vor allem *Streptokokken A,* und Viren. Bei einer Kehlkopfentzündung breitet sich die erkältungsbedingte Schleimhautentzündung rachenabwärts aus, wodurch Schleimhaut und Stimmbänder im Kehlkopf anschwellen. Manchmal sind Bakterien dafür verantwortlich. Eine Kehldeckelentzündung entsteht durch eine bakterielle Infektion, der ein Virusinfekt der oberen Atemwege vorausgeht. Sie trifft hauptsächlich Kinder von zwei bis acht Jahren. Auch Reizstoffe in der Umwelt, Chemikalien, Allergien und bestimmte Medikamente können Halsschmerzen verursachen.

Yogisch betrachtet ist der Hals mit dem fünften Chakra verbunden, dem Zentrum von Wahrheit und Kommunikation. Die Farbe des Kehl-Chakras ist ein kräftiges Blau – ein blauer Schal wirkt daher wohltuend auf den Hals. Hilfreich ist warmes Zitronen-Honig-Wasser, da Zitronen Schleim aus dem Körper ziehen. Auch Ananassaft lindert Halsweh.

KRIYA GEGEN HALSWEH

- Setzen Sie sich auf die Fersen.
- Machen Sie Fäuste und drücken Sie die Fingerknöchel auf den Nabel.
- Beugen Sie sich vor und bringen Sie die Stirn auf den Boden.
- Falls Sie mögen, legen Sie dazu ein Meditationskissen vor sich auf den Boden, um die Distanz zu verkürzen.
- Machen Sie erst Feueratem für eine Minute und atmen Sie dann für elf Minuten lang und tief.

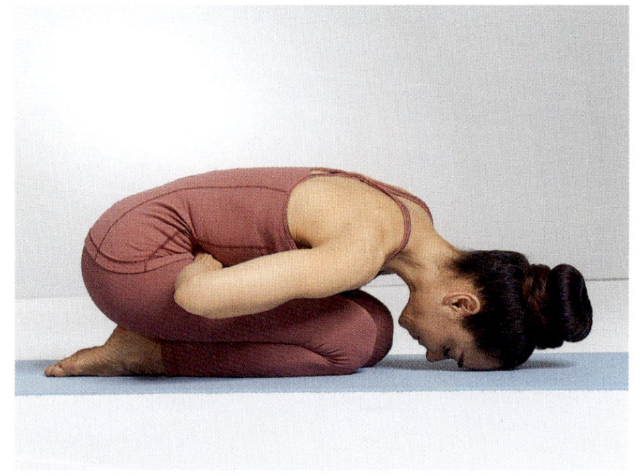

Hämorrhoiden

Hämorrhoiden hat jeder: Es handelt sich um ein schwammartiges, gut durchblutetes Gefäßpolster am Ausgang des Enddarms, das zusammen mit den Schließmuskeln den After abdichtet. Sind sie vergrößert, können sie Beschwerden wie Schmerzen, Juckreiz und Brennen verursachen. Risikofaktoren hierfür sind Schwangerschaften, Übergewicht und sitzende Tätigkeiten. Auch kann eine angeborene Schwäche der Blutgefäßwände vorliegen. Man unterscheidet bei Hämorrhoiden verschiedene Schweregrade. Grundsätzlich helfen eine gesunde Lebensweise mit ballaststoffreicher Ernährung, viel Bewegung und Wassertrinken sowie ein geregelter Stuhlgang.

Doktor Yoga empfiehlt darüber hinaus, den Beckenboden mit Mulbandh zu trainieren. Spannen Sie mehrmals täglich die Wurzelschleuse an, indem Sie die Schließmuskulatur nach innen ziehen und den unteren Bauch aktivieren – jedoch nicht im Zusammenhang mit dem Stuhlgang. Erziehen Sie Ihren Darm zur Regelmäßigkeit. Entleeren Sie sich am besten morgens, nachdem Sie ein bis zwei Gläser warmes Wasser auf nüchternen Magen getrunken haben. Ein hilfreiches Nahrungsmittel ist Leinsamen – essen Sie täglich einen Esslöffel davon. Halten Sie niemals Stuhl zurück und vermeiden Sie es ebenso, eine Entleerung durch Pressen zu erzwingen. Stellen Sie einen kleinen Schemel vor die Toilette, auf den Sie die Füße stellen, um eine physiologisch bessere Position zur Darmentleerung einzunehmen. Machen Sie entzündungshemmende und juckreizstillende Sitzbäder und verwenden Sie Zinksalbe, Cremes mit Zaubernuss oder Aloe-vera-Gel. Folgende Yoga-Übungsreihe hilft langfristig gegen vergrößerte und schmerzhafte Hämorrhoiden.

KRIYA GEGEN HÄMORRHOIDEN

1. BEINSTRECKER RECHTS

- Setzen Sie sich so auf den linken Fuß, dass dieser am Rektum liegt.
- Das rechte Bein ist lang ausgestreckt.
- Stützen Sie sich mit den Händen hinter sich auf dem Boden ab und heben Sie das rechte Bein so hoch wie möglich an. ❶
- Atmen Sie tief ein und vollständig aus.
- Halten Sie den Atem an und spannen Sie die Wurzelschleuse fest an.
- Atmen Sie wieder ein und entspannen Sie.
- Immer noch auf dem linken Fuß sitzend, heben Sie wieder das rechte Bein und ergreifen nun mit der rechten Hand das Fußgelenk oder die Zehen. ❷
- Atmen Sie tief ein und vollständig aus.
- Mit angehaltenem Atem spannen Sie Mulbandh an.
- Atmen Sie wieder ein und entspannen Sie.

Anmerkung: Diese Übung wird nur mit dem rechten Bein durchgeführt, da die Leber im rechten Oberbauch sitzt.

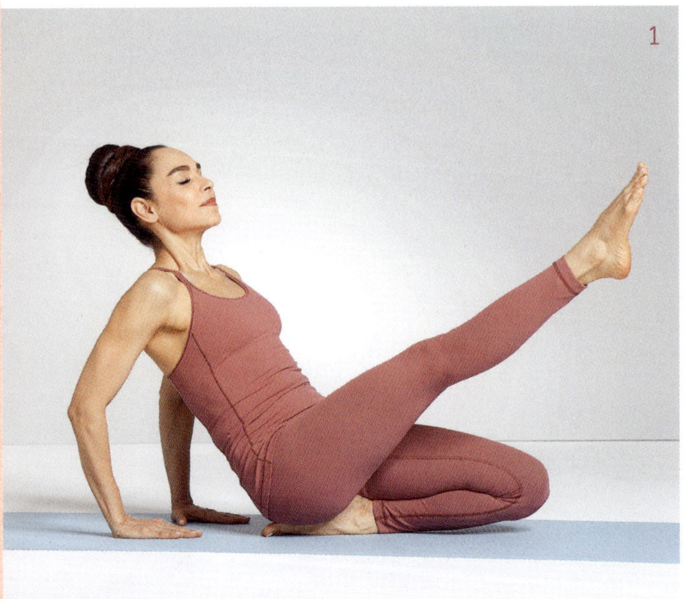
1

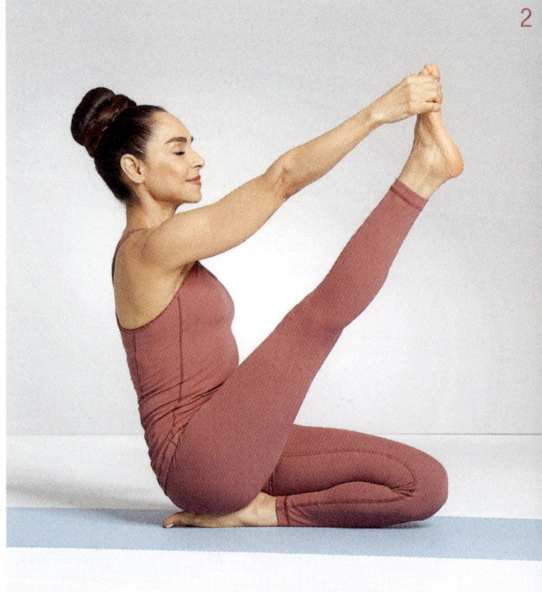
2

2. FRÖSCHE

- Kommen Sie in die Froschposition: Dabei hocken Sie mit gespreizten Beinen auf den Fersen, wobei Sie auf den Fußballen balancieren und die Fersen einander berühren.
- Stützen Sie sich dabei nur mit den Fingerspitzen ab. ❶
- Der Oberkörper ist aufgerichtet, der Blick nach vorn gerichtet.
- Mit dem Einatmen heben Sie den Po und strecken die Beine, wobei die Finger auf dem Boden bleiben. ❷
- Der Blick geht dabei zu den Knien.
- Ausatmend beugen Sie die Knie und kommen zurück in die Froschposition, wobei Sie leicht den Beckenboden aktivieren.
- Machen Sie insgesamt 30 Frösche.

Diese Kriya hilft auch gegen Blasenentzündung.

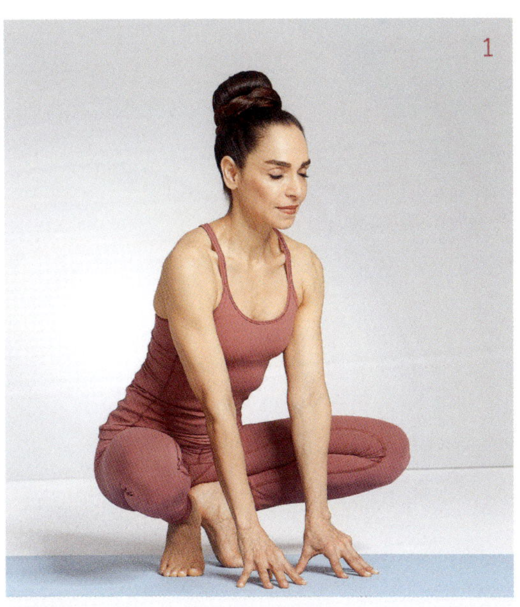

1

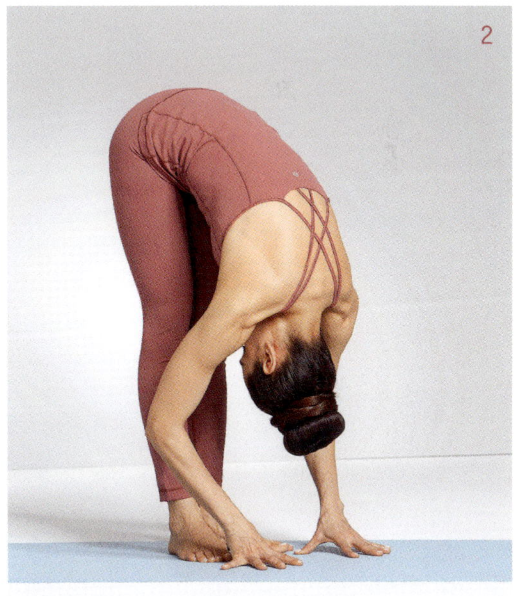

2

Hautprobleme

Die Haut umgibt uns als schützende Hülle und ist die physische Grenze, die unser Ich von der Außenwelt trennt. Sie ist unser größtes Organ und besteht aus den drei Schichten Oberhaut, Lederhaut und Unterhaut. Ihre Fläche beträgt etwa anderthalb bis zwei Quadratmeter, sie ist zwischen anderthalb und vier Millimeter dick und wiegt zwischen dreieinhalb und zehn Kilogramm. Die Haut sorgt für eine konstante Körpertemperatur, indem sie ihre Gefäße verengt oder erweitert, und gibt Schweiß ab, um Kühlung zu erzeugen. Außerdem schützt sie den Körper vor Umwelteinflüssen, Krankheitserregern und Fremdstoffen. Sie ist zugleich Schutzmantel wie auch Kommunikationsorgan. Mit ihren Tastkörperchen und Sinneszellen kann sie Schmerzempfindungen, Temperaturveränderungen und Gefühle wahrnehmen. Sowohl Zärtlichkeit und Wärme als auch Schmerz und Kälte werden über die Haut empfunden. Sie steht in enger Verbindung zur Seele, als deren Spiegel sie gilt. Hautprobleme sind oft Zeichen für Störungen, die den ganzen Menschen betreffen. Oft treten sie in hormonellen Umbruchzeiten vermehrt auf wie in der Pubertät, der Schwangerschaft und der Menopause. Allgemeine Hauttypen sind fettige, trockene und Mischhaut. Probleme entstehen dann bei entzündlichen Ausschlägen, Quaddeln, Zysten, Schuppen, Krusten, Ekzemen, Narben, Hauteinrissen, Geschwüren, oftmals verbunden mit Juckreiz. Es gibt allergisch bedingte Hautkrankheiten wie Neurodermitis, solche mit viralem Auslöser wie Herpes, bakterielle Hautinfektionen und viele Hautirritationen, die Symptome innerer Erkrankungen sind. Sensible Menschen reagieren oft stark auf Stress und Ärger mit Hautausschlägen.

Doktor Yoga empfiehlt die »grüne Diät« bei Akne und Hautproblemen, um den Körper zu entsäuern und die Leber zu entlasten. Am besten macht man sie im Frühjahr, wenn es viel frisches, junges Gemüse und Obst gibt. Essen Sie hierbei für einige Tage nur grünes Gemüse und Obst, gedünstet oder roh, als Smoothie oder Suppe, so viel Sie mögen und vertragen: zum Beispiel Salate, Kräuter, Avocados, Artischocken, Brokkoli, Zucchini, Sellerie, Bohnen, grüne Melonen, Äpfel und Trauben, Oliven und Mungobohnen. Die grüne Diät gilt als überaus heilsam bei vielen Beschwerden; sie baut Gewicht und Schlacken ab und löst einen Energieschub aus, sodass die Haut von innen heraus strahlt.

Die Schilddrüse und die Nebenschilddrüsen sind die Wächter von Gesundheit und Schönheit. Eine mangelnde Balance dieser beiden Drüsen führt dazu, dass Sie vorzeitig altern. Die Haut und der Teint werden von der Schilddrüse beeinflusst. Daher bringt die Heilübung für die Haut Schilddrüse und Nebenschilddrüsen ins Gleichgewicht.

KRIYA GEGEN HAUTPROBLEME

- Stellen Sie sich mit hüftbreit geöffneten Füßen hin.
- Bringen Sie die Hände vor der Brust zusammen, die Ellbogen entspannt.
- Schließen Sie die Augen und verankern Sie sich im Boden. ❶
- Atmen Sie tief ein und strecken Sie dabei die Arme nach oben aus, während Sie sich zugleich 60 Grad nach hinten lehnen. ❷
- Ausatmend kommen Sie zurück in die Ausgangsposition.
- Wiederholen Sie dies für ein bis drei Minuten.

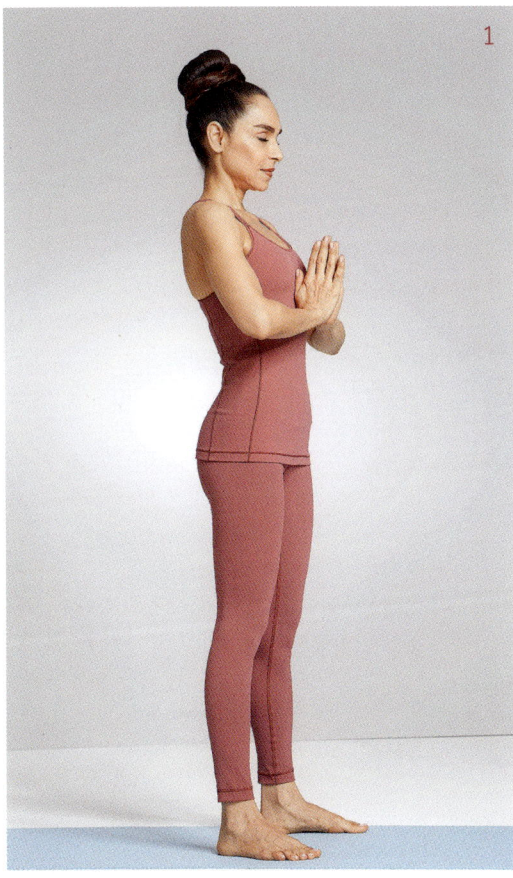
1

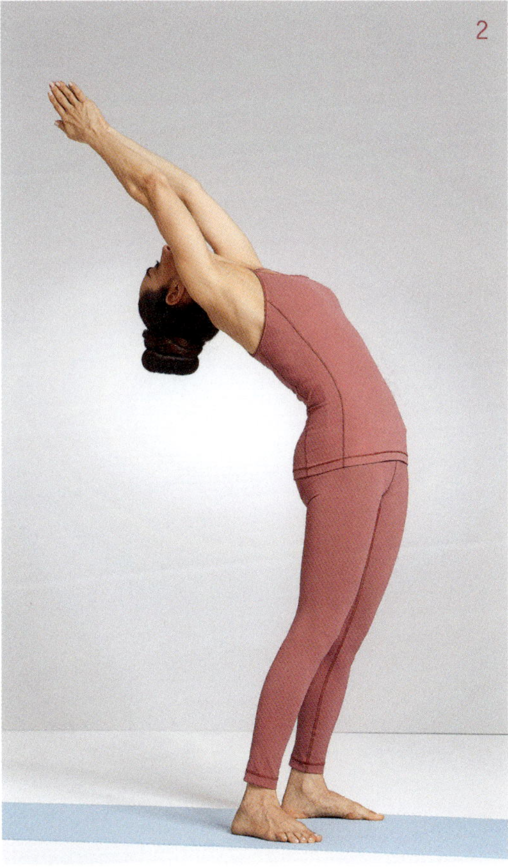
2

Hepatitis

Eine Hepatitis ist eine Leberentzündung, die durch vielfältige Ursachen wie Viren, Gifte, Medikamente, Alkohol, Nahrungsmittel oder Autoimmunerkrankungen ausgelöst werden kann. Zuerst treten Müdigkeit, Fieber, Übelkeit und Erbrechen auf, später Gelbsucht, Leberdruckschmerz und Entfärbung des Stuhls sowie Juckreiz der Haut. Eine akute Hepatitis heilt in der Regel gut aus, während die chronische Hepatitis zu Leberzirrhose oder Leberkrebs führen kann. Im Frühstadium, oder wenn die Erkrankung nicht mehr hoch akut ist, ebenso bei der chronischen Form, um Spätschäden zu vermeiden, gibt es eine überlieferte Yoga-Übungsreihe, die aus sieben Übungen besteht:

KRIYA GEGEN HEPATITIS

1. ÜBUNG

- Auf den Fersen sitzend, legen Sie sich rücklings auf den Boden – alternativ kreuzen Sie die Beine.
- Bringen Sie die Hände im Venusschloss gefaltet unter den Nacken.
- Machen Sie zwei Minuten Feueratem.
- Atmen Sie ein, halten Sie den Atem zehn bis 15 Sekunden und entspannen Sie.

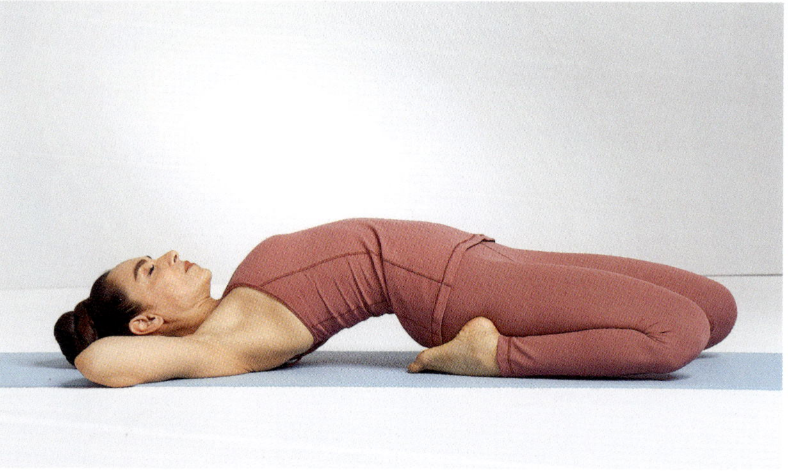

2. ÜBUNG

- Setzen Sie sich auf den linken Fuß und legen Sie den rechten Fuß auf den linken Oberschenkel – alternativ an das Bein.
- Stützen Sie sich mit der linken Hand auf dem Boden auf.
- Bringen Sie die rechte Hand im Gyan Mudra auf den rechten Fuß.
- Machen Sie zwei Minuten Feueratem.
- Atmen Sie tief ein, halten den Atem für bis zu 15 Sekunden und entspannen.

3. ÜBUNG

- Kommen Sie zum Stehen.
- Neigen Sie sich aus der Hüfte leicht nach vorn.
- Bringen Sie die im Venusschloss gefalteten Hände vor den Unterleib.
- Machen Sie zwei Minuten lang Feueratem durch den Mund.
- Atmen Sie ein, halten den Atem für bis zu 15 Sekunden und entspannen.

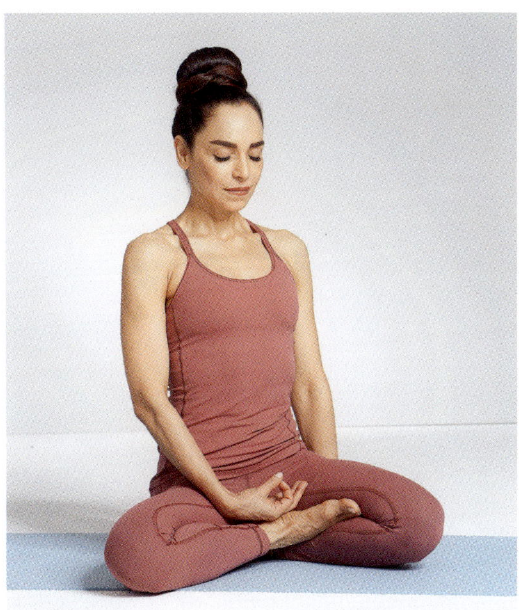

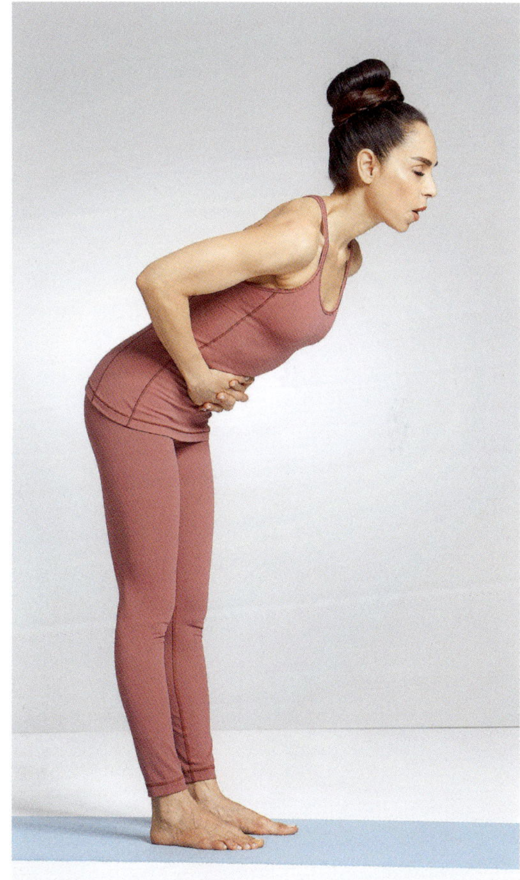

4. ÜBUNG

- Setzen Sie sich in die Einfache Haltung.
- Strecken Sie die Arme zu den Seiten aus, parallel zum Boden.
- Machen Sie Feueratem und ziehen Sie sich dabei aus der Taille von links nach rechts.
- Nach zwei Minuten entspannen Sie.

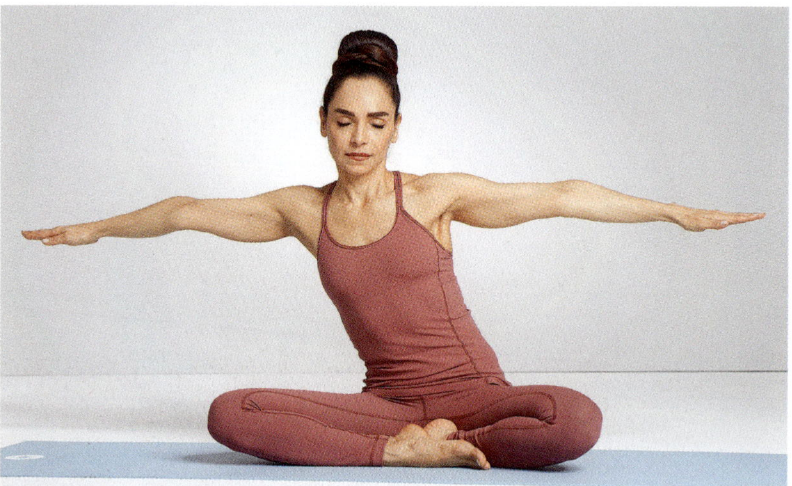

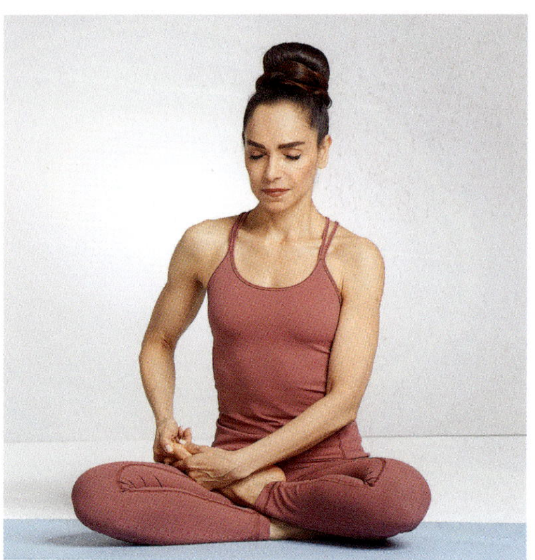

5. ÜBUNG

- In Einfacher Haltung legen Sie den linken Fuß auf den rechten Oberschenkel.
- Fassen Sie den linken Großzeh mit beiden Händen und machen Sie zwei Minuten lang Feueratem.

6. ÜBUNG

- Setzen Sie sich auf die linke Ferse und strecken Sie das rechte Bein nach vorne aus.
- Stützen Sie sich auf den Händen hinter sich auf und drücken Sie den Körper hoch, Kopf in den Nacken.
- Machen Sie zwei Minuten Feueratem.

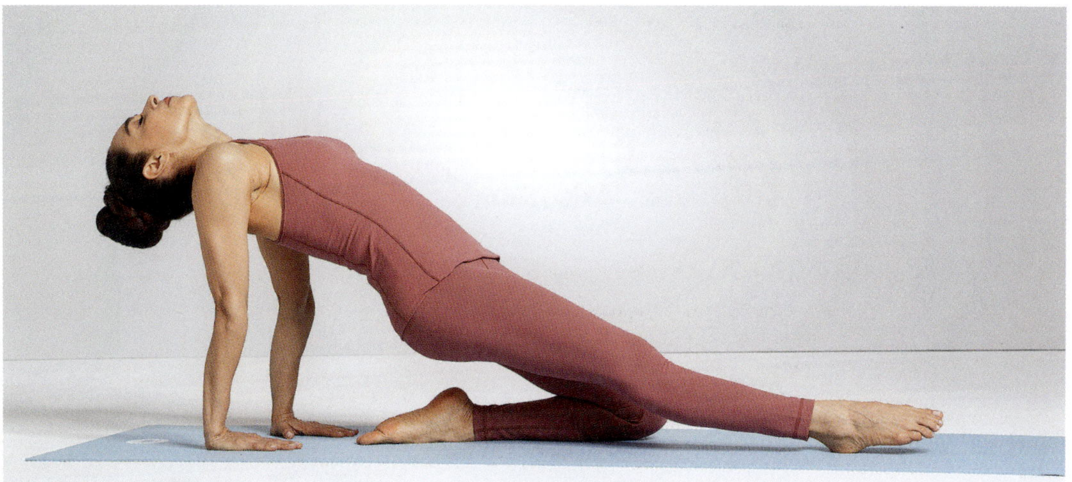

7. ÜBUNG

- Strecken Sie beide Beine im Sitzen nach vorn aus.
- Ergreifen Sie die Zehen.
- Atmen Sie ein, dann aus, spannen Sie Mulbandh an und pumpen Sie mit angehaltenem Atem so lang wie möglich.
- Wenn Sie wieder einatmen müssen, tun Sie das und beginnen erneut.

Danach entspannen Sie einige Minuten vollständig in Rückenlage.

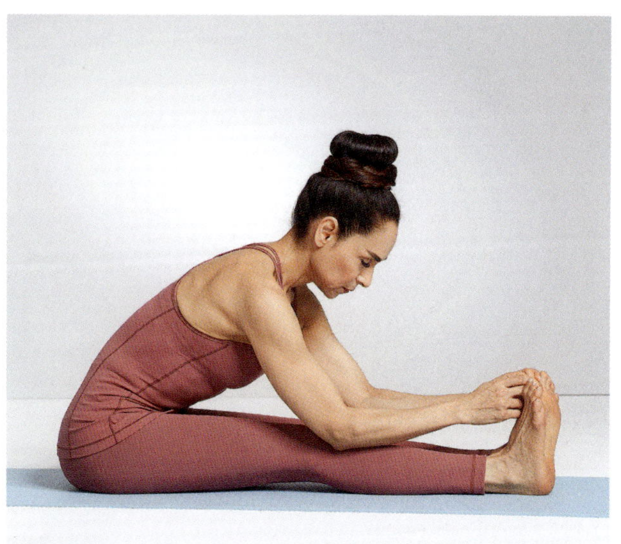

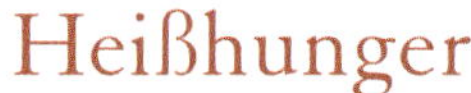

Heißhunger

Heißhunger ist eine spezielle Form des Hungers, der besonders schwer auszuhalten ist. Hunger entsteht normalerweise aus dem natürlichen Bedürfnis des Körpers, seine Energiereserven wieder aufzufüllen. Dieser normale Hunger kann meist längere Zeit ausgehalten werden und wächst allmählich. Hat man zuvor Sport getrieben oder sich geistig angestrengt, kann dieser auch drängend sein. Heißhunger kommt jedoch plötzlich und ist wie eine Begierde nach Süßem, Salzigem oder Fettigem.

Eine zentrale Rolle für die Regulation von Hunger und Heißhunger spielt der Blutzucker, die Konzentration von *Glukose* im Blut. Glukose ist der wichtigste Energielieferant. Er wird entweder sofort in Energie umgewandelt oder über Insulin in den Zellen gespeichert. Je niedriger der Glukosespiegel, desto größer der Hunger. Bei Gesunden kann er jedoch nie unter einen bestimmten Wert sinken, dafür sorgt die Bauchspeicheldrüse. Anders ist das bei Typ-1-Diabetikern, die echte und sogar lebensgefährliche Unterzuckerungen erleiden können.

Schnell verwertbare Kohlenhydrate lassen den Blutzucker rasch ansteigen, jedoch ebenso schnell wieder sinken. Bei Heißhunger ist die Lust auf schnelle Energielieferanten wie Honig, Zucker, Eis, Gummibärchen, Schokolade, Weißmehlprodukte sehr groß. Auch die Psyche spielt bei Heißhunger und Fressattacken keine unerhebliche Rolle. Manche Menschen haben als Kind Süßigkeiten mit einem Belohnungs-Bestrafungs-System verknüpft, was dazu führt, dass sie emotionale Probleme auch als Erwachsene über das Essen regeln.

Als Yogis wollen wir gern unsere Nahrungsaufnahme kontrollieren und uns nicht von Gelüsten leiten lassen. Es gibt eine Yoga-Übung, die – regelmäßig praktiziert – Heißhungerattacken eindämmt und Kontrolle über Hunger und Durst verleiht. Außerdem justiert sie den Nabelpunkt und erleichtert den Magen von der Wirkung übermäßigen Essens.

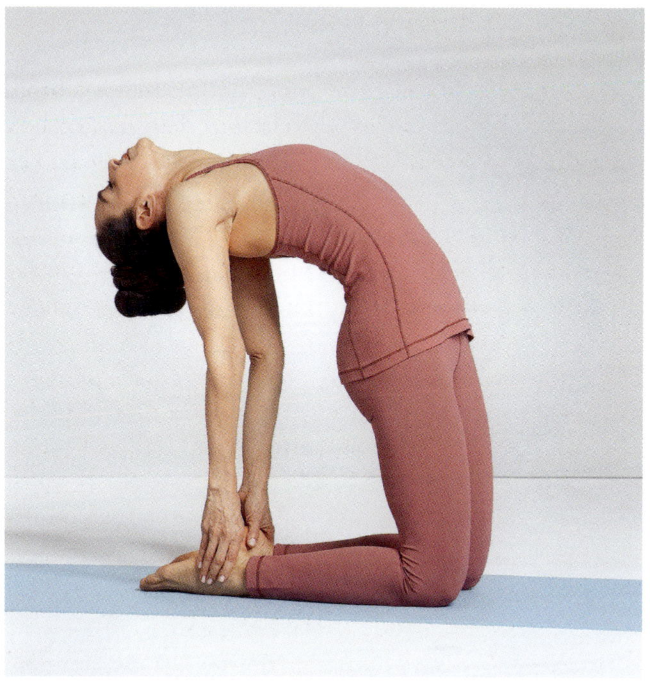

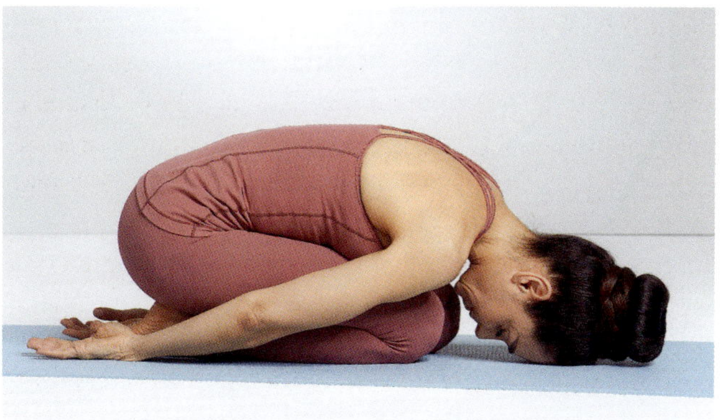

FEURIGES KAMEL

- Setzen Sie sich auf die Fersen.
- Ergreifen Sie die Fersen oder die Fußgelenke und drücken Sie sich hoch in die Kamelpose.
- Eine andere Möglichkeit, in diese Position zu kommen, besteht darin, erst in den Kniestand zu gehen und sich dann zurückzubeugen, bis die Hände die Fersen oder Fußsohlen berühren.
- Ihr Gewicht wird von den gestreckten Armen getragen.
- Drücken Sie die Hüften vor und den Nabelpunkt nach oben und lassen Sie den Kopf in den Nacken sinken.
- Beginnen Sie dann mit kraftvollem Feueratem, wobei Sie mit jedem Ausatmen den Nabel einziehen.
- Üben Sie vier Minuten, dann entspannen Sie zwei Minuten in der Babyposition mit dem Kopf auf dem Boden, gerundetem Rücken und den Händen neben den Fersen.

Herzschwäche

Das Herz ist unser zentrales Organ, ein etwa faustgroßer und rund 300 Gramm schwerer Muskel, der zwischen den beiden Lungenflügeln etwas nach links versetzt liegt. Der Herzbeutel, ein Sack aus Bindegewebe, hält das Herz an seinem Platz. Zusammen mit den Blutgefäßen bildet das Herz das Herz-Kreislauf-System und pumpt mit rhythmischen Kontraktionen pro Minute rund fünf Liter Blut durch den Körper. Funktionell gesehen ist das Herz ein Hohlmuskel mit zwei Vorhöfen und zwei Herzkammern und Pumpfunktion. Der Blutkreislauf besteht aus zwei Teilkreisläufen, dem Lungenkreislauf und dem Körperkreislauf. Beide Kreisläufe funktionieren nur gemeinsam und laufen parallel zueinander ab.

Im Laufe eines Lebens schlägt das Herz etwa drei Milliarden Mal und pumpt dabei 250 Millionen Liter Blut durch den Körper.

Seit Jahren stehen Herz-Kreislauf-Erkrankungen an erster Stelle als Todesursache in Deutschland. Fast 40 Prozent aller Todesfälle sind darauf zurückzuführen. Bei einer Herzschwäche ist das Herz nicht mehr in der Lage, die benötigte Menge Blut durch den Körper zu pumpen. Luftnot und Müdigkeit sind typische Symptome.

Negative Faktoren für das Herz sind Übergewicht, Bewegungsmangel, Bluthochdruck, Nikotin, Alkohol, Cholesterin und Stress. Eine regelmäßige Yoga-Praxis schützt das Herz durch eine bessere Sauerstoffversorgung, Schwitzen, eine Stärkung des Herzmuskels, den Anstieg kleiner Blutgefäße. Heilende Nahrungsmittel sind unter anderem Weizenkeime, Zitronen, Orangen, Nüsse, grünes Blattgemüse, Chilis, Lecithin und Sellerie, bei den Kräutern Cayenne, Weißdorn, Arnika und Ginseng. Mit gutem Grund gilt das Herz als Zentrum der Liebe. Yogisch liegt dort das vierte Chakra, zuständig für Mitgefühl und bedingungslose Liebe.

Yogi Bhajan hat sogar einmal gesagt, dass der Weg zur Erleuchtung eine Handbreit lang sei – der Weg vom Nabel-Chakra (Sitz des Egos) zum Herz-Chakra. Wenn es gelänge, die Energie aus dem Machtzentrum dauerhaft in das Zentrum bedingungsloser Liebe zu bringen und dort zu halten, wäre ein Mensch erleuchtet.

Auch wenn dieses Ziel für die meisten von uns zu hoch gesteckt ist, sind die Auswirkungen von Emotionen auf das physische Herz nicht zu unterschätzen. Unterstützen Sie Ihr Herz durch Freude, Lachen, Freundlichkeit, Großzügigkeit, Liebe, Vergebung und dadurch, dass Sie wieder auf es hören!
Doktor Yoga empfiehlt diese drei Übungen gegen Herzprobleme:

1. BABYPOSITION ZUR STÄRKUNG DES HERZMUSKELS

- Setzen Sie sich auf die Fersen, die Knie sind leicht geöffnet.
- Beugen Sie sich vor und legen Sie die Stirn auf dem Boden ab – eventuell mit einem Kissen darunter.
- Strecken Sie die Arme neben dem Körper aus.
- Atmen Sie lang und tief für drei Minuten.

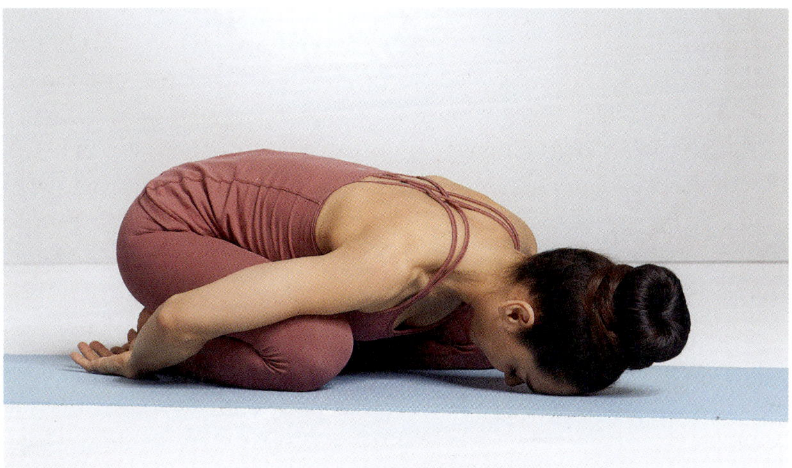

2. ÜBUNG BEI ALLGEMEINEN HERZPROBLEMEN

- Setzen Sie sich mit gerader Wirbelsäule in die Einfache Haltung.
- Legen Sie die Handflächen sanft aneinander und kreuzen Sie die Daumen.
- Heben Sie die Arme und strecken Sie sie in einem 60-Grad-Winkel nach oben und so weit wie möglich nach links aus.
- Die Hände werden sich so gegeneinander verschieben, dass die Fingerspitzen der rechten Hand die Fingerhügel der linken bedecken.
- Achten Sie darauf, dass die Ellbogen durchgedrückt bleiben.
- Atmen Sie kraftvoll durch die Nase ein und ebenso durch den Mund aus, wobei Sie den Nabel fest in Richtung Wirbelsäule ziehen.
- Konzentrieren Sie sich auf den Atem und üben Sie elf Minuten lang.
- Zum Schluss atmen Sie ein und aus, halten den Atem zehn bis 15 Sekunden an und entspannen.

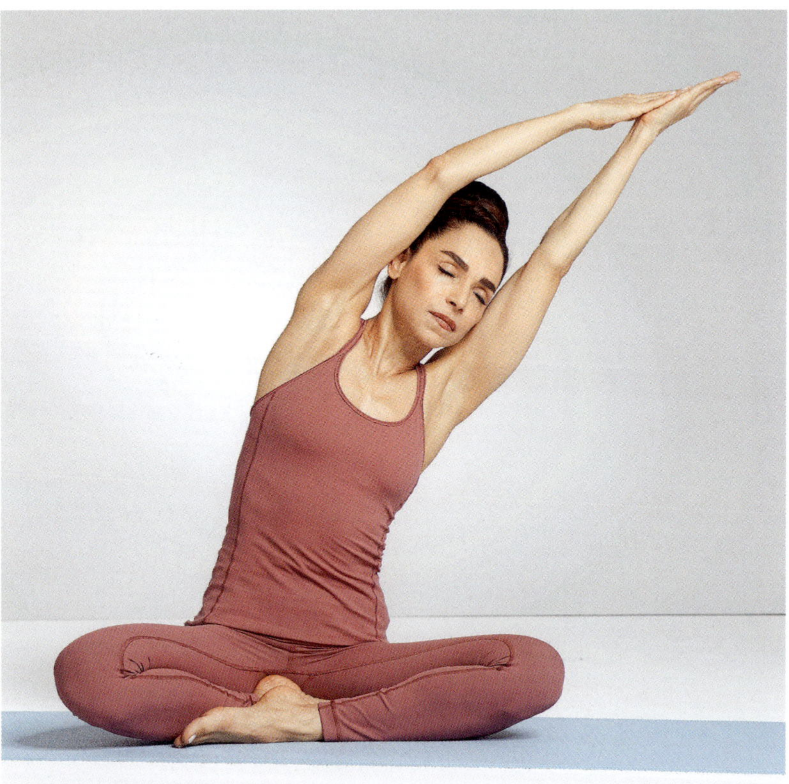

3. ÜBUNG ZUR ENTSPANNUNG DES HERZENS

- Setzen Sie sich in die Einfache Haltung oder mit geradem Rücken auf einen Stuhl.
- Die linke Hand ruht auf dem linken Knie.
- Ergreifen Sie mit rechtem Zeigefinger und Daumen das rechte Ohr, wobei Sie den rechten Ellbogen auf Schulterhöhe heben und nach hinten ziehen.
- Entspannen Sie ganz bewusst die linke Körperhälfte vollständig, während Sie die rechte fest anspannen.
- Halten Sie diesen »Widerspruch« für ein bis fünf Minuten aus, während Sie normal atmen.

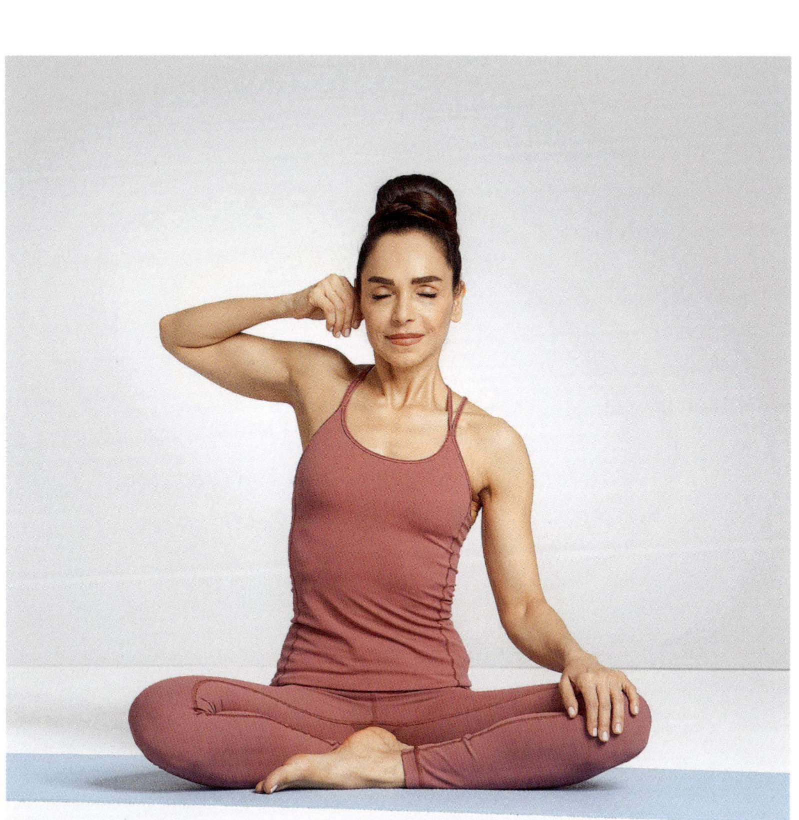

Hitzewallungen

Hitzewallungen sind ein leidiges Thema in den Wechseljahren. Manche Frauen sind davon kaum, andere so schwer betroffen, dass es ihre Lebensqualität nachhaltig mindert. Hitzewallungen werden durch Hormonschwankungen ausgelöst und äußern sich durch ein plötzlich auftretendes, intensives Wärmegefühl, das die Frau überflutet. Manchmal, besonders nachts, führt es zu Schweißausbrüchen; auch können Angst, Schwächegefühl und beschleunigter Puls damit einhergehen. Generell sind Frauen, die regelmäßig ein ruhiges, achtsames Yoga praktizieren, weniger davon betroffen. Meditation und langsames, langes, tiefes Atmen schwächen das Auftreten der Hitzewallungen ab und führen dazu, dass die Betroffenen sich weniger davon beeinträchtigt fühlen.

Doktor Yoga empfiehlt den »kühlenden Drachen«, gefolgt von »Gurpranam«, um Hitzewallungen seltener auftreten zu lassen. Machen Sie die Übungen mindestens dreimal wöchentlich.

1. KÜHLENDER DRACHE (FOTO RECHTS)

- Aus dem Stand machen Sie mit dem rechten Bein einen großen Ausfallschritt nach vorn und senken Sie das linke Knie auf den Boden ab.
- Strecken Sie den linken Oberschenkel weit nach hinten, wobei die Hüfte tief sinkt, und legen Sie den Fußrücken auf dem Boden ab.
- Platzieren Sie die Fingerspitzen neben sich auf dem Boden, um sich abzustützen.
- Beugen Sie sich aus der Wirbelsäule weit zurück und heben Sie die Brust nach oben, der Blick ist gen Himmel gerichtet.
- Schließen Sie die Augen und schauen Sie zum Scheitelpunkt.
- Atmen Sie lang und tief und halten Sie die Position für zwei Minuten.
- Wechseln Sie dann die Seiten.

2. GURPRANAM

- Kommen Sie nun in den Vierfüßler-Stand und schieben Sie den Po nach hinten, bis Sie auf den Fersen sitzen.
- Legen Sie die Stirn auf dem Boden ab und strecken Sie die Arme lang nach vorn aus.
- Lassen Sie das Herz zu Boden sinken.
- Entspannen Sie drei Minuten in dieser Position.

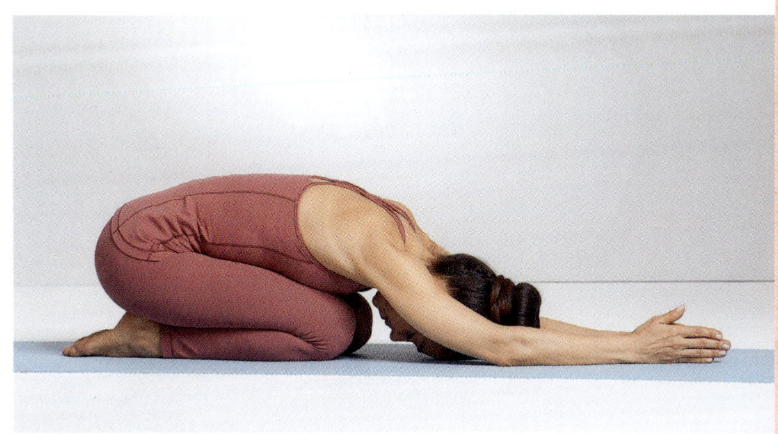

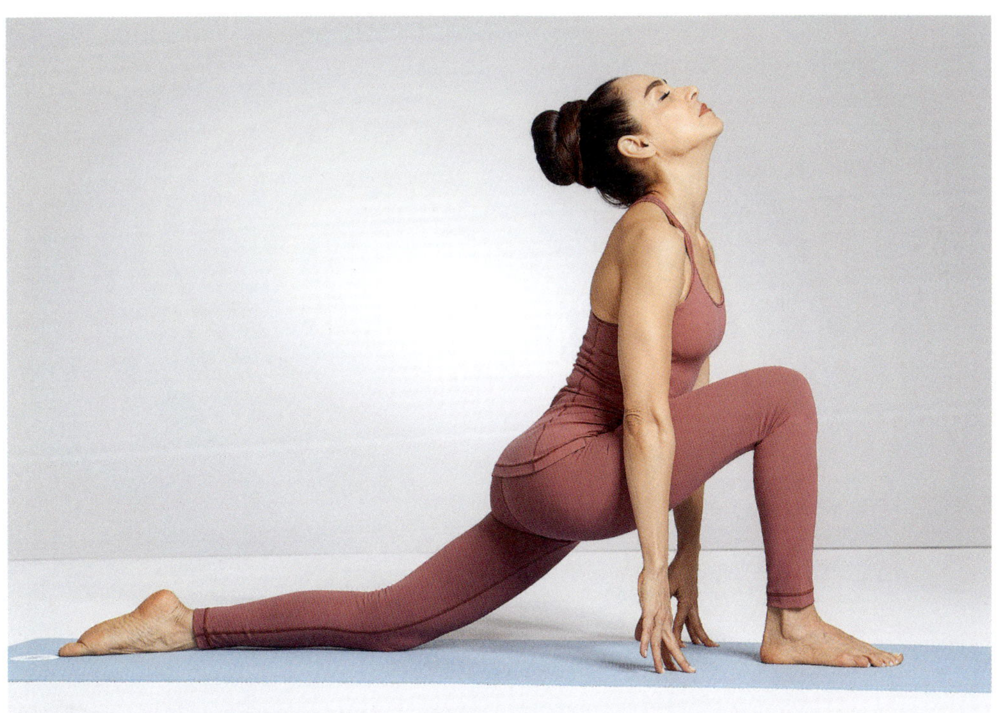

Hormonelle Unausgeglichenheit

Hormonelle Unausgeglichenheit kann verschiedene Ursachen haben. Der Wechsel von einem Lebenszyklus in den nächsten – Übergänge von der Kindheit zur Pubertät, zur Adoleszenz, zur Reife und schließlich zum Alter sind jeweils mit hormonellen Schwankungen verbunden. Aber auch die stressreichen Herausforderungen des täglichen (Berufs-)Lebens können zu hormoneller Unausgeglichenheit führen. Einen Schlüsselbereich stellen hierbei die Nebennieren dar: Dort wird *Cortisol* produziert, welches neben dem Schilddrüsenhormon eines der beiden lebensnotwendigen Hormone des menschlichen Körpers ist. Cortisol hat vielfältige Funktionen: Es reguliert das Immunsystem, hat Einflüsse auf den Stoffwechsel von Kohlenhydraten, Eiweißen und Fetten, auf die Blutbildung und die Psyche. Vor allem ist es jedoch ein Stresshormon, dessen Ausschüttung bei körperlicher oder psychischer Belastung stark gesteigert wird. Lang andauernder Stress führt zu übermäßiger Cortisolausschüttung und hormoneller Unausgeglichenheit. Beherzigen Sie die allgemeinen Ratschläge für ein gemäßigtes Leben mit gesunder Ernährung, Heilkräutern, ausreichend Schlaf sowie Yoga. Außerdem kuriert diese Übung hormonelle Unausgeglichenheit, indem sie die Nebennieren balanciert:

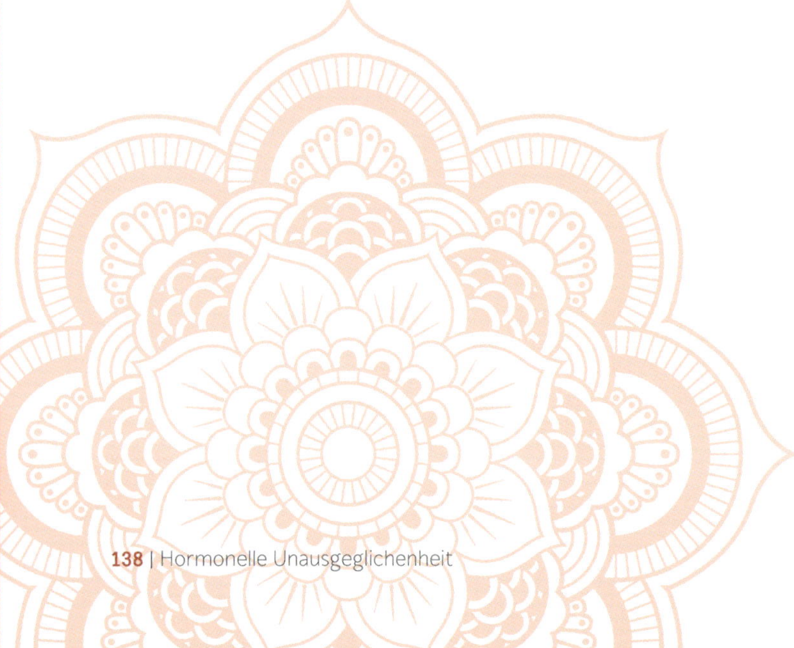

KRIYA ZUR BALANCE DER NEBENNIEREN

- Setzen Sie sich besonders aufrecht in die Einfache Haltung.
- Strecken Sie den rechten Arm nach oben aus, sodass er das Ohr berührt, die Handfläche zeigt nach unten.
- Den linken Arm strecken Sie in einem 60-Grad-Winkel nach vorn aus, mit der Handfläche nach unten.
- Beide Daumen berühren den Hügel des kleinen Fingers.
- Die Augen sind halb geöffnet, und Sie schauen Richtung Oberlippe.
- Halten Sie die Arme in den Winkeln und aus den Schultern heraus gestreckt und atmen Sie ruhig für elf Minuten.

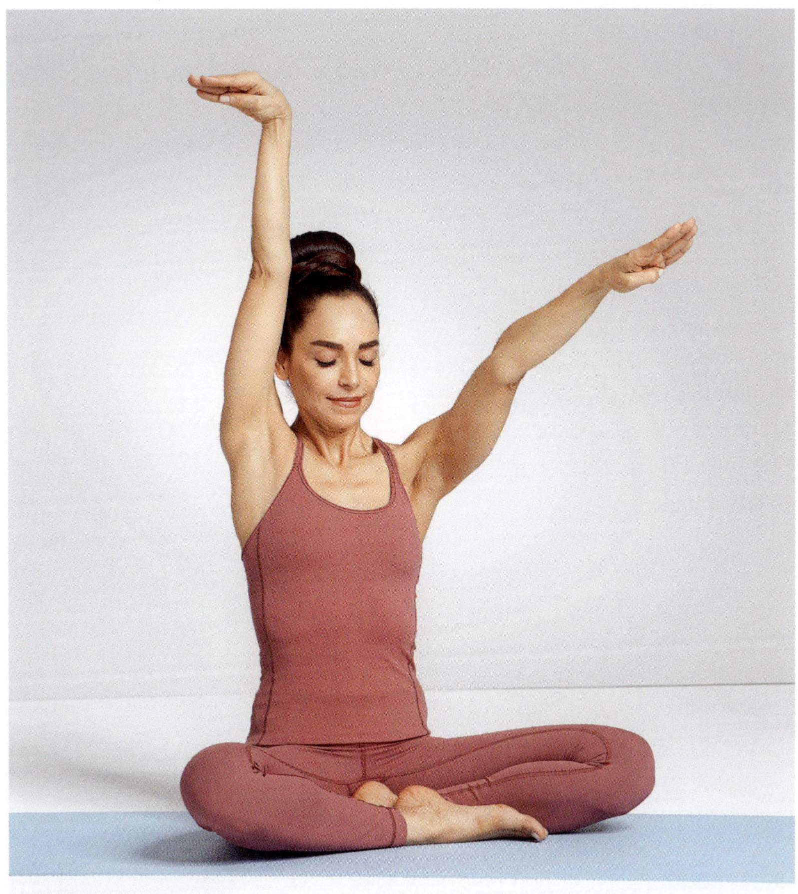

Husten

Husten ist oft eine Begleiterscheinung bei Erkältung, grippalem Infekt, Bronchitis, oder er tritt bei Keuchhusten, Asthma, Allergien oder als Raucherhusten auf. Er ist ein wichtiger Schutzmechanismus des Körpers: Mit hoher Geschwindigkeit wird Luft ausgestoßen, um Schleim, Staub oder Fremdkörper aus den Atemwegen zu entfernen. Er kann zum trockenen Reizhusten, zum Husten mit Auswurf oder sogar zum Bluthusten werden. Akuter Husten raubt den Schlaf, belastet das Herz und quält ebenso wie chronischer Husten, der sehr hartnäckig sein kann.

Doktor Yoga empfiehlt gegen Husten Ingwerwasser mit Zitrone (literweise getrunken), Zwiebelsaft und Salzwasserinhalation. Vermeiden Sie Allergene, Rauch, Umweltbelastungen und sorgen Sie für eine reizfreie Umgebung. Zum Schlafen betten Sie den Oberkörper möglichst hoch. Beruhigen Sie die Kehle mit Lutschbonbons, vorzugsweise mit Menthol, Pfefferminze, Salbei oder Eukalyptus. Gönnen Sie sich Ruhe und Erholung. Trinken Sie mindestens drei Liter täglich, um den Schleim aus den Bronchien zu lösen.

YOGA-MUDRA GEGEN HUSTEN

- Kommen Sie in die Lotoshaltung, die Einfache Haltung oder in den Fersensitz.
- Verschränken Sie die Hände im Venusschloss hinter dem Rücken.
- Beugen Sie sich vor, so weit Sie können.
- Falls möglich, berühren Sie mit der Stirn den Boden.
- Heben Sie gleichzeitig die gestreckten Arme, so hoch es geht.
- Fühlen Sie sich in Frieden und bleiben Sie ein bis zwei Minuten lang in der Position.
- Machen Sie diese Übung stündlich, bis es Ihnen besser geht.

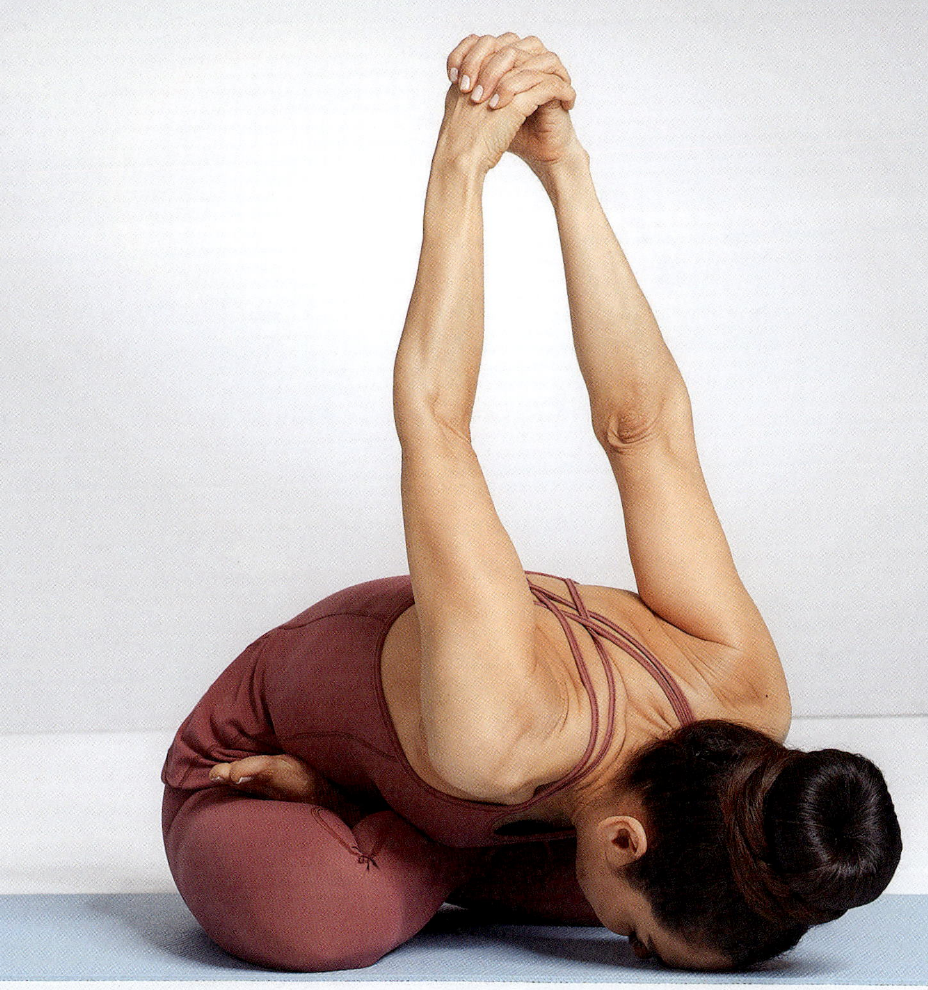

Hüftschmerzen

Es gibt zwei Arten von Hüftschmerzen. Am häufigsten führen verspannte Hüftmuskeln und verklebte Faszien dazu – diese Schmerzen sind außen am Becken spürbar. Seltener gehen Schmerzen von den Hüftgelenken aus, jedoch können lang andauernde Verspannungen das Gelenk ebenfalls schädigen. Hüftmuskelschmerzen sind dumpf bohrend und oft morgens am stärksten, wenn die Hüfte noch steif ist. Bewegung und Wärme führen meist zur Besserung. Der von den Faszien, den tiefen Bindegewebsstrukturen, ausgehende Schmerz hingegen ist eher diffus brennend und kann in der gesamten Hüfte, oft beidseitig, auftreten.

ÜBUNG GEGEN STEIFE, SCHMERZENDE HÜFTEN

- Legen Sie sich auf den Rücken.
- Spreizen Sie die Beine weit.
- Heben Sie das rechte Bein vom Boden an und ziehen Sie das Knie zur rechten Hüfte.
- Wenn Sie es wieder ausstrecken, ohne den Boden zu berühren, heben Sie gleichzeitig das linke Bein an und ziehen das Knie zur linken Hüfte.
- Wechseln Sie in stetem Rhythmus.
- Machen Sie diese weit geöffnete Radfahrbewegung für drei Minuten.

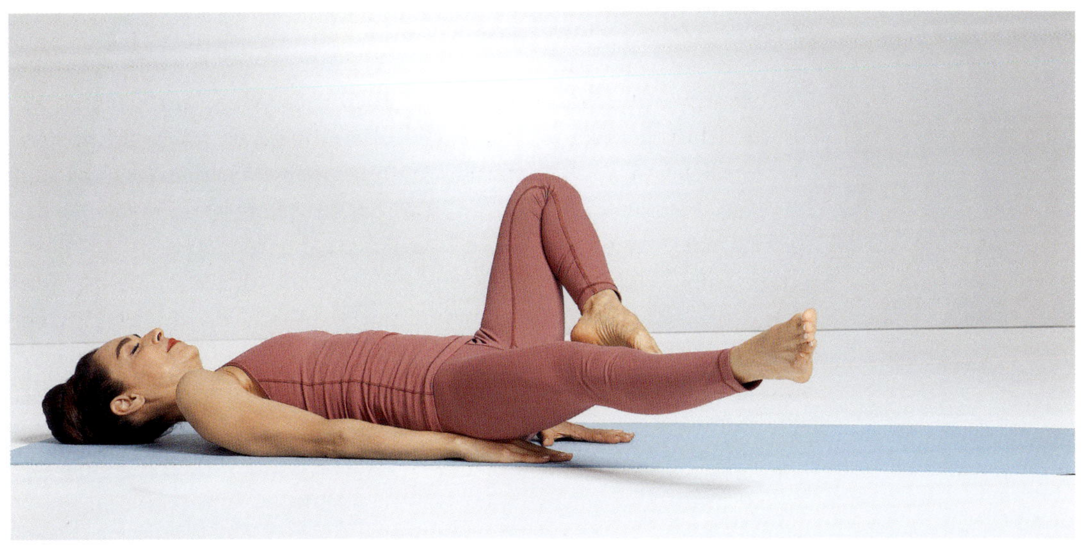

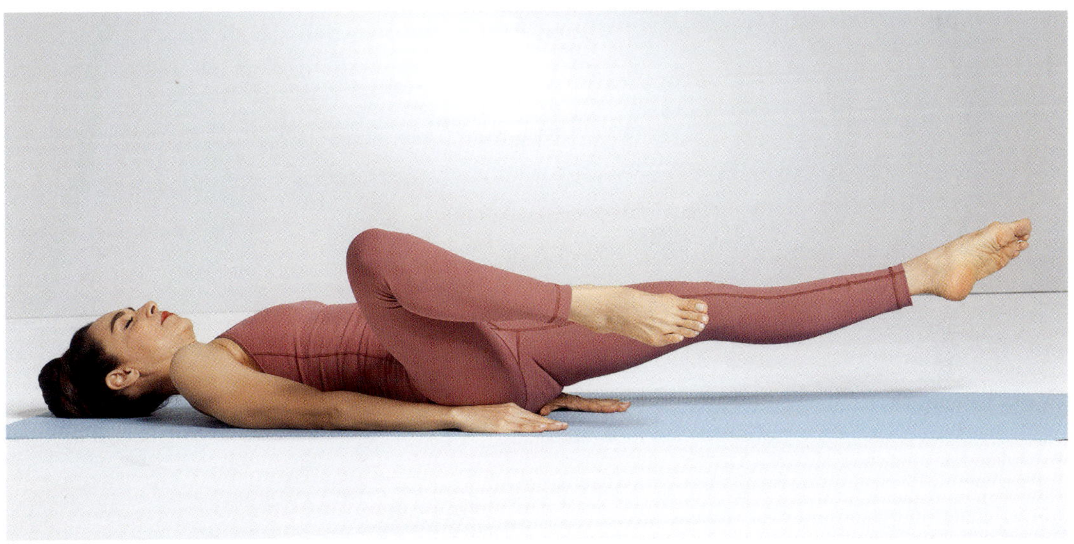

Immunschwäche

Wiederkehrende Erkältungen, das Gefühl, zwischen den Infekten gar nicht richtig gesund zu werden, und ständige Abgeschlagenheit können Anzeichen dafür sein, dass Ihr Immunsystem nicht richtig funktioniert. Ein weiteres Indiz ist, dass Sie seit längerer Zeit nicht mehr gefiebert haben – eine starke Immunantwort auf Erreger bleibt aus. Oder Infekte kündigen sich an, beispielsweise mit Krankheitsgefühl und Knochenschmerzen, kommen aber nicht richtig zum Ausbruch.

Ein unterschätztes Organ der Immunabwehr ist die *Thymusdrüse,* die in der Brustmitte unter dem Brustbein sitzt. Im Kleinkindalter ist sie groß, produziert bis zum Jugendalter Immunzellen, um dann jedoch im Laufe des Lebens zu schrumpfen. Sie bleibt jedoch aktiv in der Immunabwehr und als Kraftzentrum – sofern sie regelmäßig aktiviert wird.

Doktor Yoga empfiehlt, Ingwerwasser mit Limette täglich kurativ zu trinken, regelmäßig in die Sauna zu gehen, wenn möglich öfter den Urlaub am Meer zu verbringen und diese beiden Übungen täglich zu machen:

1. KRIYA, UM DAS IMMUNSYSTEM ZU STÄRKEN

- Sitzen Sie in Einfacher Haltung mit gerader Wirbelsäule.
- Heben Sie die rechte Hand, als wollten Sie einen Eid schwören: Zeige- und Mittelfinger sind aneinander ausgestreckt, der Daumen hält Ring- und kleinen Finger nach unten.
- Bringen Sie die linke Hand in dasselbe Mudra, halten Sie jedoch die Hand vor dem Herzen, sodass die ausgestreckten Finger das Brustbein berühren.
- Spannen Sie die gestreckten Finger stark an.
- Schließen Sie die Augen.
- Atmen Sie extrem langsam ein und aus, wobei Sie sich vorstellen, dass der Atem von der Nase zum Dritten Auge und von dort weiter zu dem Punkt fließt, wo die Finger das Herzzentrum berühren.
- Nach elf Minuten beenden Sie die Übung mit dreimaligem Ein- und Ausatmen.

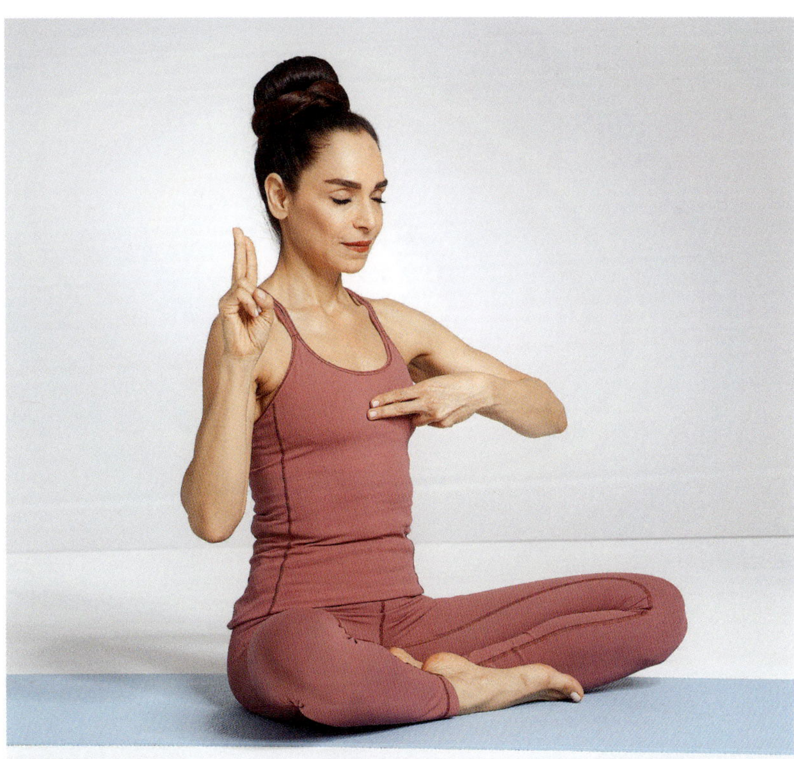

2. THYMUSDRÜSE ANREGEN

- Setzen Sie sich in die Einfache Haltung.
- Reiben Sie die Handflächen einige Male aneinander.
- Schließen Sie die Augen und richten Sie die Aufmerksamkeit auf die Brustmitte – das Herz-Chakra, die Thymusdrüse.
- Stellen Sie sich dort die Quelle eines rosafarbenen oder grünen Lichtes vor.
- Legen Sie die rechte Hand ins Gyan Mudra auf das Knie.
- Machen Sie mit der linken Hand eine lockere Faust und klopfen Sie sanft auf den Bereich rund um das Brustbein – lassen Sie die Hand wandern.
- Summen Sie dabei »Mmmmmmmmhhhhh«.
- Machen Sie das zwei Minuten lang.

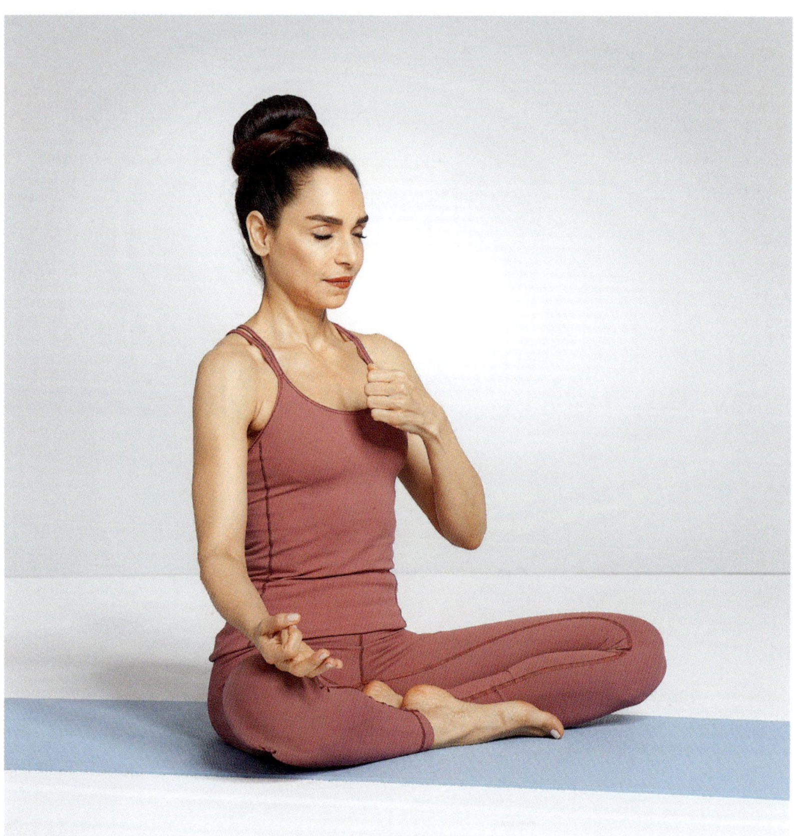

Ischiasprobleme

Der Ischias ist unser größter Nerv. Im Bereich des Gesäßes tritt er aus dem Rückenmark aus, führt in die Beine und bis in die Füße hinein. Eine *Ischialgie,* auch *Ischiasreizung* oder *Ischiassyndrom* genannt, ist die Sammelbezeichnung für Schmerzen im Versorgungsbereich des Ischias. Sie gehört zu den Neuralgien und entsteht meist durch eine Reizung der Nervenwurzeln. Das Einklemmen des Nervs ist die häufigste Ursache akuter Schmerzen, neben Muskelverspannungen oder Bandscheibenvorwölbungen. Manchmal liegt auch eine Ursachenverkettung vor, beispielsweise kann ein verdrehter Wirbel in der Halswirbelsäule Ischiasprobleme auslösen. Um häufiger auftretenden Ischiasschmerzen auf den Grund zu gehen, kann eine umfassende Untersuchung der gesamten Wirbelsäule nötig sein. Übrigens sind manchmal auch Yogis davon betroffen, wenn sie erst seit Kurzem kreuzbeinig, also in der Einfachen Haltung, auf dem Boden sitzen. Der Körper muss sich erst daran gewöhnen, und manchmal entsteht eine gewisse Überbeweglichkeit im Iliosakralgelenk. Meist hilft hierbei regelmäßige Bewegung, besonders Gehen. Doktor Yoga rät zu zwei Übungen, eine für den Akutfall und eine weitere für schmerzfreie Intervalle, um die Wirbelsäule so zu kräftigen, dass akute Probleme weniger werden.

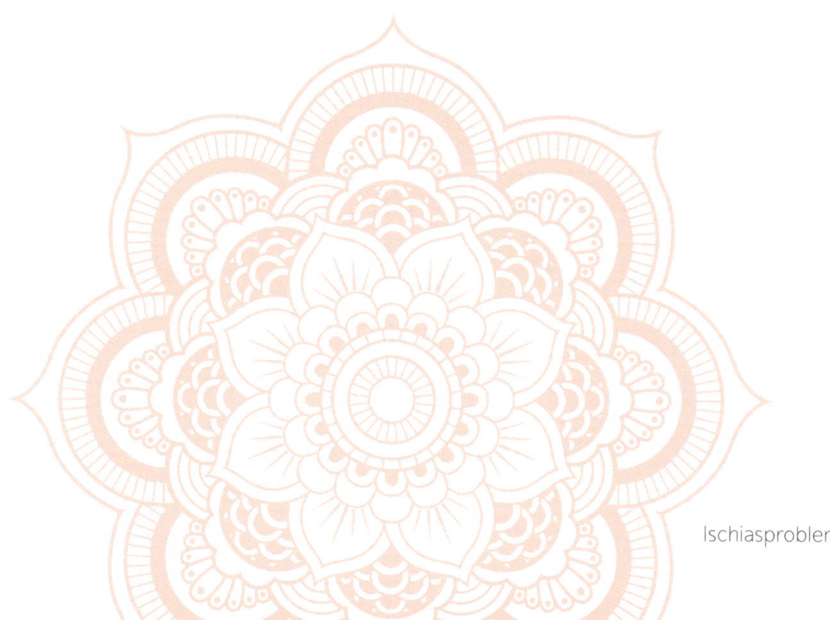

1. ÜBUNG BEI AKUTEN ISCHIASSCHMERZEN

- Setzen Sie sich mit ausgestreckten Beinen auf den Boden, die Füße geschlossen.
- Stützen Sie sich neben den Hüften auf.
- Winkeln Sie das linke Bein an und streichen Sie mit dem linken Fuß das rechte Bein entlang, vom Knie bis zu den Zehen.
- Drücken Sie dabei das linke Bein weit nach rechts hinüber.
- Sobald Sie unten angekommen sind, wechseln Sie die Seite.
- Wiederholen Sie dies einige Male.

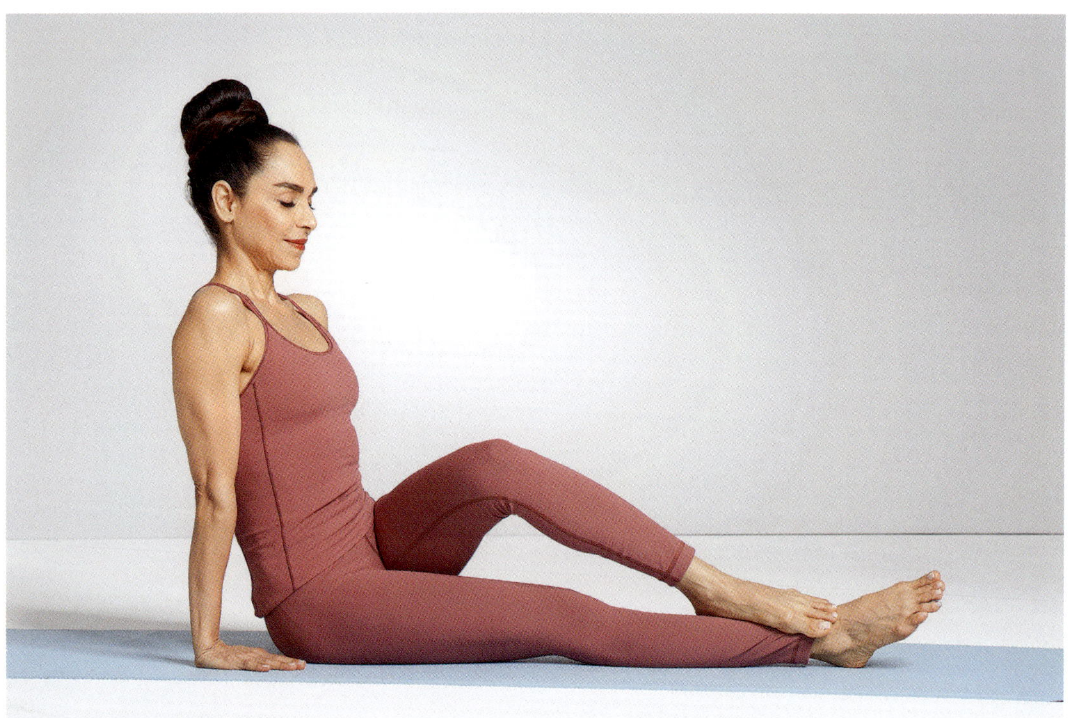

2. ÜBUNG, UM ISCHIAS-PROBLEMEN VORZUBEUGEN

- Legen Sie sich auf den Rücken.
- Stellen Sie die Füße auf, spannen Sie Bauch und Beckenboden an und ziehen dann die Knie zur Brust.
- Drücken Sie sich mithilfe der Hände hoch in den Schulterstand.
- Bei einem empfindlichen Nacken polstern Sie diesen durch eine besonders weiche Matte oder eine gefaltete Decke ab.
- Stützen Sie den unteren Rücken mit den Händen und öffnen Sie die gestreckten Beine.
- Bleiben Sie so gerade wie möglich.
- Machen Sie zwei Minuten Feueratem.
- Atmen Sie ein und gehen Sie vom Ausatmen unterstützt aus der Position heraus.

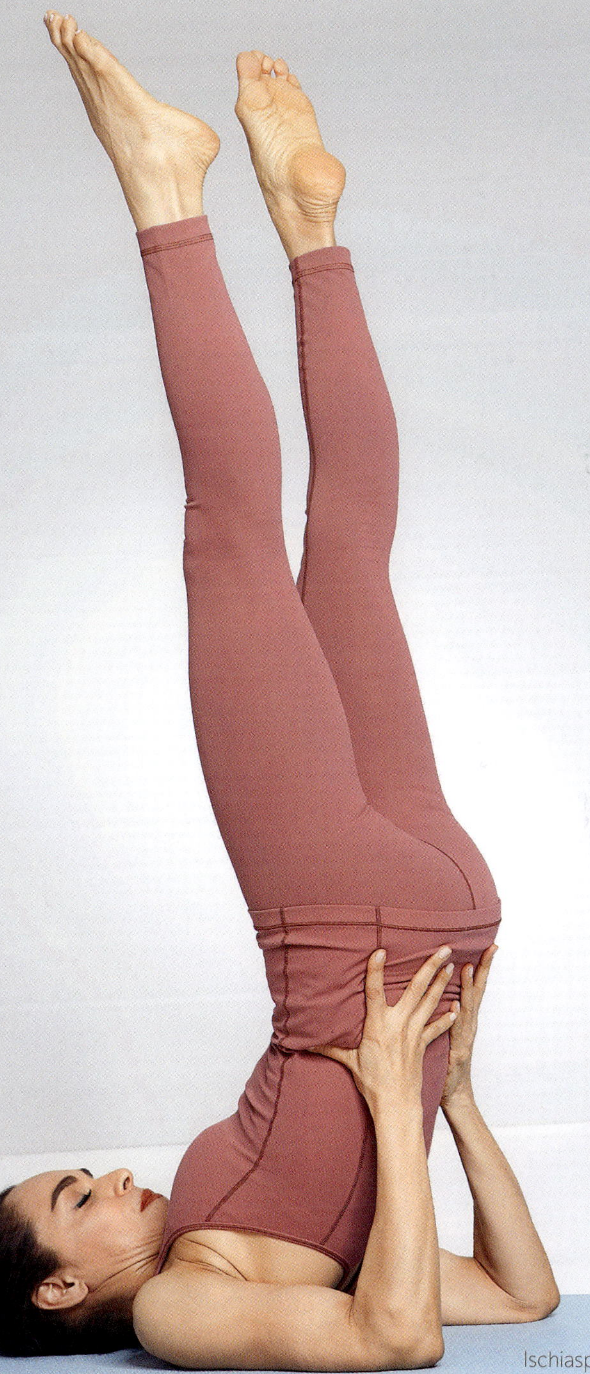

Kieferschmerzen

Kieferschmerzen können durch Probleme mit den Kiefergelenken, den Zähnen, dem Kieferknochen und der Kaumuskulatur entstehen. Häufig ist nächtliches Zähneknirschen die Ursache, wodurch die Kauflächen der Zähne abgenutzt werden und Verspannungen entstehen. Hilfreich ist hierbei eine Knirscher-Schiene, die der Zahnarzt anfertigt. Seltener stecken Entzündungen in Kieferknochen oder Kiefergelenk, Fehlstellungen der Zähne oder eine Funktionsstörung der Kiefergelenke dahinter. In diesem Fall strahlen die Schmerzen auch in andere Bereiche aus.
Wenn Sie zu den Knirschern gehören, sollten Sie regelmäßig Yoga und noch häufiger Entspannung üben, um den Stress loszulassen, der Sie sonst nachts einholt, auch wenn Sie es dann nicht merken. Doktor Yoga empfiehlt, sich tagsüber darüber bewusst zu werden, ob und wann Sie die Zähne zusammenbeißen. Achten Sie darauf, dass Ober- und Unterkiefer einander nicht berühren, dass die Zähne nicht aufeinanderliegen und die Zunge locker ist. Bei akuten Kieferschmerzen machen Sie diese Übung:

ÜBUNG, UM DEN KIEFER ZU JUSTIEREN

- Setzen Sie sich bequem hin.
- Schließen Sie die Augen.
- Öffnen Sie den Mund.
- Neigen Sie den Kopf sanft zur linken Schulter und atmen dabei ein.
- Neigen Sie ihn nun mit dem Ausatmen nach rechts.
- Fahren Sie zwei Minuten lang fort.

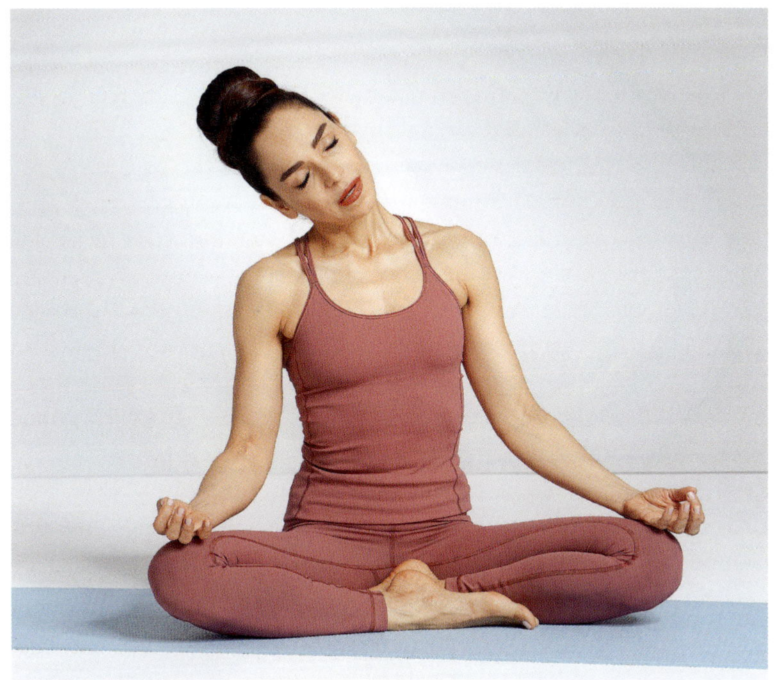

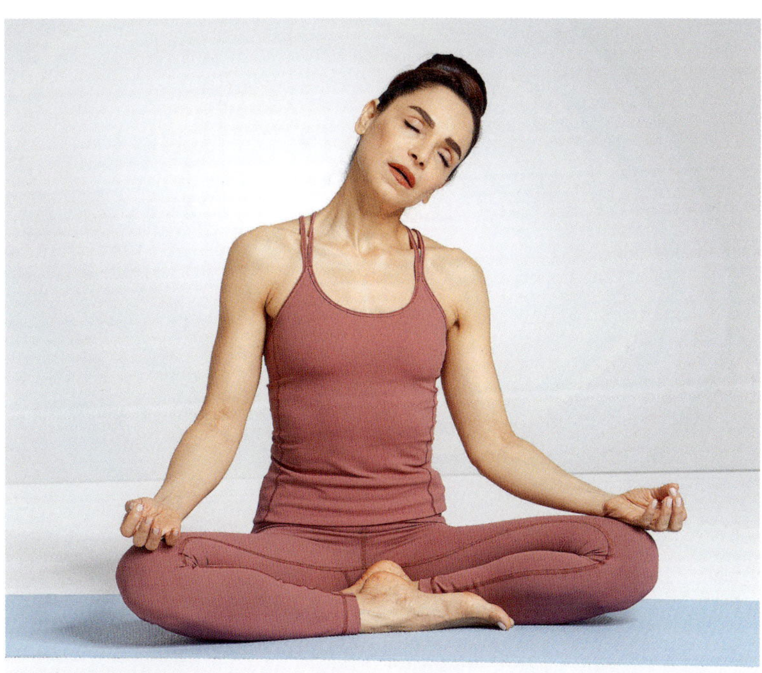

Kopfschmerzen

Es gibt vielerlei Arten von Kopfschmerzen. Am häufigsten sind Spannungskopfschmerzen. An diesem dumpfen, drückenden Kopfschmerz leiden etwa die Hälfte der Erwachsenen und ein Fünftel der Kinder und Jugendlichen mindestens einmal jährlich. Tritt er an mehr als 15 Tagen im Monat über einen Zeitraum von drei Monaten auf, handelt es sich um einen chronischen Spannungskopfschmerz.

Spannungskopfschmerzen können mehrere Stunden bis hin zu einigen Tagen anhalten. Er ist meist beidseitig, aber nicht pulsierend, von der Intensität her leicht bis mittel und wird durch körperliche Aktivitäten nicht verschlimmert. Es können Licht- und Geräuschempfindlichkeit hinzukommen. Oft sind Schulter- und Nackenmuskeln verspannt.

Doktor Yoga empfiehlt Wärme, beispielsweise eine Wärmflasche oder ein Kirschkernkissen unter den Nacken zu legen, Mintöl auf Schläfen, Stirn und Nacken aufzutragen und/oder einen feuchtkalten Umschlag auf die Stirn zu legen. Weiterhin helfen Entspannung und körperlicher Rückzug sowie viel Wasser trinken.

ÜBUNG GEGEN KOPFSCHMERZEN

- Legen Sie sich auf Ihre Yoga-Matte.
- Verschränken Sie die Hände im Venusschloss im Nacken und heben Sie den Kopf leicht an.
- Atmen Sie für ein bis drei Minuten lang und tief.

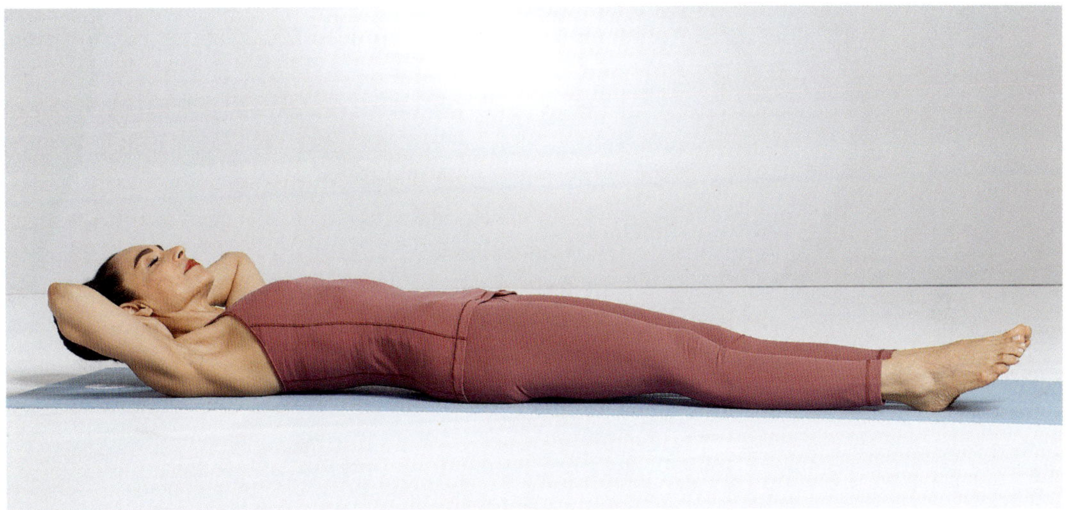

Knieschmerzen

Knieschmerzen kommen relativ häufig vor. Manchmal gehen sie mit Arthrose oder Arthritis einher oder resultieren aus Verletzungen. Oft sind sie unspezifisch, und ihre Ursache liegt in Bewegungsmangel, Übergewicht und dem natürlichen Alterungsprozess. Treten sie auf, neigen viele Menschen aus Angst oder Vorsicht dazu, sich zu schonen. Das ist eher kontraproduktiv. Knie müssen, wie alle Gelenke, bewegt werden. Außerdem ist es wichtig, die Tiefenmuskulatur zu trainieren, beispielsweise durch Balanceübungen auf einer weichen, wackeligen Unterlage wie einer dicken Yoga-Matte oder einem Balance-Pad. Besonders gut sind Spazierengehen, Walken, Tanzen, Treppensteigen und natürlich Yoga. Haben Sie keine Angst vor der Einfachen Haltung! Zu Beginn kann es sein, dass Ihre Knie sich steif anfühlen, sogar schmerzen – das bessert sich im Laufe der Zeit. Falls Ihre Knie im Schneidersitz sehr weit oben sind, liegt es an fehlender Hüftdehnung oder einer angeborenen Hüftstellung. Dann hilft ein Meditationskissen, beschwerdefrei zu sitzen. Hilfreiche Nahrungsmittel bei Knieschmerzen sind braunes Hafermehl und Leinsamen.

KRIYA GEGEN KNIESCHMERZEN

- Stellen Sie sich mit hüftbreit geöffneten Füßen hin.
- Kreuzen Sie die Arme vor der Brust, die Hände liegen jeweils auf dem anderen Ellbogen.
- Verankern Sie sich bewusst im Boden und verlagern Sie das Gewicht auf den linken Fuß.
- Mit geöffneten Augen finden Sie einen festen Punkt am Boden, an dem Sie sich mit dem Blick festhalten.
- Heben Sie langsam den rechten Fuß nach vorn und oben an.
- Bringen Sie den rechten Fußknöchel an die linke Seite des linken Knies.
- Bringen Sie den Fuß dann zurück auf den Boden und belasten wieder beide Füße.
- Fahren Sie drei Minuten mit dieser Bewegung fort, dann wechseln Sie die Seite und üben weitere drei Minuten mit dem anderen Bein.

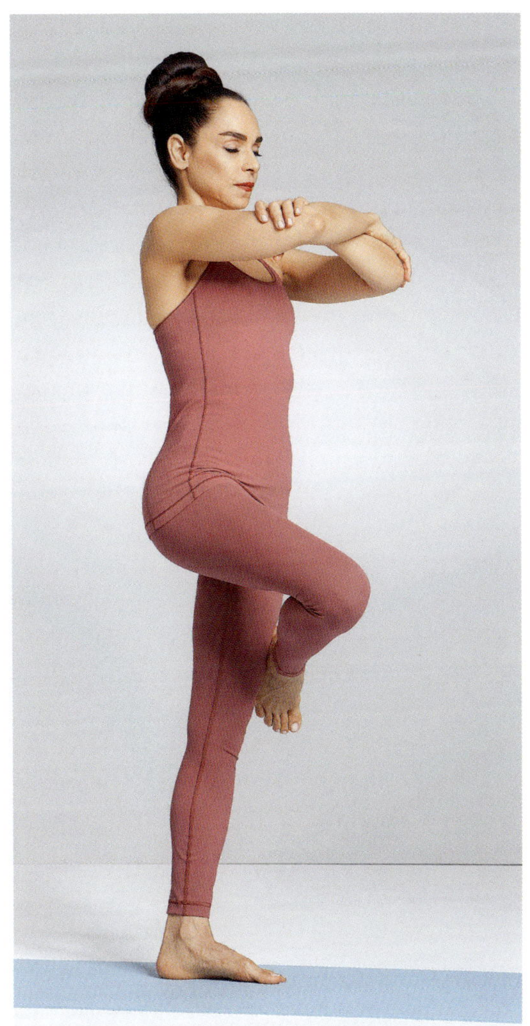

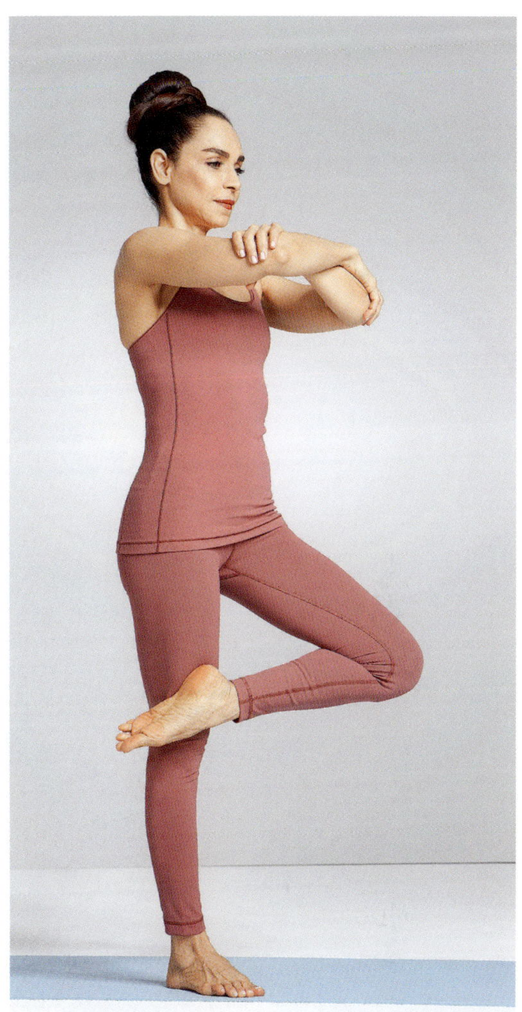

Krampfadern

Krampfadern sind Erweiterungen der oberflächlichen Venen, die sich als blaue, geschlängelte, sogar knotige Linien zeigen. Sie sind ein zumeist harmloses kosmetisches Problem und kommen dreimal häufiger bei Frauen vor. Bei stärkerer Ausprägung können sie jedoch auch Wassereinlagerungen verursachen, geschwollene Füße oder schmerzende Beine. Menschen in stehenden Berufen sind öfter davon betroffen. Übergewicht, Rauchen und Bewegungsmangel begünstigen die Entstehung, ebenso das weibliche Geschlechtshormon Östrogen. Eine ererbte Bindegewebsschwäche liegt seltener vor, als früher angenommen wurde. Oft treten Krampfadern zwischen dem dreißigsten und vierzigsten Lebensjahr auf – etwa ein Fünftel aller Erwachsenen leidet darunter. Viele haben jedoch nur feine, oberflächliche Krampfadern – diese »Besenreiser« sind feine blaue, rote oder violette Linien.

Im nächsten Stadium stärkerer Krampfadern werden die Beine schwer und schneller müde. Die Beschwerden bessern sich im Liegen und bei Bewegung, weil beides den Blutfluss in den Venen anregt. Später können Ödeme entstehen, auch eine Venenentzündung kann sich leichter entwickeln.

Doktor Yoga empfiehlt viel Bewegung, nächtliches Hochlagern der Beine sowie Cremes und Tinkturen mit den Heilkräutern Rosskastanie oder Steinklee, die vor Ödemen schützen. Zwei blutflussanregende Yoga-Übungen helfen, eine leichte (die »Venenpumpe«) und eine schwierigere:

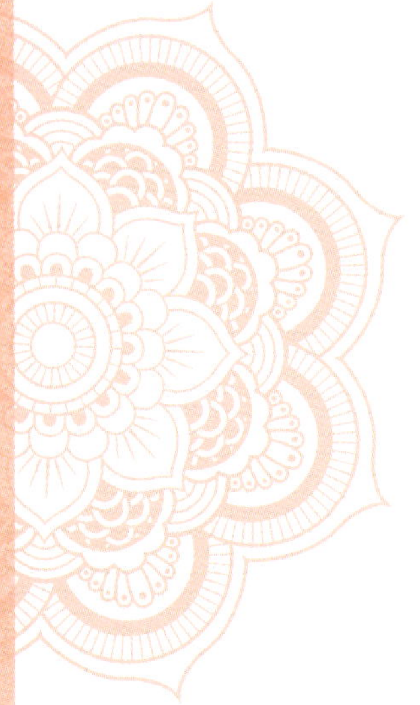

1. VENENPUMPE

- Setzen Sie sich mit ausgestreckten Beinen auf den Boden.
- Stützen Sie sich, falls nötig, mit den Händen neben den Hüften auf.
- Ziehen Sie die Zehen zu sich heran, spannen Sie dabei die Muskeln in den Waden und Oberschenkeln fest an und drücken Sie die Kniekehlen in den Boden.
- Strecken Sie die Füße und Zehen nach vorn.
- Fahren Sie mit dieser Vor-und-rück-Bewegung bei langem, tiefem Atem für drei Minuten fort.

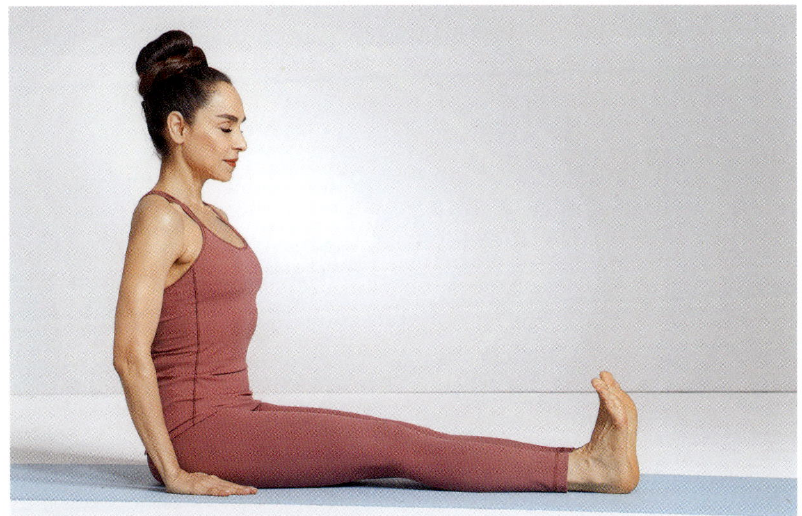

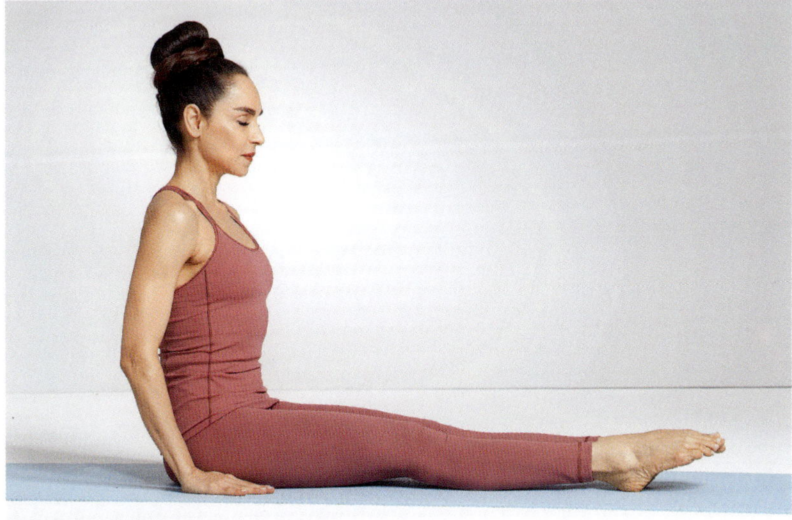

2. ÜBUNG GEGEN KRAMPFADERN

- Stellen Sie sich hin und atmen Sie tief ein.
- Legen Sie die Hände hinten an die Oberschenkel und beugen Sie sich ausatmend weit zurück. 1
- Mit dem Einatmen kommen Sie in die Mitte zurück, kreuzen die Füße und setzen sich auf den Boden. 2
- Mit dem nächsten Ausatmen kommen Sie – möglichst ohne Hände – wieder zum Stehen.
- Beginnen Sie von vorn. Wenn Sie können, kreuzen Sie die Füße jedes Mal andersherum.

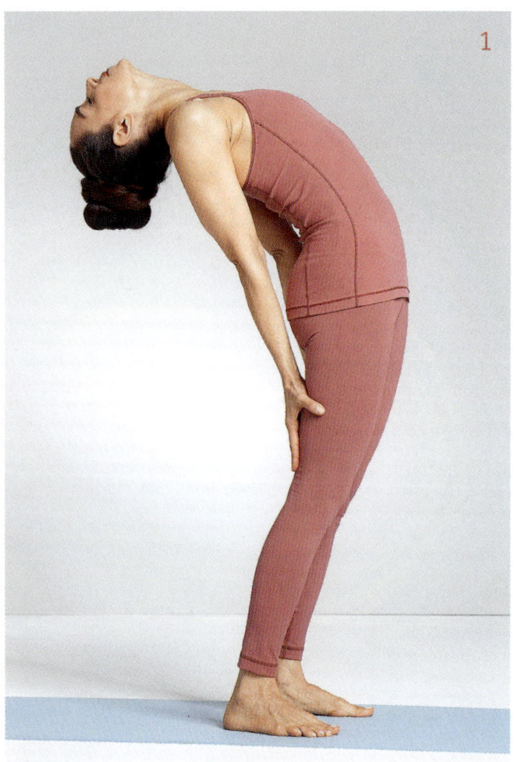
1

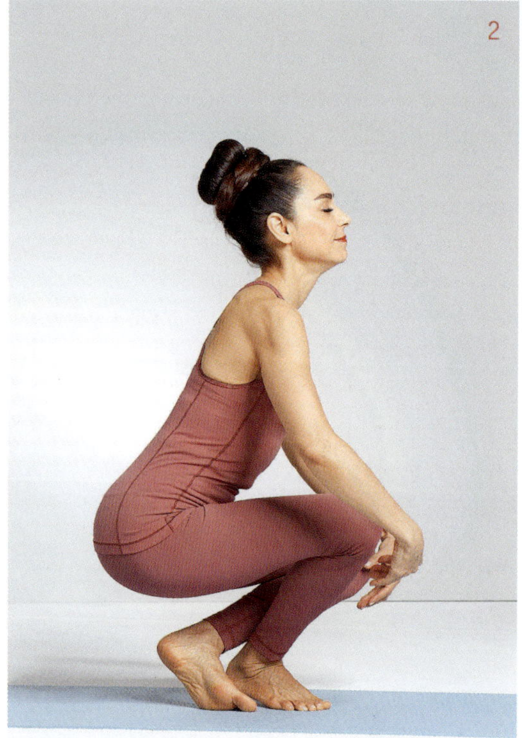
2

Kreislaufschwäche

Eine Kreislaufschwäche kann sich durch Kopfschmerzen und Schwindel, Herzklopfen und Herzflimmern zeigen oder dadurch, dass Ihnen schwarz vor den Augen wird, wenn Sie zu plötzlich aufstehen. Grund ist eine Unterversorgung des Gehirns mit Blut; im Extremfall können Betroffene sogar kurzzeitig das Bewusstsein verlieren. Häufig liegt die Ursache in niedrigem Blutdruck. Das Nervensystem erkennt zwar, dass es die Pumpleistung des Herzens steigern und bestimmte Blutgefäße enger stellen muss, die Reaktion ist aber entweder nicht schnell genug oder nicht ausreichend stark. Diese Form der Kreislaufschwäche betrifft oft Jugendliche und junge Erwachsene, die wenig Sport treiben, und ist harmlos.

Andere Ursachen liegen bei älteren Menschen vor, besonders wenn sie seit Längerem an Diabetes oder Parkinson leiden. Es können jene Funktionen des Nervensystems gestört sein, die den Kreislauf regulieren, oder Erkrankungen an Herz und Blutgefäßen auftreten, sodass die Signale des Nervensystems nicht umgesetzt werden. Auch bestimmte Medikamente können eine Kreislaufschwäche auslösen. Doktor Yoga empfiehlt kreislaufbelebende Maßnahmen wie Massagen, *Ishnaan* (morgendliche kalte Duschen mit Ölmassagen) und kraftvolles Yoga. Menschen, die oft lange stehen müssen, sollten den Rückfluss des Blutes anregen, indem sie die Beine überkreuzen und gegeneinanderpressen. Sie sollten darauf achten, viel Wasser zu trinken und aus Ruhepositionen stets langsam aufstehen. Folgende Nahrungsmittel regen den Kreislauf an: Chilis, Ginseng (stärkt auch das Herz und die Gedächtnisleistung, regt die Hormonproduktion an, verjüngt das Nervensystem), Lecithin (hilft bei Herzschwäche, gegen Bluthochdruck und Kreislaufschwäche) und Zitronen (verdünnt das Blut und regt den Kreislauf an).

KRIYAS GEGEN KREISLAUFSCHWÄCHE

1. MAGENPUMPEN

- Kommen Sie in die Einfache Haltung und greifen Sie die Fußknöchel.
- Atmen Sie tief ein und vollständig wieder aus.
- Pumpen Sie den Magen mit gehaltener Ausatmung nach innen/oben und nach unten/außen, so oft Sie können.
- Wenn Sie wieder einatmen müssen, tun Sie das – und beginnen von vorn.

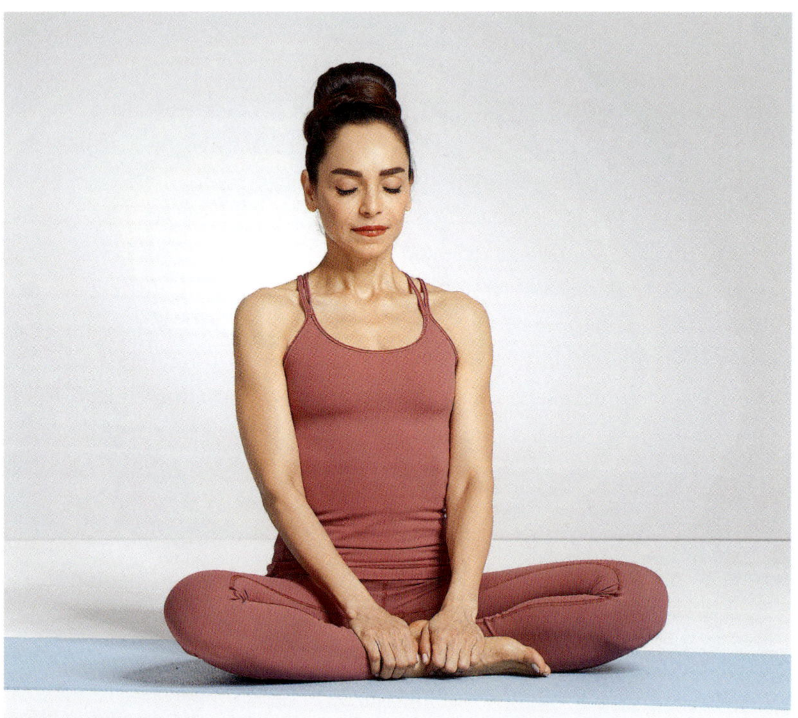

2. FRÖSCHE

- Hocken Sie sich auf die Fußballen.
- Die Knie sind gespreizt, die Fersen berühren einander, die Finger sind zwischen den Beinen aufgesetzt.
- Mit dem kraftvollen Einatmen strecken Sie die Beine, ohne dass Sie die Finger vom Boden lösen.
- Mit dem Ausatmen kommen Sie in die Hocke zurück.
- Fahren Sie mit der Bewegung in Einklang mit betontem Einatmen fort.
- Beginnen Sie langsam mit wenigen Fröschen und achten Sie darauf, wie Sie sich fühlen.
- Steigern Sie das Tempo im Laufe der Übung und mit fortdauerndem Training, ebenso die Anzahl der Frösche.

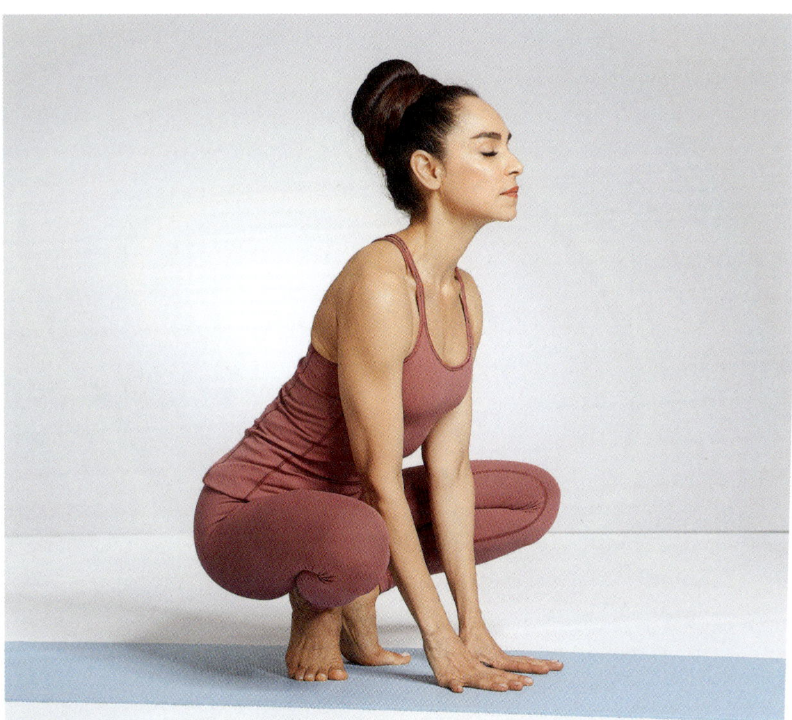

Leberprobleme

Die Leber ist die größte Drüse unseres Körpers. Bei einem Erwachsenen wiegt sie etwa eineinhalb bis zwei Kilogramm.

Gewölbt geformt, liegt sie direkt unter dem Zwerchfell im Bauchraum und ist in zwei Sektionen gegliedert, den größeren rechten und den kleineren linken Leberlappen. Jeder Leberlappen wiederum enthält vier Segmente, sodass die Leber aus insgesamt acht Einheiten besteht. Die Leber ist höchst regenerationsfähig: Aus jedem einzelnen Segment kann bei Bedarf eine eigenständige neue Leber entstehen.

Auch im Normalfall regeneriert sich die Leber ständig: Alle zehn bis zwanzig Tage erneuern sich sämtliche Leberzellen. Die Leber erfüllt zentrale Aufgaben, ist Körperfabrik und Filter zugleich. Sie baut Gifte ab, regelt den Hormon- und Mineralhaushalt sowie den Fett- und Kohlenhydrathaushalt und ist Speicherort von Vitaminen. Alle wichtigen Stoffwechselvorgänge gehen von ihr aus. Gemeinsam mit Gallenblase und Bauchspeicheldrüse unterstützt die Leber den Verdauungsapparat. Sie produziert die für die Fettverdauung unerlässliche Galle, die in der Gallenblase zwischengespeichert wird. Das Zusammenspiel dieser Drüsen macht die Verdauung erst möglich. Außerdem bildet sie Gerinnungsfaktoren, die dafür sorgen, dass sich das Blut unter Sauerstoffeinfluss schnell verdickt und man bei Verletzungen nicht verblutet.

Belastet wird die Leber durch Alkohol, Medikamente oder andere körperfremde Stoffe. Sie leidet still – man sagt, der Schmerz der Leber sei die Müdigkeit. Oft werden Leberprobleme per Zufall bei Blutuntersuchungen durch erhöhte Leberwerte entdeckt. Mehr als zehn Millionen Menschen in Deutschland leiden an einer Fettleber, bei der Zellen in der Leber verfetten und ihrer Aufgabe nicht mehr nachkommen können, sodass der verbleibende Teil sie übernehmen muss. Aufgrund ihrer Regenerationsfähigkeit ist die Fettleber heilbar. Bleierne Tagesmüdigkeit, Schmerzen im rechten Oberbauch und im fortgeschrittenen Fall eine Gelbfärbung der Augen deuten auf schwere Leberprobleme hin.

Bei Leberproblemen sollte eine gesunde yogische Lebensführung an erster Stelle stehen. Neben einem Verzicht auf Nikotin und Alkohol empfiehlt Doktor Yoga wenig Kaffee und eine biologisch-vegetarische Ernährung. Harmlose Beschwerden sollten Sie nicht sofort mit Medikamenten behandeln, sondern mit Kräutern und einer gesunden Lebensführung. Bauen Sie gegebenenfalls Übergewicht ab, machen Sie viel Yoga und sorgen Sie für tägliche Bewegung. Trinken Sie viel klares

Wasser und Kräutertees. Verzichten Sie auf Überernährung und ständiges Snacken. Mit Atemübungen verbessern Sie die Durchblutung der Leber.

Ein Leberwickel nach dem Mittagessen entlastet und ist angenehm: Dafür legen Sie sich ins Bett oder auf die Couch. Tränken Sie ein Baumwollhand- oder ein Leinentuch mit warmem Wasser, wringen es aus und legen es auf den rechten Oberbauch. Legen Sie ein weiteres, trockenes Handtuch darüber, gefolgt von einer Wärmflasche. Ruhen Sie etwa eine halbe Stunde lang. Die folgende Übung sollten Sie nicht bei schweren Leberkrankheiten machen, nur bei leichten Leberproblemen.

ÜBUNG ZUR LEBERREINIGUNG

- Setzen Sie sich in die Einfache Haltung.
- Bringen Sie den rechten Arm auf den Rücken.
- Strecken Sie den linken in einem 60-Grad-Winkel nach oben aus, Finger gestreckt, Ellbogen durchgedrückt.
- Schwingen Sie in dieser Haltung mit dem Einatmen nach links und mit dem Ausatmen nach rechts.

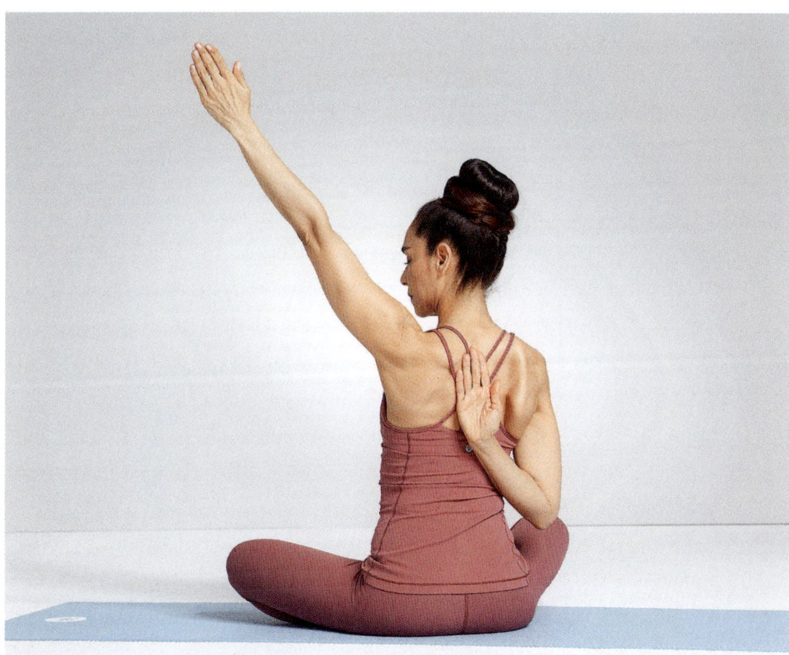

Lungenprobleme

Die Lunge ist zuständig für die Aufnahme von Sauerstoff aus der Atemluft ins Blut und die Abgabe von Kohlendioxid aus dem Blut an die ausgeatmete Luft. Sie liegt im Brustkorb, den sie fast vollständig ausfüllt, und besteht aus dem rechten, etwas größeren, und dem linken Flügel. Die Lunge ist von einer dünnen, glatten und feuchten Haut überzogen, dem Lungenfell. Das Innere des Brustkorbs ist mit dem Rippenfell ausgekleidet. Zusammen bilden sie das Brustfell. Dazwischen befindet sich ein dünner Flüssigkeitsfilm, sodass Lunge und Brustkorb sich beim Atmen gegeneinander verschieben, aber nicht voneinander lösen können.

Über die Luftröhre gelangt die Atemluft von Mund, Nase und Rachen in die beiden Hauptbronchien, die sich weiter verästeln und schließlich in winzige, luftgefüllte Bläschen *(Alveolen)* münden. In den Bronchien werden Fremdkörper und Krankheitserreger abgefangen, sie bleiben an einem zähen Schleim haften, den die Schleimhaut der Bronchien produziert.

Beim Einatmen arbeiten Zwerchfell und Zwischenrippenmuskeln sowie die Brust- und Rückenmuskeln. Sie bewirken, dass sich der Brustkorb dehnt, wodurch die Lunge passiv mit entfaltet wird. Der dabei entstehende Unterdruck saugt die Atemluft an. Beim Ausatmen entspannen sich die Atemmuskeln – der Brustkorb verengt sich, die Luft wird aus der Lunge herausgepresst. Aktives Anspannen der Bauchmuskeln kann das Ausatmen vertiefen. Im Normalfall atmet man im Ruhezustand pro Minute etwa zehn- bis 15-mal ein und aus. Im Yoga wird viel Wert auf eine langsame, bewusste, tiefe Atmung gelegt. Yogis bemühen sich, nur fünf- bis sechsmal pro Minute zu atmen. Dadurch wird die *Hypophyse,* die Hauptsteuerungsdrüse, angeregt und ein gelassener Geisteszustand gefördert. Probleme und Widrigkeiten des Alltags verblassen und werden unwichtig, wenn Sie es schaffen, immer auf diese Weise zu atmen.

Eine yogische Weisheit besagt auch, dass wir von Geburt an eine bestimmte Anzahl an Atemzügen bekommen haben. Atmen wir langsamer und bewusster, verlängern wir unser Leben. Das kann man glauben oder auch nicht – sicher ist, dass unser Grundgefühl in der Welt sich ändert, wenn wir tiefer und langsamer atmen und die ganze Lungenkapazität nutzen. Lungenprobleme wirken sich meist auf die Atmung aus und äußern sich in Atemnot wie zum Beispiel Lungen-

entzündung, Bronchitis, Asthma oder auch die chronisch obstruktive Lungenerkrankung.
Alle Atemübungen helfen bei Lungenproblemen. Auch gehört die Lunge zu den Schlüsselbereichen für gute Gesundheit (siehe oben). Drei Übungen helfen bei Lungenproblemen ganz besonders:

1. ÜBUNG ZUR ERWEITERUNG DER LUNGENKAPAZITÄT

- Setzen Sie sich in die Einfache Haltung und bringen Sie die im Venusschloss gefalteten Hände in den Nacken, bei langem Haar darunter.
- Atmen Sie tief ein und ziehen Sie die Ellbogen nach oben und hinten, während Sie den Kopf bewusst nach oben ausrichten.
- Atmen Sie vollständig aus und neigen Sie das Kinn zur Brust. Gleichzeitig bringen Sie die Ellbogen nach unten und zusammen.
- Machen Sie die Übung ein bis drei Minuten lang.

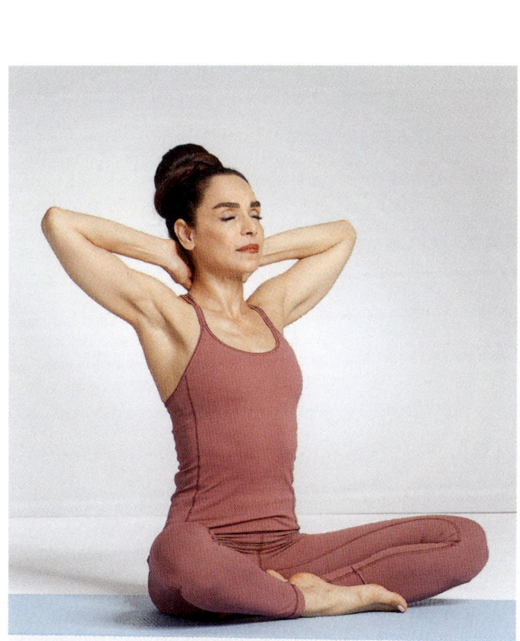

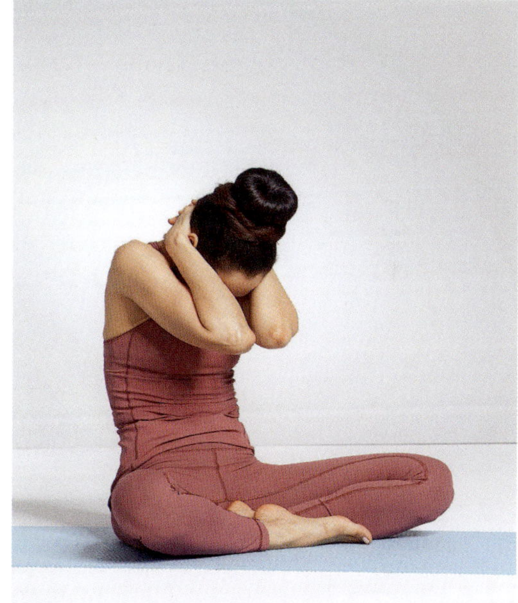

2. ÜBUNG ZUR STÄRKUNG DER LUNGEN

- Knien Sie sich hin.
- Einatmend heben Sie die Arme gestreckt nach vorn an und klatschen Sie mit den Händen einmal über dem Kopf.
- Mit dem Ausatmen lassen Sie die Arme erst fallen, die Hände neben dem Körper, und schwingen sie dann locker nach vorn, um wieder zu klatschen.
- Fahren Sie eine Minute lang mit den drei Phasen fort: klatschen, fallen lassen, klatschen.

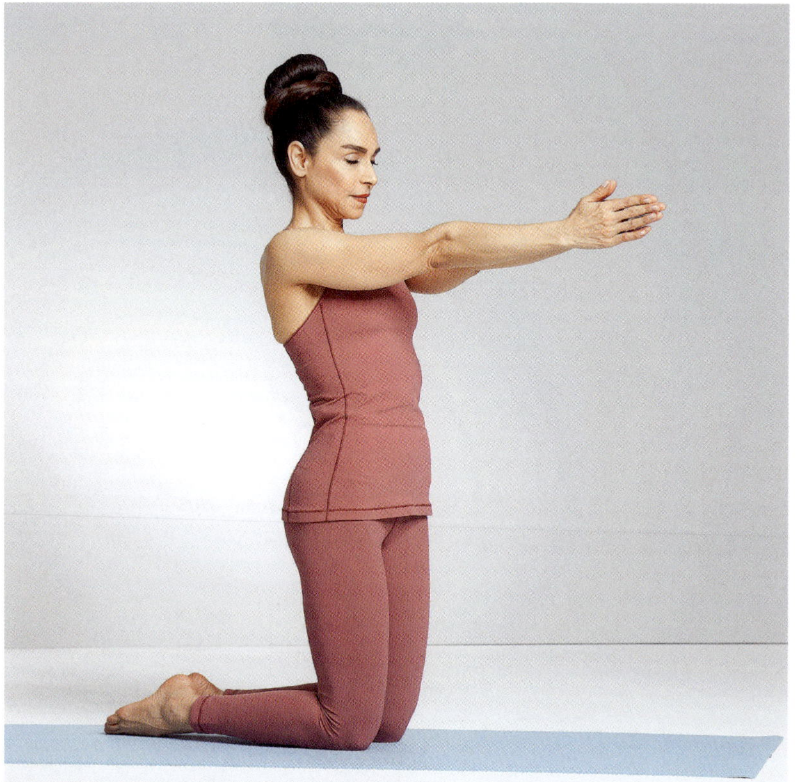

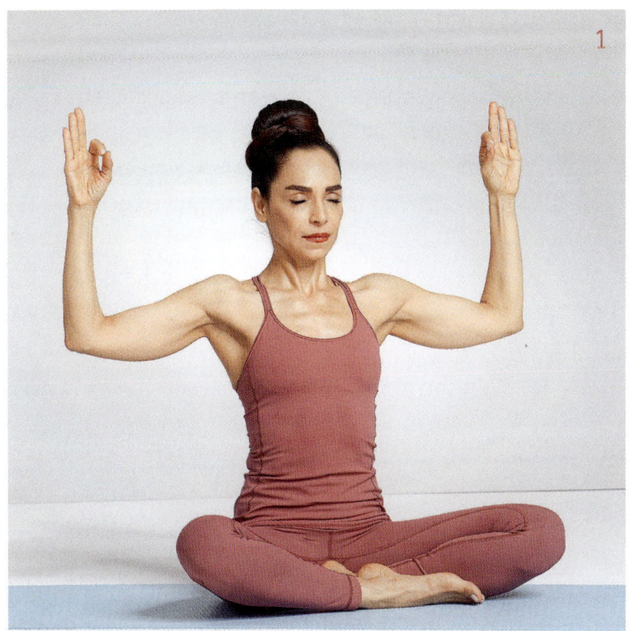

1

3. ÜBUNG ZUR REINIGUNG DER OBEREN LUNGEN

- Setzen Sie sich in die Einfache Haltung.
- Heben Sie die angewinkelten Arme auf Schulterhöhe, Finger zeigen nach oben, Daumen und Zeigefinger im Gyan Mudra. ❶
- Mit dem Einatmen strecken Sie die Arme im 60-Grad-Winkel nach oben aus. ❷
- Mit dem Ausatmen winkeln Sie die Arme wieder an.
- Wiederholen Sie die Bewegung in schnellem Tempo mit ebensolchem Atem für ein bis drei Minuten.

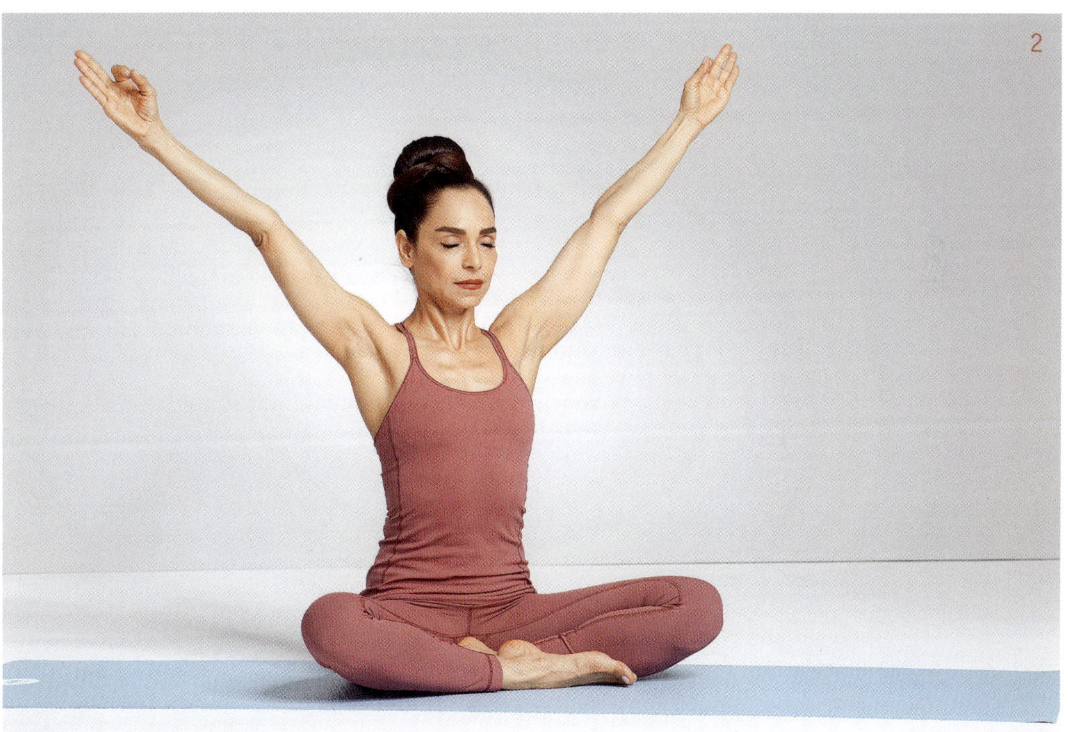

2

Lymphdrüsenschwäche

Die Lymphdrüsen – eigentlich Lymphknoten, da sie keine echten Drüsen sind – stellen einen bedeutenden Bestandteil des Immunsystems dar. Insgesamt haben wir rund 600 Lymphdrüsen an verschiedenen Abschnitten der Lymphgefäße, in erster Linie in den Achseln sowie im Nacken, Hals, Brustkorb und Bauch. Jeder Lymphknoten ist für einen bestimmten Bereich zuständig. Einige sind von außen als kleinere Verdickungen tastbar. Bei einer Infektion schwellen die betroffenen Lymphknoten oft an. Ihre wichtigste Aufgabe ist die Aufnahme von Flüssigkeit *(Lymphe)* aus dem Gewebe und deren Prüfung auf schädliche Viren oder Bakterien sowie entartete Körperzellen oder sonstige schädliche Substanzen. Erkennen die Lymphozyten innerhalb der Lymphdrüsen Gefährdungen, machen sie diese unschädlich. Die *T-Zellen* (*T-Lymphozyten,* weiße Blutzellen, die in der Thymusdrüse reifen) können außerdem Hilfe aus anderen Bereichen des Körpers holen. Zellvergiftende T-Zellen erkennen entartete Krebszellen sowie körpereigene Zellen, die sich infiziert haben. Sie stellen Botenstoffe her und bewirken einen Zelltod der schädlichen Zellen. Das Lymphsystem ist also eng mit dem Immunsystem verbunden. Bei Erkrankungen können fremde Zellen in die Lymphknoten vordringen, was eine örtlich begrenzte Immunreaktion bewirkt: Die Lymphknoten schwellen an, manchmal tun sie auch weh.

Es gibt bakterielle und virale Erkrankungen wie Pfeiffer'sches Drüsenfieber oder Röteln, die eine Schwellung aller Lymphknoten auslösen. Die Lymphdrüsen selbst erkranken höchst selten. Ihre Schwäche zeigt sich eher in erhöhter Krankheitsanfälligkeit und darin, dass bei lokalen Geschehen, zum Beispiel einer Halsentzündung, die Lymphknoten stark mitreagieren.

Doktor Yoga rät zu diesen Übungen, um die Leistung der Lymphdrüsen zu steigern:

1. ÜBUNG ZUR ANREGUNG DER LYMPHKNOTEN IN LEISTEN UND OBERSCHENKELN

- Setzen Sie sich mit weit geöffneten Beinen auf den Boden.
- Richten Sie sich auf, drücken Sie die Knie nach unten und legen die Hände auf die Knie.
- Atmen Sie tief ein und drücken Sie die Brust vor.
- Atmen Sie aus und runden den Rücken.
- Fahren Sie zwei Minuten lang mit gestreckten Beinen fort.

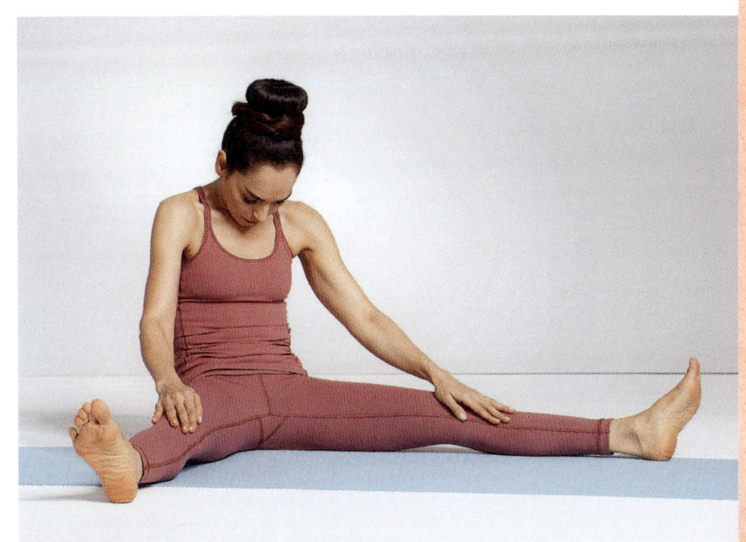

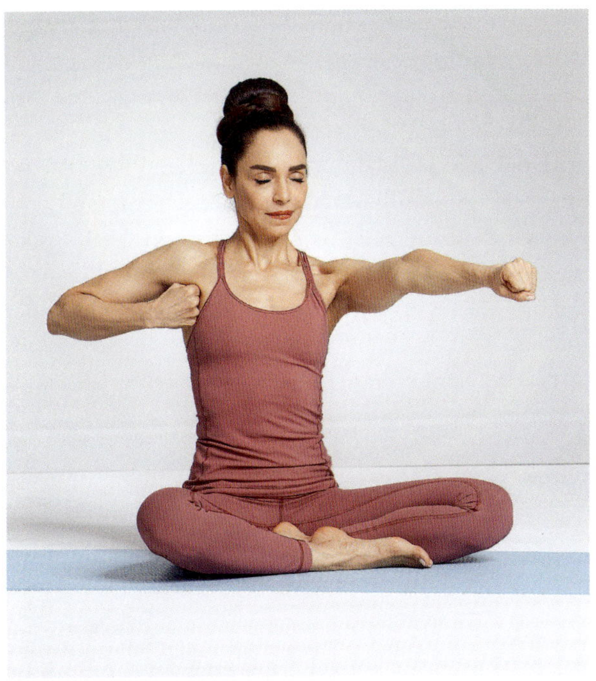

2. ÜBUNG, UM DIE LYMPHKNOTEN IN ACHSELN UND SCHULTERN ZU STIMULIEREN

- In Einfacher Haltung ballen Sie die Hände zu Fäusten.
- Strecken Sie den linken Arm boxend nach vorn auf Schulterhöhe aus und atmen dabei ein.
- Bringen Sie dabei die rechte Faust in die rechte Achselhöhle.
- Wechseln Sie mit dem Ausatmen, sodass Sie die rechte Hand nach vorn stoßen und die linke Hand zurückziehen.
- Bewegen Sie den Oberkörper mit und machen Sie die Übung zwei Minuten lang schnell und kraftvoll. Der Atem passt sich der Bewegung an und wird zum Feueratem.

Magenschmerzen

Magenschmerzen treten im Oberbauch mittig und links auf, typischerweise nach dem Essen. Sie können sich brennend, dumpf oder scharf anfühlen oder krampfartig sein, mit starken Schmerzen, plötzlich und in kurzen Abständen. Manchmal gehen sie mit weiteren Beschwerden einher, wie Aufstoßen, Sodbrennen, Durchfall, Übelkeit oder Erbrechen. Häufig sind Magenschmerzen harmlos und beruhen auf einer leichten Magen-Darm-Verstimmung, einer Magenschleimhautentzündung, oder sie werden durch zu fettes und schwer verdauliches Essen ausgelöst. Oft ist auch zu viel Magensäure verantwortlich für Magenschmerzen – dann gilt es, auf säurebildende Nahrung zu verzichten. Die Magenschleimhaut besitzt etwa 35 Millionen Drüsen, die täglich etwa drei Liter Magensaft produzieren. Der Magen ist sehr stimmungsabhängig und braucht vier Stunden Ruhe zwischen den Mahlzeiten. Auch Stress schlägt vielen Menschen auf den Magen. Mehr als ein Drittel aller Magenschmerzen geht auf einen Reizmagen zurück, das heißt, es können keine körperlichen Auslöser gefunden werden. Oft helfen schon einfache Maßnahmen wie eine Wärmflasche auf dem Bauch und Kräutertee, beispielsweise aus Pfefferminze, Melisse, Kamille, Fenchel, Anis und Kümmel. Ingwer hilft gegen Übelkeit, Kartoffelsaft gegen Schmerzen. Allgemein tun folgende Nahrungsmittel dem Magen gut: Sprossen, Joghurt, Weizenkeime, Bierhefe und Obstessig. Alle Atemübungen beruhigen den Magen. Da die Verdauung bereits im Mund beginnt, ist es wichtig, sehr gut zu kauen. Doktor Yoga empfiehlt, zur Magenstärkung täglich das Magenkreisen zu machen (jedoch nur nüchtern), bei akuten Beschwerden durch Überessen den »modifizierten Fisch« (siehe Verdauungsstörungen), der eine gewisse Flexibilität in der Wirbelsäule voraussetzt.

ÜBUNG GEGEN MAGENSCHMERZEN

Nur auf nüchternen Magen und täglich machen!

- Kommen Sie in die Einfache Haltung.
- »Trinken« Sie durch den Mund einige Schlückchen Luft, indem Sie sie wie durch einen Schnabel einsaugen.
- Halten Sie die Luft und machen Sie einige kleine Kreise mit dem Magen nach links, dann nach rechts und atmen Sie langsam durch den Mund aus.
- Nutzen Sie zu Beginn Ihre Vorstellungskraft und die Bauchmuskeln.
- Trinken Sie anschließend zwei Gläser Wasser und vermeiden Sie heiße und scharfe Speisen für den Rest des Tages.

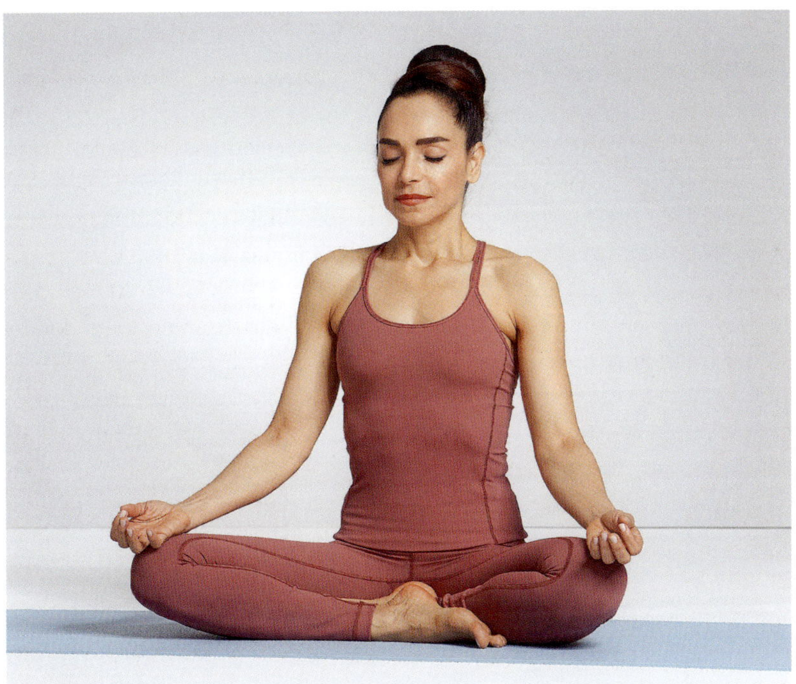

Menopause

Menopause bezeichnet den Übergang von der vollen Geschlechtsreife bis zum höheren Alter, in dem Fortpflanzung nicht mehr möglich ist. Sie wird in drei Phasen unterteilt, die *Prä-, Peri-* und *Postmenopause.* Die Prämenopause beginnt bereits um das vierzigste Lebensjahr damit, dass die Eierstöcke langsamer arbeiten, die Hormonproduktion sowie die Fruchtbarkeit sinken. Es kann zu unregelmäßigen, zu starken oder lang anhaltenden Regelblutungen kommen mit mehr Beschwerden als zuvor wie Kopfweh, Reizbarkeit, Wassereinlagerungen. Die vierjährige Perimenopause beginnt durchschnittlich mit 47 Jahren. In dieser Zeit reifen keine Follikel mit befruchtungsfähigen Eizellen mehr heran, der Eisprung wird seltener. In den Eierstöcken werden immer weniger Östrogen und Progesteron hergestellt. Typische Beschwerden sind Hitzewallungen, Schweißausbrüche und Schlafstörungen. Ein Jahr nach der letzten Regelblutung *(Menopause)* wird sie von der Postmenopause abgelöst. Hinzu kommen nun oft weitere Beschwerden wie trockene Schleimhäute, Gelenkschmerzen, manchmal Osteoporose und Haarausfall, ausgelöst durch einen Testosteronüberschuss. Die Menopause erfolgt meist um das fünzigste Lebensjahr herum, hierbei gibt es jedoch starke individuelle Schwankungen. Traditionell sollte laut yogischem Wissen die Menopause mit 54 Jahren erfolgen, nach drei »Lebenszyklen« von jeweils 18 Jahren. Die Zeit des hormonellen Übergangs kann sich über viele Jahre hinziehen, mit Mitte sechzig ist sie meist abgeschlossen. Auch Männer haben die Wechseljahre zu durchleben, wenngleich sie sich hormonell nicht ganz so gravierend bemerkbar machen.

Yoga kann in dieser bedeutsamen Umbruchperiode sehr hilfreich sein, weil es alle körperlichen wie psychischen Symptome lindert und mentale Unterstützung bietet. Außerdem balanciert es die Hormonproduktion, massiert die Beckenorgane und fördert deren Durchblutung. Die Kombination von körperlicher Bewegung, bewusster Atmung und Entspannungsübungen bewirkt den Abbau von Stresshormonen, die als Gegenspieler der Sexualhormone hormonell bedingte Beschwerden verstärken können. Nach der Menopause ist es für Frauen besonders wichtig, regelmäßig Körperübungen zu praktizieren, auf ihr Gewicht zu achten und einem geregelten Tagesablauf zu folgen.

Eine bewusste Ernährung kann ebenfalls dabei helfen, die biologische Uhr zu verlangsamen. Sie besteht darin, sogenanntes »Sirt-Food« zu bevorzugen, das sind Nahrungsmittel, die reich an *Sirtuinen* sind, Enzyme, dic die DNA-Reparatur im Körper vorantreiben. Auch beim Fasten werden körpereigene Sirtuine aktiviert, sodass der Körper nicht nur weniger Energie benötigt, sondern auch Zellschäden repariert. Bestimmte Obst- und Gemüsesorten enthalten in den sekundären Pflanzenstoffen ebenfalls diese Enzyme: Besonders Zwiebeln, Brokkoli, Rucola, Heidelbeeren, Kurkuma, grüner Tee, Tomaten, Cashews, dunkle Schokolade und Knoblauch sind reich an Sirtuinen. Sie setzen den Körper unter leichten Stress und stimulieren Muskelstammzellen, sodass chronische Entzündungen und Muskelabbau reduziert und DNA-Schäden repariert werden. Konsumieren Sie hierbei bevorzugt Bioprodukte.

Doktor Yoga empfiehlt die regelmäßige Einnahme von Vitamin E, Chlorophyll und Mandelöl – zwei Esslöffel morgens, um den Östrogenmangel auszugleichen. Außerdem rät Doktor Yoga zu zwei Übungen. Die erste hält die Eierstöcke, die Nieren und die Leber gesund und sollte täglich praktiziert werden. Die Schulterbrücke entspannt die Eierstöcke.

1. ÜBUNG FÜR DIE MENOPAUSE

- Setzen Sie sich auf die linke Ferse und strecken Sie das rechte Bein nach hinten aus.
- Gehen Sie so weit nach unten, wie es Ihnen möglich ist.
- Stützen Sie sich mit den Fingern auf.
- Finden Sie das Gleichgewicht und heben Sie die Hände.
- Winkeln Sie die Arme an, die Handflächen zeigen auf Schulterhöhe nach oben.
- Legen Sie den Kopf in den Nacken und atmen Sie lang und tief in die Beugung der Wirbelsäule hinein.
- Nach drei Minuten wechseln Sie die Seite.

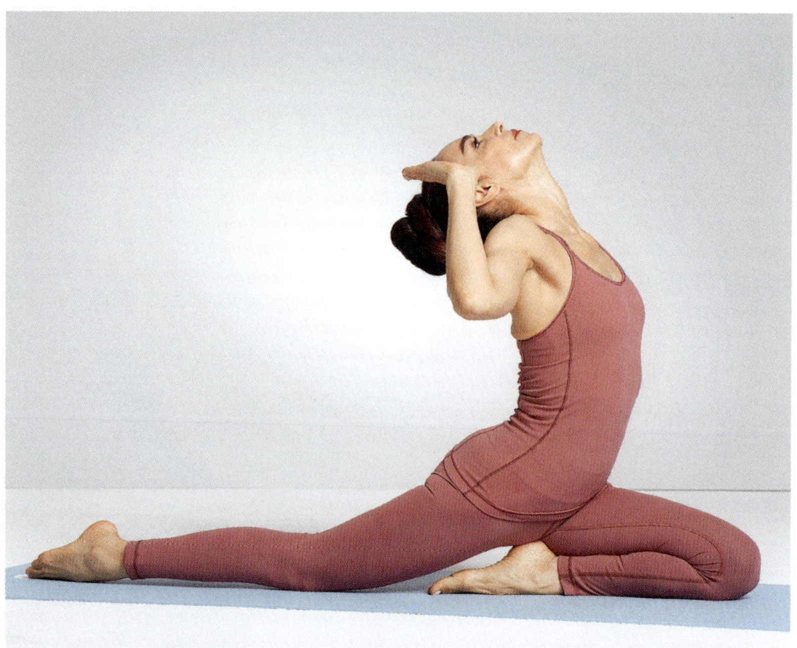

2. SCHULTERBRÜCKE

- Legen Sie sich auf den Rücken.
- Winkeln Sie die Beine an und stellen Sie die Füße hüftbreit auf, möglichst nah am Gesäß.
- Falls möglich umfassen Sie die Fußgelenke, ansonsten bringen Sie die Hände nah zu den Füßen.
- Heben Sie den gesamten Torso an und bringen Sie den Nabelpunkt dabei so hoch, wie es geht.
- Halten Sie die Position mit langem, tiefem Atem für ein bis drei Minuten.
- Rollen Sie dann langsam ab und strecken Sie die Beine aus.
- Entspannen Sie noch einmal genauso lange, wobei Sie die Hände auf den Unterleib legen.

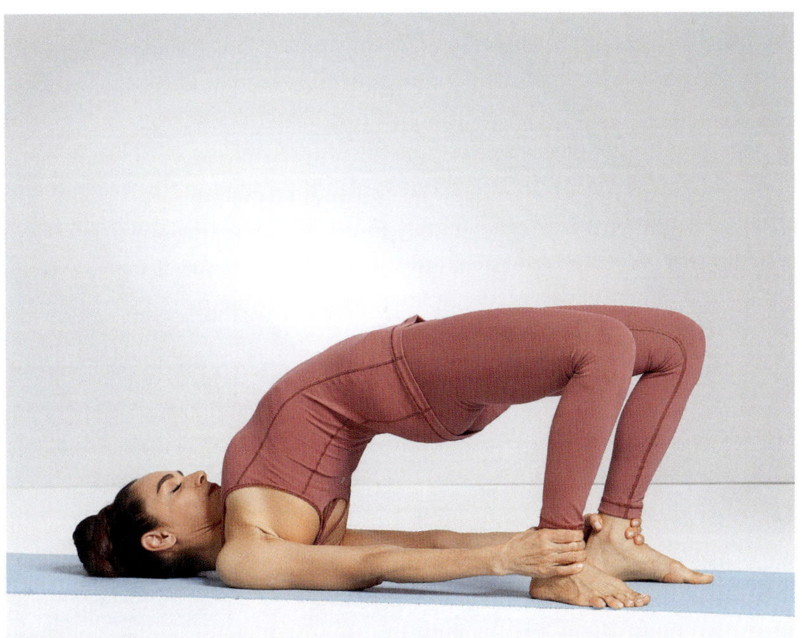

Menstruationsbeschwerden

Viele Frauen sind von Menstruationsbeschwerden betroffen – zumeist handelt es sich um Unterleibsschmerzen und Krämpfe, die in den Rücken und in die Oberschenkel ausstrahlen können. Auslöser dafür sind Kontraktionen der Gebärmutter, die sich von den Resten der für die Einnistung einer befruchteten Eizelle vorbereiteten Gebärmutterschleimhaut befreit. Als weitere Beschwerden können Magen- und Rückenschmerzen, Erschöpfung, Durchfall und Gereiztheit bis hin zu depressiven Verstimmungen hinzukommen. Während der fruchtbaren Periode im Leben einer Frau können die Symptome schwächer oder stärker werden. Oft verschlimmern sich die Beschwerden in Zeiten hormonellen Umbruchs. Besonders wenn es auf die Menopause zugeht, leiden viele Frauen unter stärkeren und länger andauernden Blutungen mit heftigeren Krämpfen.

Doktor Yoga empfiehlt eine basische Ernährung mit viel grünem Blattgemüse, die aufgrund ihres Mikronährstoffreichtums sowie des Fehlens verschlackender Zusatzstoffe die Schmerzbereitschaft mindert. Trinken Sie Yogi-Tee, der krampflösende Gewürze wie Fenchel, Kardamom, Koriander, Vanille und Zimt enthält. Achten Sie darauf, bei vegetarischer Ernährung genügend Vitamin B aufzunehmen, enthalten in Nüssen, Sprossen, Samen, Avocados, Algen und Hülsenfrüchten, da ein Vitamin-B-Mangel die Krampfbereitschaft fördert. Sollten Sie Vegetarierin sein, lassen Sie Ihren B_{12}-Spiegel durch eine Blutuntersuchung überprüfen. Nicht selten treten eklatante Mangelzustände auf, die mit hoch dosierten naturidentischen Vitamin-B_{12}-Tabletten ausgeglichen werden können.

Hilfreiche Kräutertees bei Menstruationsbeschwerden können aus Frauenmantel, Schafgarbe, Gänsefingerkraut, Majoran, Kamille und Zitronenmelisse bestehen oder gemischt werden. Auch Ingwer hilft gegen Krämpfe – trinken Sie den bewährten Ingwertee und massieren Sie den Bauch sanft mit Ingweröl. Gönnen Sie sich Ruhe, vermeiden Sie Stress, lindern Sie Unterleibskrämpfe durch feuchtwarme Wickel, Wärmflaschen oder Entspannungsbäder. Sanfte Bewegung, wie Spazierengehen oder Yoga, hilft manchen Frauen mehr als absolute Ruhe.

Die nachfolgenden Übungen stellen keine Übungsreihe dar, sondern können unabhängig voneinander praktiziert werden. Probieren Sie aus, was Ihnen guttut:

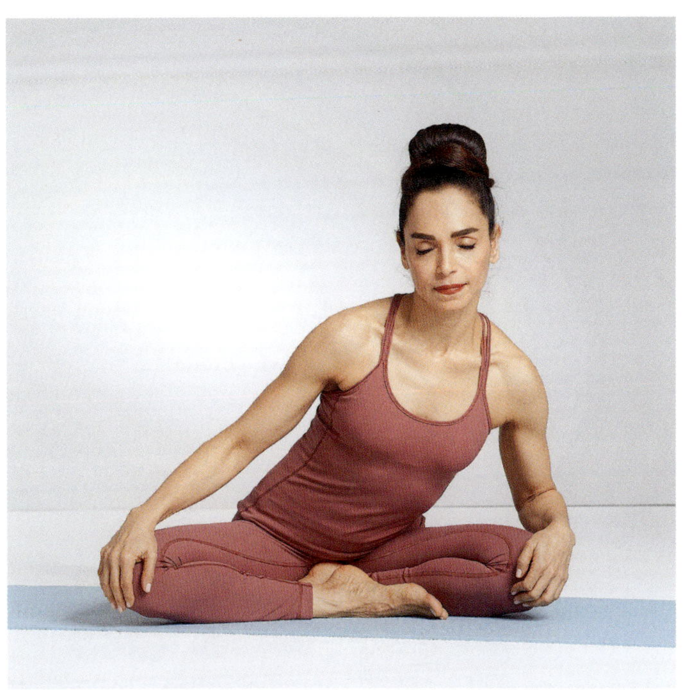

ÜBUNGEN BEI MENSTRUATIONS-BESCHWERDEN

1. SUFI-KREISE

- Kommen Sie in die Einfache Haltung.
- Legen Sie die Hände auf die Knie und schließen Sie die Augen.
- Kreisen Sie die Wirbelsäule langsam und genüsslich, wobei das Brustbein Zentrum der Bewegung ist, während Sie lang und tief atmen.
- Nach zwei Minuten wechseln Sie die Drehrichtung.

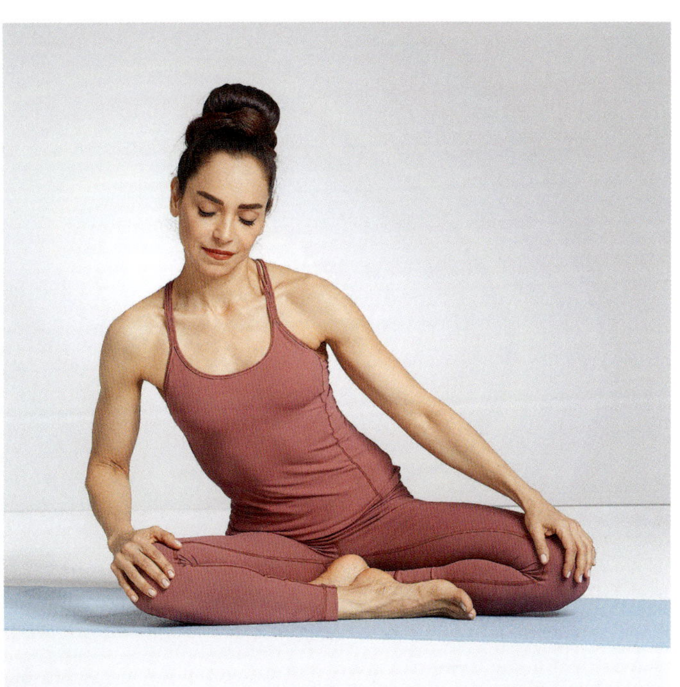

2. BECKENKREISEN

- Kommen Sie in den Vierfüßlerstand.
- Lassen Sie den Kopf entspannt hängen.
- Schließen Sie die Augen und atmen Sie lang und tief in den Unterleib hinein.
- Beginnen Sie, die Hüften und das Becken zu kreisen.
- Machen Sie die Bewegung so klein oder so groß, wie sie Ihnen guttut.
- Wechseln Sie nach zwei Minuten die Drehrichtung.

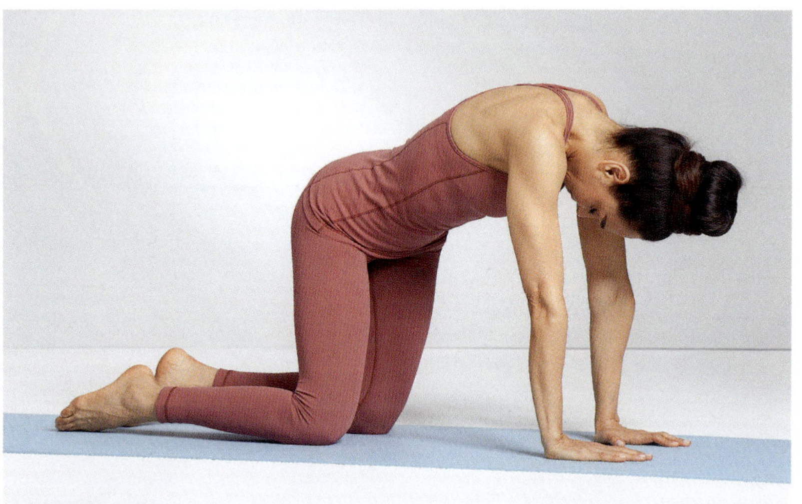

3. KRAMPFLÖSER

- Legen Sie sich auf den Bauch, das Kinn aufgestützt.
- Machen Sie Fäuste und legen Sie diese unter den Unterleib, nahe bei den Hüftknochen.
- Heben Sie die gestreckten Beine an und atmen Sie in der Position lang und tief für zwei Minuten.
- Entspannen Sie dann in Bauchlage, drehen Sie den Kopf zur Seite und lassen Sie die Fersen locker auseinanderfallen.

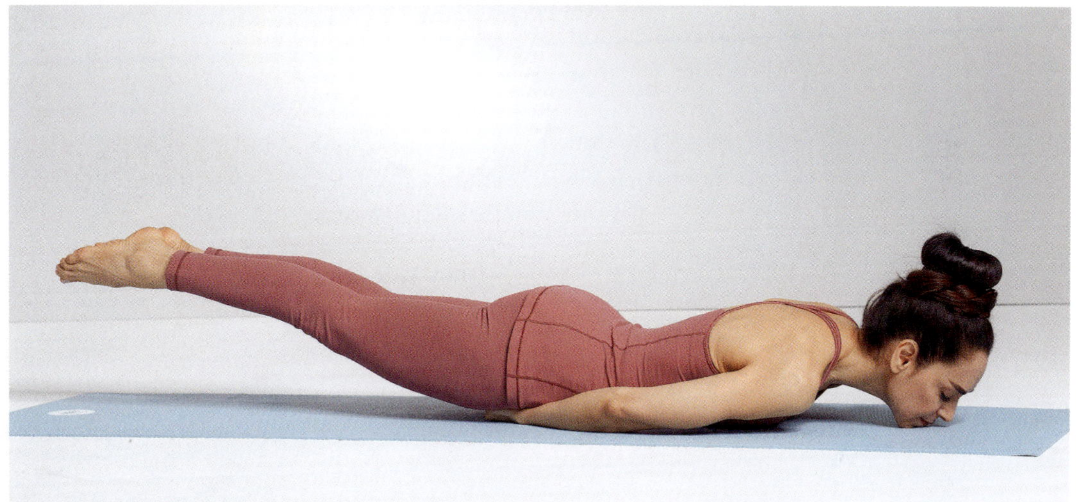

Migräne

Unter Migräne leiden mehr Frauen als Männer, was die Vermutung unterstützt, dass weibliche Geschlechtshormone *(Östrogene)* mit dafür verantwortlich sind. Am häufigsten tritt sie bis zum Alter von 45 Jahren auf. Es gibt verschiedene Arten von Migräne, mit oder ohne »Aura« (Vorboten in Form von Flimmern vor den Augen, Sehstörungen, Lichtblitzen), die meist mit dem Einsetzen des einseitigen Kopfschmerzes abflauen. Typisch für eine Migräne sind – im Unterschied zu Spannungskopfschmerzen – neurologische Symptome. Ein Migräneanfall kann einige Stunden, sogar Tage andauern und setzt die Betroffenen oft außerstande, ihren Aktivitäten nachzugehen. Viele Betroffene wollen sich einfach nur in ein abgedunkeltes Zimmer zurückziehen und ruhen oder schlafen – soweit möglich. Übelkeit, Erbrechen, Erschöpfung, Licht- und Geräuschempfindlichkeit gehören oft dazu. Auslöser für Migräne sind Stress, das Auslassen von Mahlzeiten, Prüfungsdruck, ungewohnte Umstände, bestimmte Nahrungsmittel wie Käse, Rotwein, Schokolade, ebenso Süßstoffe und Glutamat – aber auch nachlassender Stress kann eine Migräne im Urlaub bewirken. Eine familiäre Prädisposition ist häufig; oft wird die Migräneanfälligkeit über Generationen vererbt.

Wenn Sie schon mal eine Migräneattacke erlitten haben, versuchen Sie, den individuellen Auslösern auf die Spur zu kommen, um sie künftig zu vermeiden – oft ist es eine Kombination aus Umständen und Verhaltensweisen. Achten Sie darauf, viel stilles Wasser zu trinken. Regelmäßiger Schlaf, Entspannung und Bewegung können weitere Anfälle verhindern, ebenso der Verzicht auf Genussmittel, die im Verdacht stehen, bei Ihnen eine Migräne auszulösen. Nehmen Sie essenzielle Fette zu sich, zum Beispiel Leinöl oder Hanföl. Entgiften Sie den Körper. Als Heilkräuter sind Pestwurz, Mutterkraut und Weidenrinde hilfreich – sowie Pfefferminzöl, auf die Schläfen aufgetragen. Auch homöopathische Mittel können helfen. Die Übung gegen Migräne soll in beschwerdefreien Zeiten häufig gemacht werden.

ÜBUNG GEGEN MIGRÄNE

- Setzen Sie sich in die Einfache Haltung.
- Bringen Sie Daumen und Zeigefinger in Gyan Mudra zusammen.
- Strecken Sie die Arme in einem 70-Grad-Winkel nach oben aus.
- Schließen Sie die Augen und schauen Sie von innen auf Ihren Haaransatz.
- Halten Sie die Position mit normalem Atem bis zu elf Minuten.
- Dann entspannen Sie die Hände auf den Knien und chanten Sie monoton »Oooooooommmmm« für ein bis zwei Minuten.

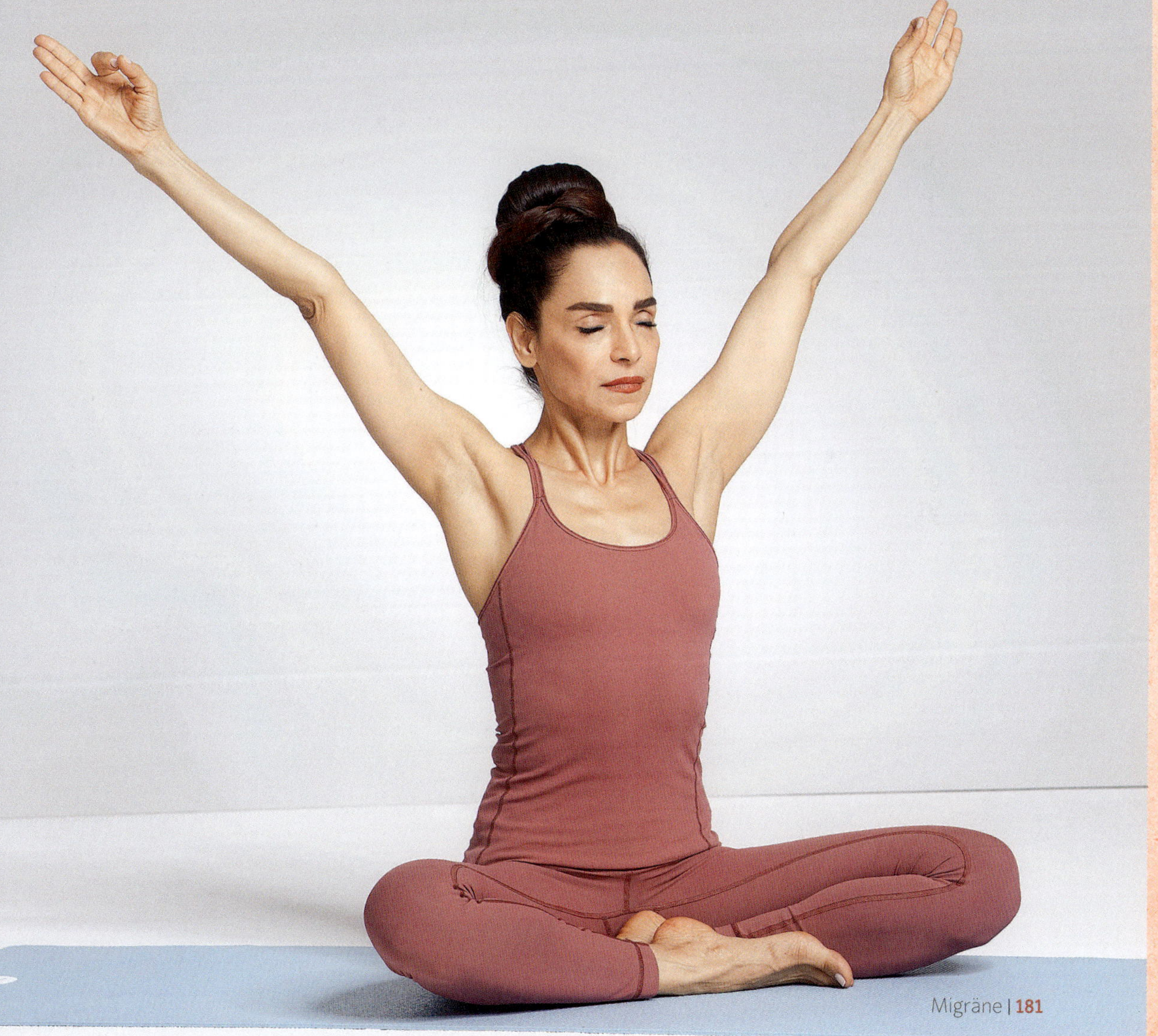

Milzprobleme

Die Milz ist ein bohnenförmiges Organ, das unter dem linken Rippenbogen liegt und an Zwerchfell, Magen und linke Niere grenzt. Bei der Atmung bewegt sie sich mit. Durchschnittlich ist sie vier mal sieben mal elf Zentimeter groß und wiegt 150 bis 200 Gramm. Sie gehört zum Lymphsystem und steht im Zusammenhang mit der Widerstandskraft gegen Krankheiten, da sie Antikörper und Lymphzellen bildet. Außerdem baut die Milz rote Blutkörperchen ab und trägt zur Wiederverwertung des Eisens bei. Sie ist am Glukosestoffwechsel beteiligt und mit der Hypophyse verbunden. Eine weitere Milzfunktion ist, wichtige Blutzellen *(Lymphozyten, Erythrozyten, Thrombozyten)* zu bevorraten und für den Bedarfsfall, wie bei einer größeren Blutung, bereitzuhalten. Dennoch ist die Milz nicht lebensnotwendig. Bei einer operativen Entfernung übernehmen andere Organe ihre Funktion: Die lymphatischen Organe – Thymusdrüse, Knochenmark, Lymphknoten – und Teile des Dünndarms tragen die immunologische Milzfunktion; Blutreinigung und Abbau von Blutzellen gehen auf das rote Knochenmark und die Leber über. Ohne Milz sind die Menschen jedoch anfälliger für Infekte. Die Milz kann sich durch verschiedene Krankheiten wie unter anderem Pfeiffer'sches Drüsenfieber oder Infektionserkrankungen vergrößern und schmerzen. Gehen die Schmerzen von der Milz selbst aus, können sie bis in die linke Schulter ausstrahlen. Diese schmerzhafte Milzvergrößerung kommt recht häufig vor.

Man sagt, die Milz habe eine Beziehung zu den Lippen: Ist sie gesund, hat der Mensch einen guten Appetit und Geschmackssinn, ist sie krank, treten Appetitlosigkeit, Ekel und der Verlust des Geschmackssinns auf. Um die Milz zu stärken, sollten Sie regelmäßig gelbes Gemüse essen, außerdem Bananen, Honig, Sonnenblumenkerne und Joghurt. Hilfreich sind zudem Zitrusfrüchte, Sanddorn, Buchweizen, Oliven und Kohl, bei den Kräutern Brennnessel, Löwenzahn, Petersilie, Algen, Fenchel, Knoblauch.

ÜBUNG ZUR STÄRKUNG DER MILZFUNKTION

- Legen Sie sich auf den Rücken.
- Heben Sie die gestreckten Beine senkrecht nach oben und kreuzen Sie die Fußgelenke.
- Falls nötig, unterstützen Sie den unteren Rücken, indem Sie die Hände darunterlegen.
- Atmen Sie in dieser Haltung für fünf Minuten lang und tief und wackeln Sie mit den Zehen.

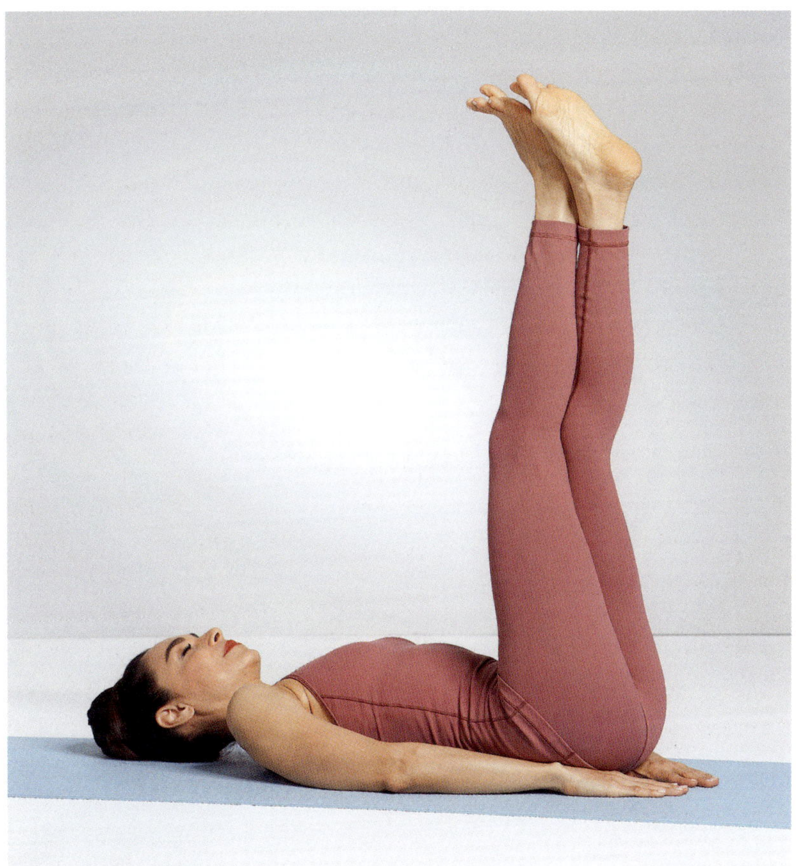

Müdigkeit

Jeder ist müde, wenn er schlecht geschlafen hat, viel zu tun hat oder unter besonderen emotionalen Belastungen leidet. Im Laufe des Lebens nimmt die Regenerationsfähigkeit meist mehr und mehr ab – dann reichen weder eine Nacht guten Schlafs noch ein erholsames Wochenende, um die Batterien wieder aufzuladen. Die Belastungen durch eine körperlich oder psychisch anstrengende Arbeit und das, was man »modernes Leben« nennt – Freizeitstress und dauernde Verfügbarkeit –, fordern ihren Tribut. Wenn dann noch eine ungesunde und hastige Ernährung hinzukommt und die Neigung, Alltagsstress mit zu viel Alkohol hinunterzuspülen, baut sich eine chronische Müdigkeit auf. Beherzigen Sie all die Empfehlungen zur gesunden Lebensführung: Ernährung mit frischem Obst und Gemüse (Prana-reiche Kost), drei Liter stilles Wasser und Kräutertee täglich, Spaziergänge, Bewegung an der frischen Luft, aktive Entspannung statt Medienberieselung auf der Couch.

Auch wenn es schwerfällt, sich aufzuraffen – Doktor Yoga empfiehlt je nach Art der Müdigkeit diese drei Techniken:

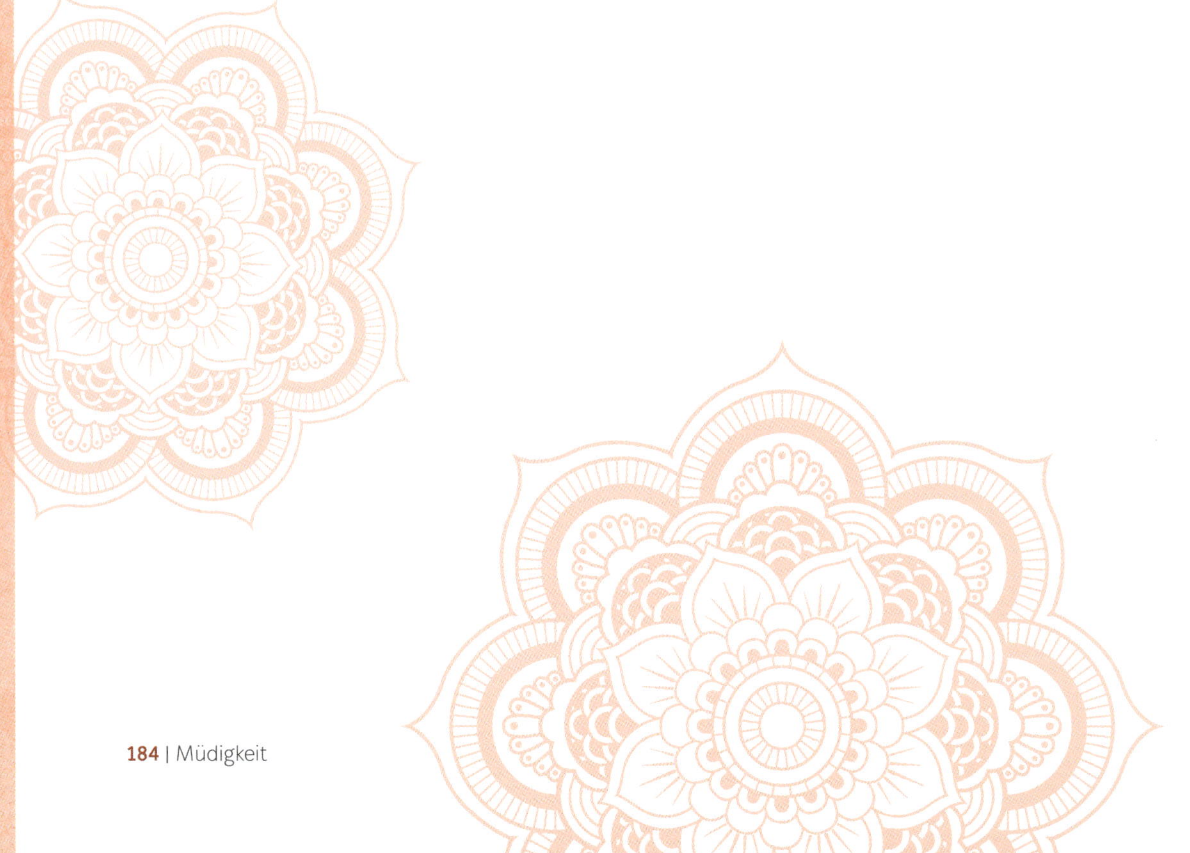

1. SINGH PRAAN MUDRA – SIEGESPOSITION

Diese Übung hilft bei chronischer sowie akuter Müdigkeit.

- Setzen Sie sich in den Fersensitz.
- Strecken Sie die Arme mit geraden Ellbogen im 60-Grad-Winkel nach oben aus.
- Die vier Finger liegen jeweils auf den Hügeln unterhalb des jeweiligen Fingers, und die Daumen sind nach oben gestreckt.
- Öffnen Sie den Mund und strecken Sie die Zunge heraus.
- Während Sie lang und tief atmen, bewegen Sie den Nabel ein und aus.
- Nach drei Minuten atmen Sie ein und halten den Atem zehn Sekunden an, während Sie weiter den Nabel ein und aus bewegen und die Arme aus den Schultern herausstrecken.
- Atmen Sie aus und wiederholen Sie den Abschluss noch zweimal.

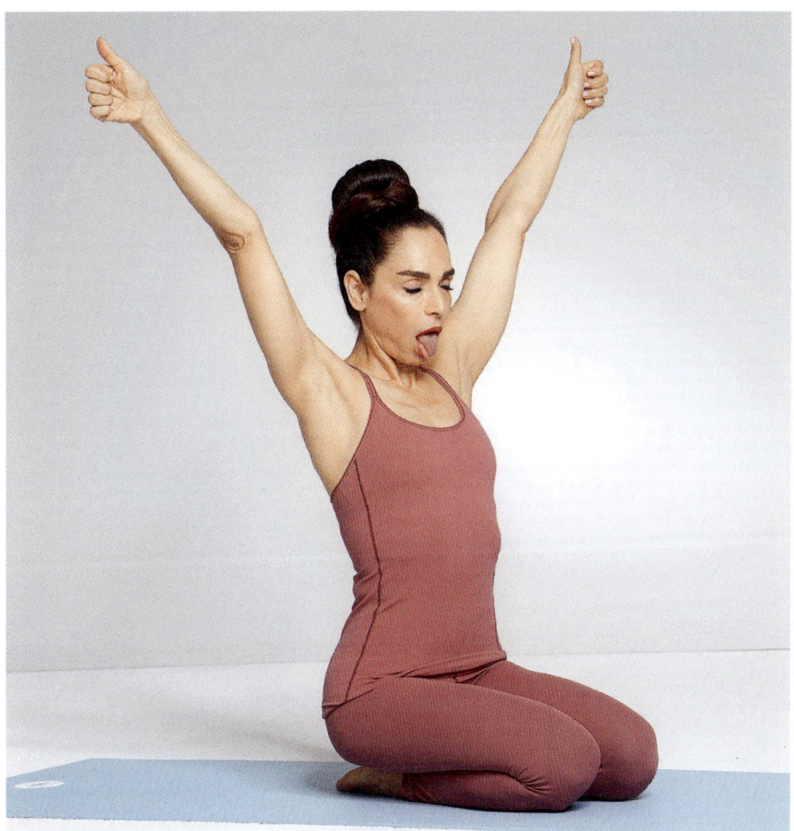

2. SCHNELLE KOBRA

Diese Übung hilft, nach einer – körperlich oder geistigen – Anstrengung akute Müdigkeit zu überwinden.

- Kommen Sie in Bauchlage.
- Legen Sie die Hände neben die Brust und drücken Sie den Oberkörper in die Kobra-Position hoch.
- Machen Sie nur eine Minute lang schnellen Feueratem.
- Atmen Sie dann tief ein, halten Sie den Atem an und setzen Sie sich auf. Strecken Sie die Hände nach oben und lassen Sie den Atem entweichen.

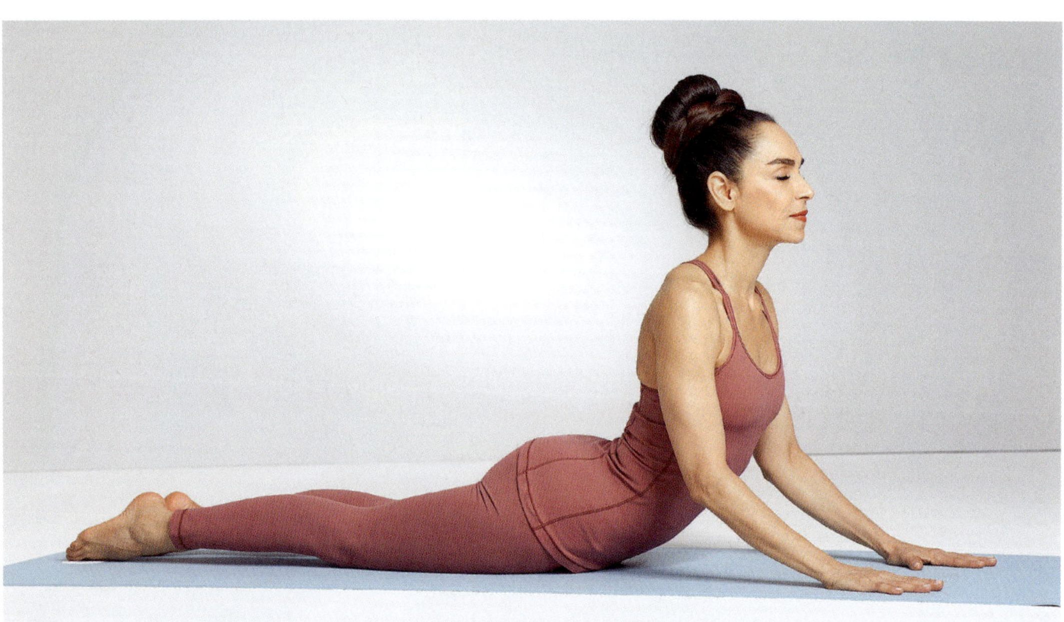

3. BABYSCHLAF

In Phasen, in denen es Ihnen nicht möglich ist, ausreichend zu schlafen, ermöglicht diese Übung weitere Stunden der Arbeit.

- Knien Sie sich hin, beugen Sie sich vor und legen Sie die Stirn auf den Boden.
- Die Hände liegen neben dem Körper mit den Handflächen nach oben gerichtet.
- Entspannen Sie, so tief Sie können – den ganzen Körper und den Geist – und machen Sie ein fünfminütiges Nickerchen. Diese Fähigkeit kann man tatsächlich trainieren.
- Stellen Sie sich zuvor die Alarmfunktion des Smartphones, so können Sie sich beruhigt fallen lassen.

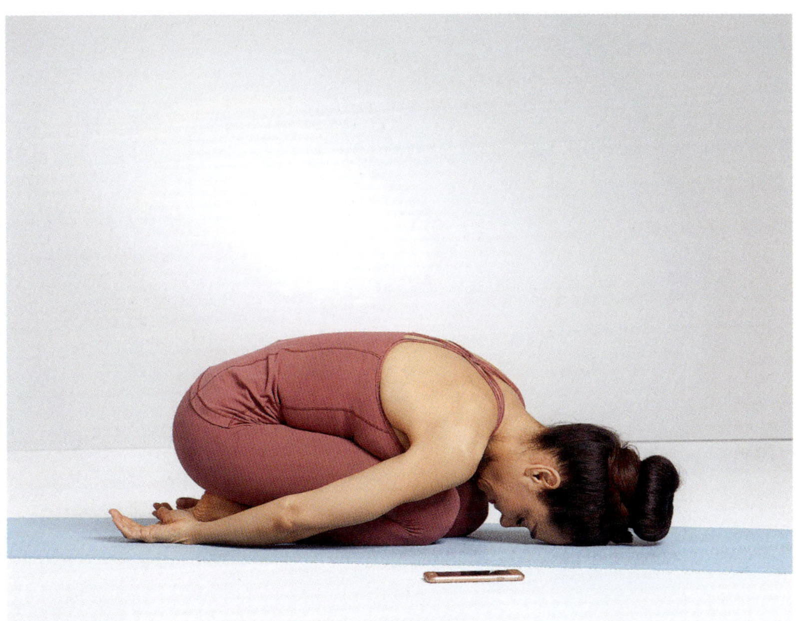

Mundgeruch

Mundgeruch ist meist harmlos, jedoch lästig und peinlich. In der Regel liegen die Auslöser hauptsächlich im Mund selbst. Der Geruch kann durch mangelnde Mundhygiene entstehen, durch Zahnprobleme oder Zahnfleischentzündungen, durch Mundtrockenheit, wenn man lange nichts gegessen oder getrunken hat, und durch Substanzen, die auf Speichel und Mundschleimhaut wirken, wie Knoblauch, Zwiebeln, Alkohol. Seltener riecht die Ausatemluft nicht nur durch den Mund, sondern auch durch die Nase unangenehm. Dafür sind meist Erkrankungen im Nasen-Rachen-Raum verantwortlich, wie chronischer Schnupfen, oder Atemwegserkrankungen. Auch Verdauungsprobleme können schlechten Atem hervorrufen.

Schätzungsweise jeder Vierte ist von Mundgeruch betroffen. Achten Sie auf gute Zahnpflege, regelmäßiges Essen und trinken Sie viel Wasser. Lutschpastillen oder Pfefferminzbonbons sowie Zahnpflegekaugummis können helfen.

Doktor Yoga empfiehlt Ingwer als Bonbons und Petersilie (kleine Mengen davon kauen). Entfernen Sie morgens als Erstes mit einem Teelöffel den Zungenbelag, bevor Sie irgendetwas zu sich nehmen. Auch das ayurvedische Ölziehen, bei dem Sie morgens 15 Minuten lang vor dem Zähneputzen einen Esslöffel Biosesamöl, Biokokosöl oder Biosonnenblumenöl durch die Zähne ziehen (danach ausspucken), hilft gegen Mundgeruch, da es Bakterien abtötet und die allgemeine Mundgesundheit fördert.

ATEMÜBUNG GEGEN MUNDGERUCH

- Setzen Sie sich in die Einfache Haltung oder auf einen Stuhl.
- Strecken Sie die Zunge weit aus dem Mund heraus.
- Atmen Sie nur durch den Mund tief ein und aus.
- Praktizieren Sie das drei Minuten lang täglich für 15 Tage.

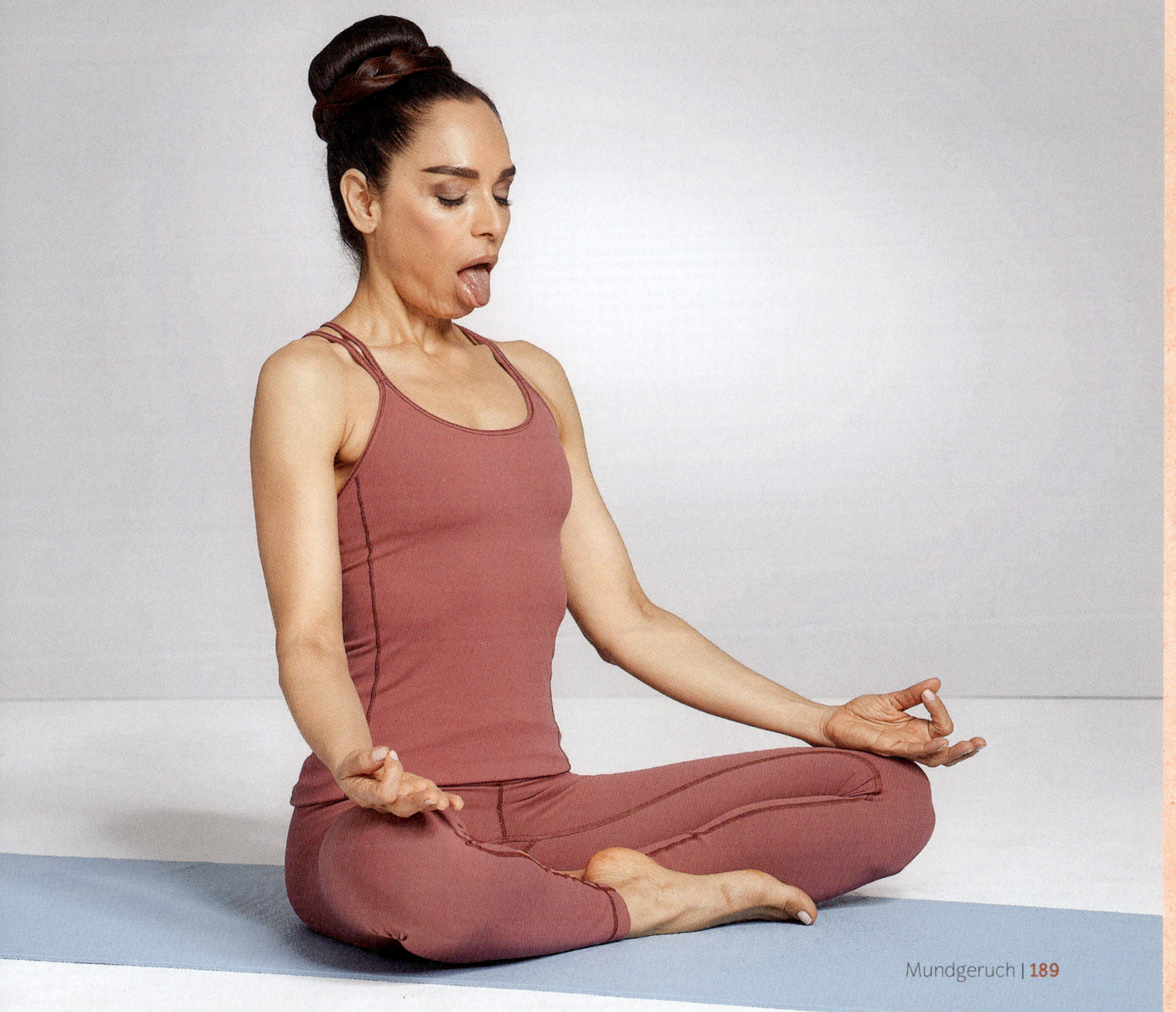

Muskelschmerzen

Schmerzen in den Muskeln können sich stechend, krampfartig oder ziehend anfühlen, sogar brennend oder drückend. Grundsätzlich kann jeder der über 650 Muskeln im menschlichen Körper wehtun – am häufigsten sind die Muskeln in Nacken, Schultern oder im Rücken betroffen. Schmerzen können akut auftreten, chronisch werden, lokal auftreten oder sich ausbreiten. Sie treten infolge von Fehlbelastungen, Verletzungen oder Überanstrengung auf oder in Verbindung mit grippalen Infekten. Je nach Auslöser sind Ruhe, Wärme oder sanfte Bewegung förderlich. Manchmal führen auch Mangelerscheinungen zu muskulären Schmerzen, beispielsweise ein schwerer Vitamin-B-Mangel, wie bei Veganern nicht selten, oder Magnesiummangel bei Sportlern. In diesem Fall empfiehlt sich die regelmäßige Einnahme von hoch dosiertem Vitamin B_{12} sowie Magnesium. Auch Bewegungsmangel und psychische Belastungen können Muskelschmerzen auslösen. Neuesten Erkenntnissen zufolge schmerzen oft gar nicht sosehr die Muskeln, sondern vielmehr die *Faszien,* das tief liegende Bindegewebe, welches nicht nur die Muskeln, sondern auch die Organe und Gelenke umhüllt. Der menschliche Körper besteht zu 18 bis 23 Kilo aus dem faszialen Bindegewebe, in dem viele Schmerzrezeptoren liegen. Besonders die große Rückenfaszie ist vielfach verspannt und verklebt und kann Schmerzen auslösen.

Langsame, tief gehende, räkelnde Bewegungen wie in einigen Yoga-Übungen sowie das lange, passive Halten von Positionen wirken sich positiv auf die Faszien aus. Doktor Yoga rät zusätzlich zu einer speziellen Übung, die der Regeneration der Muskeln und der Wiedererlangung von Jugendlichkeit dient:

MANDUKI KRIYA

- Kommen Sie in die Einfache Haltung, mit aufrechter Wirbelsäule und dem Kinn sanft Richtung Nacken gezogen.
- Bringen Sie die Hände ins Gyan Mudra.
- Rollen Sie die Zunge zurück zur Zungenwurzel. Dies nennt man »Manduki Mudra«.
- Saugen Sie sanft an ihr.
- Praktizieren Sie das für drei bis elf Minuten.
- Praktizieren Sie diese Übung regelmäßig.

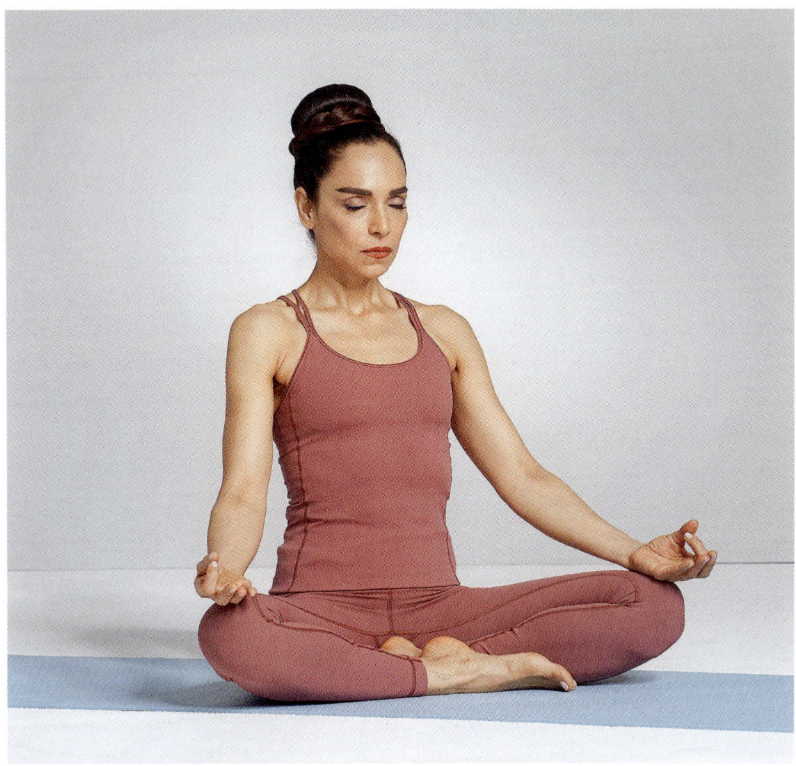

Nackenverspannung

Nackenverspannungen treten oft morgens auf, wenn man ungünstig gelegen hat, durch Zugluft oder zu langes Arbeiten am Computer. Die Nacken- und Halsmuskulatur verkrampft, und der gesamte Schulter-Arm-Bereich schmerzt. Auch psychisch belastende Situationen und berufliche Überarbeitung wirken auf den Nacken und die Schultern – es drückt die Last, die man sich aufgeladen hat. Sogar Liebeskummer löst Nackenschmerzen aus. Meist sind Nackenverspannungen lästig, aber harmlos. Hals und Nacken haben am Kopf schwer zu tragen. Nackenverspannungen können Kopfschmerzen verursachen und bis in den Arm ausstrahlen, wo sie Taubheitsgefühle in den Fingern verursachen.

Zugluft verursacht mitunter einen steifen Hals, bei dem die Beweglichkeit des Kopfes eingeschränkt ist und Drehungen nur unter Schmerzen möglich sind. Starke Nackenverspannungen können Schulterentzündungen oder Atemprobleme begünstigen. Chronische Nackenschmerzen deuten in der Regel auf körperliche Abnutzungserscheinungen hin, ausgelöst durch Bandscheibenvorfälle oder jahrelange Fehlhaltungen.

Vorsicht ist geboten, wenn Symptome wie Fieber, Krämpfe und Bewusstseinsstörungen hinzukommen – schwere Nackenschmerzen, bei denen man den Kopf nicht mehr zur Brust neigen kann, deuten auf eine lebensgefährliche Gehirnhautentzündung hin. Rufen Sie sofort den Notarzt.

Bei simplen Nackenverspannungen helfen Wärme, Massagen, sanfte Bewegungen, das Vermeiden von Fehlhaltungen durch einen ergonomisch ausgerichteten Arbeitsplatz und Entspannungstechniken wie tägliche Yoga-Tiefenentspannung sowie regelmäßige Pausen im Arbeitsalltag. Doktor Yoga rät: Werden Sie sich in stiller Meditation darüber bewusst, was Sie belastet, wer Ihnen im Nacken sitzt, was Sie nicht mehr zu tragen bereit sind.

ÜBUNG ZUR RICHTIGSTELLUNG DES NACKENS

- Sitzen Sie in Einfacher Haltung
- Legen Sie die linke Handfläche seitlich an den linken Nacken.
- Positionieren Sie die rechte Hand auf dem rechten Ohr, die Finger zeigen nach hinten.
- Schauen Sie zur Nasenspitze.
- Beginnen Sie, sanft mit beiden Händen zu drücken, erhöhen Sie allmählich den Druck.
- Atmen Sie dabei möglichst lang und tief in den Bereich hinein.
- Halten Sie die innere Aufmerksamkeit dort.
- Nach zwei bis drei Minuten lösen Sie die Hände allmählich und wechseln die Handhaltung.

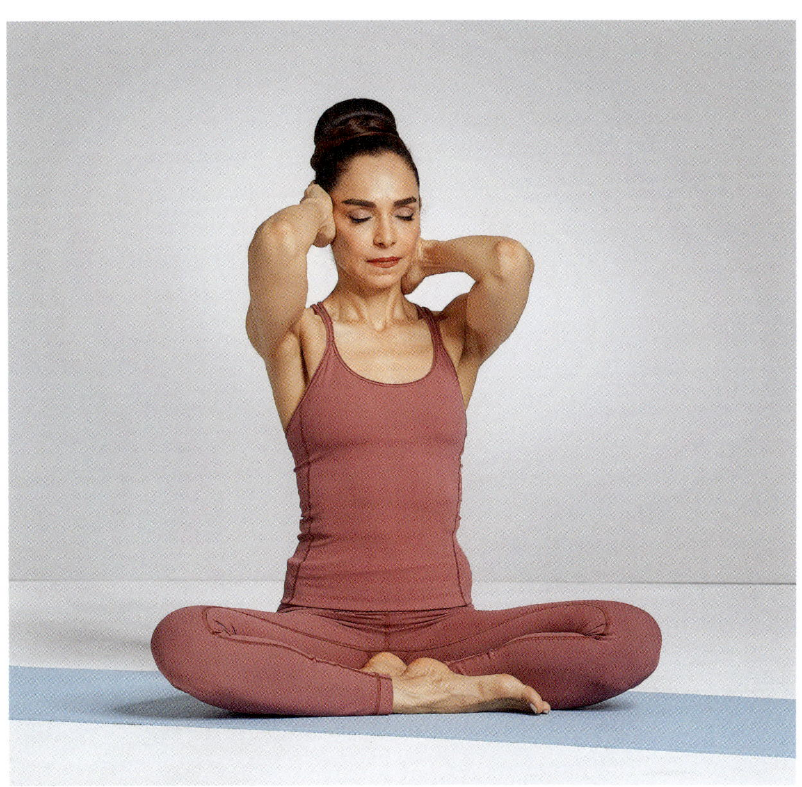

Nierenprobleme

Die Niere besteht aus der Nierenrinde und dem Nierenmark und besitzt etwa eine Million Filterkapseln. Hauptaufgabe der Nieren ist Reinigung und Filterung des Blutes. Außerdem ist die Niere mitbeteiligt am Aufbau der roten Blutkörperchen und reguliert den Wasser-Salz-Haushalt sowie das Kalium-Natrium-Verhältnis im Blut. Die Nieren filtern täglich rund 300-mal die gesamte Blutmenge, etwa 1500 Liter Blut. In einer Stunde wird das Blut zweimal gefiltert und von Abfallprodukten befreit. Die im Blut gelösten Substanzen wie Harnstoff, Elektrolyte, Zucker, Säure und Basen werden filtriert. Die vom Körper benötigte Menge wird wieder ins Blut aufgenommen, der Rest zusammen mit Stoffwechselprodukten, besonders des Eiweißstoffwechsels, als Urin ausgeschieden. Urin ist also »gefiltertes Blutwasser«, in der Regel steril und enthält Zucker, Salz, Harnsäure, Harnstoff, Kreatinin, Hormone, Immunkörper.

Die Nieren können sich entzünden, was sich durch Schmerzen im Rücken bemerkbar macht. Auch kann es durch eine verschleppte Blasenentzündung zu einer Nierenbeckenentzündung kommen. Nierensteine und Nierengrieß verursachen ebenfalls Probleme. Versagt die Niere, hilft nur noch die regelmäßige Dialyse. Die Nieren sind ein paariges Organ – yogisch deuten Nierenprobleme auf Partnerschaftsschwierigkeiten hin.

Bei Nierenproblemen ist es essenziell, viel Wasser zu trinken, um die Nierenfunktion zu unterstützen und die Nieren zu durchspülen. Beginnen Sie gleich nach dem Aufstehen mit einem halben Liter warmem Wasser. Bei den Nahrungsmitteln sind besonders Sellerie, Reis, Petersilie, Trauben und alle grünen Blattgemüse hilfreich sowie an Kräutern Goldraute, Brennnessel, Ingwer, Birkenblätter und Capsicum. Vermeiden Sie bei einer Neigung zu Steinen den Genuss von Rhabarber, Rosenkohl, Tomaten und Spinat. Hilfreich ist auch der »Nierenspüler«: Mischen Sie hierzu eine Tasse Milch (oder Pflanzenmilch) mit vier Tassen Wasser und etwas Honig. Trinken Sie dies zweimal täglich. Zwei Übungen unterstützen die Nierentätigkeit besonders:

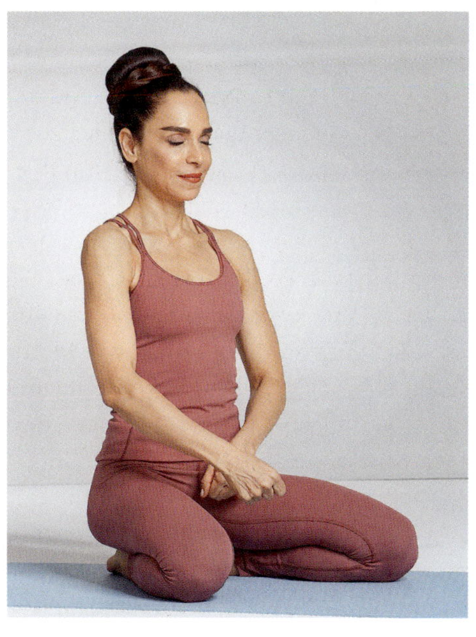

1. SANFTE NIERENANREGUNG

- Kommen Sie in den Fersensitz.
- Öffnen Sie die Oberschenkel und beklopfen Sie die Innenseite mit den Fäusten.
- Machen Sie das drei Minuten lang mit langem, tiefem Atem.

2. HERAUSFORDERNDE NIEREN-ASANA

- Setzen Sie sich auf den Boden und stellen Sie den linken Fuß auf.
- Platzieren Sie den rechten Fuß auf dem linken Oberschenkel.
- Stützen Sie sich mit dem rechten Arm hinter sich auf.
- Strecken Sie den linken Arm nach oben aus, Hand im Gyan Mudra.
- Drücken Sie sich nun nach oben, sodass Sie auf dem linken Fuß und der rechten Hand balancieren.
- Machen Sie ein bis drei Minuten lang Feueratem. Kein Seitenwechsel!

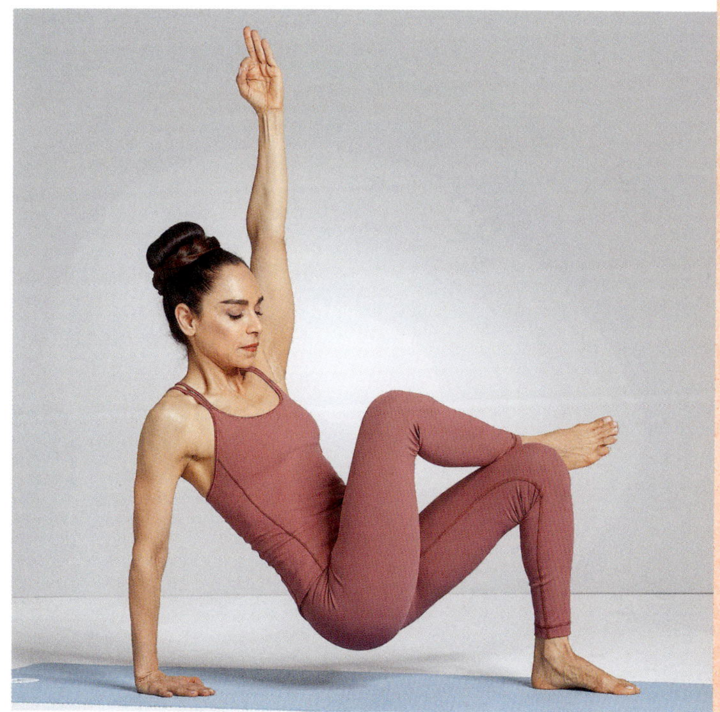

Niedriger Blutdruck

Im Gegensatz zum Bluthochdruck ist zu niedriger Blutdruck mit Werten unter 100 zu 60 keine eigenständige Krankheit – nur in Deutschland wird sie als solche dargestellt, weshalb sie in anderen Ländern etwas spöttisch »German disease« genannt wird. Während zu hoher Blutdruck eine Reihe von Folgeerkrankungen wie Herzinfarkt oder Schlaganfall auslösen kann, gilt niedriger Blutdruck als lebensverlängernder Faktor. Dennoch kann er mit lästigen Beschwerden wie Schwindelgefühl, Müdigkeit, »Sternchen-vor-den-Augen-Sehen« und Benommenheit einhergehen. Besonders für ältere Menschen steigt das Risiko zu stürzen und sich dabei zu verletzen. Selten können auch Krankheiten dahinterstecken, besonders wenn ein zuvor normaler Blutdruck plötzlich niedrig ist.

Um den Blutdruck zu stabilisieren, helfen regelmäßige Bewegung, leichtes körperliches Training, kühle Duschen *(Ishnaan)* oder Wechselduschen, viel trinken und genügend Salz im Essen. Yogisch betrachtet steht ein zu niedriger Blutdruck für eine Unausgewogenheit in den beiden wichtigen Nadis Ida und Pingala. Diese Energiekanäle verlaufen links und rechts der Wirbelsäule, in deren Zentrum sich der Hauptenergiekanal Sushumna befindet, bis hin zur Nase. Ida beginnt am linken Nasenloch und führt Mond-, Pingala startet rechts und transportiert Sonnenenergie. Niedriger Blutdruck steht in Verbindung mit Ida. Fehlt Sonnenenergie, so frieren Sie leicht, haben wenig Energie, sind introvertiert und neigen zu Verdauungs- und Gewichtsproblemen. Normalerweise wechselt die Nasenlochdominanz alle zweieinhalb Stunden im individuellen Zeitplan. Bei chronisch niedrigem Blutdruck hilft es, darauf einzuwirken, um die Sonnenfunktion des Körpers zu stimulieren. Bei akut niedrigem Blutdruck – zum Beispiel morgens – empfiehlt Doktor Yoga dieses Pranayama:

1. ATEMÜBUNG MIT SOFORTWIRKUNG GEGEN NIEDRIGEN BLUTDRUCK

- Sitzen Sie in Einfacher Haltung oder aufrecht auf einem Stuhl.
- Blockieren Sie mit dem Daumen der linken Hand das linke Nasenloch, die übrigen Finger zeigen wie Antennen nach oben.
- Machen Sie ein bis drei Minuten Feueratem durch das rechte Nasenloch, wobei Sie den Bauchnabel kräftig ein und aus pumpen.

2. ATEMÜBUNG GEGEN CHRONISCH ZU NIEDRIGEN BLUTDRUCK

- Sitzen Sie in Einfacher Haltung oder einer anderen aufrechten Sitzposition.
- Bringen Sie die rechte Hand unter die linke Achsel.
- Verschließen Sie das linke Nasenloch mit dem linken Daumen, die übrigen Finger zeigen nach oben.
- Atmen Sie lang und tief durch das rechte Nasenloch – für mindestens zehn Minuten. Sie können das auf bis zu 40 Minuten ausdehnen.
- Machen Sie diese Atemübung täglich bis zur Normalisierung des Blutdrucks.

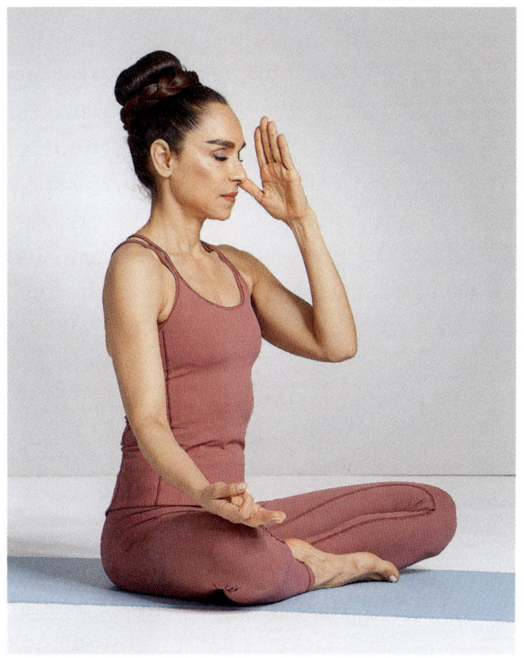

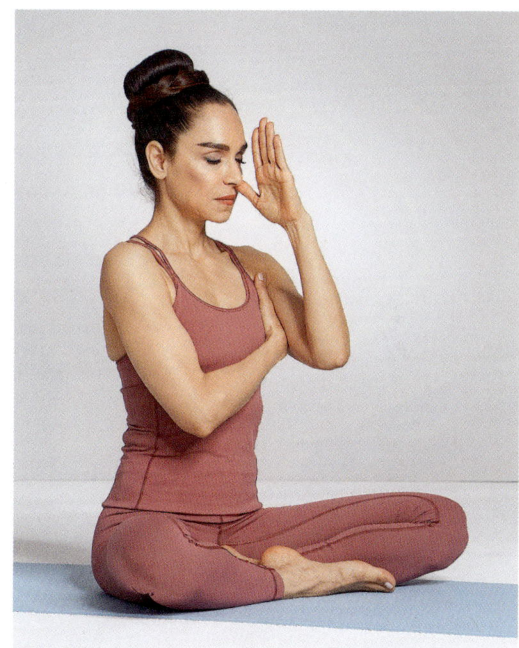

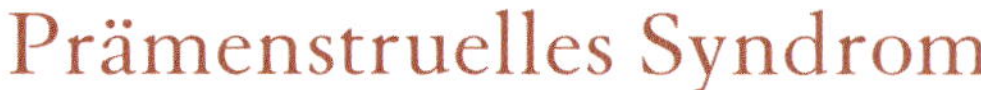

Prämenstruelles Syndrom

Schätzungen zufolge leiden rund vier Fünftel aller Frauen im gebärfähigen Alter unter *prämenstruellem Syndrom* – jede zwanzigste Frau sogar so schlimm, dass sie unfähig ist, ihrem Alltag nachzugehen. Die Symptome variieren monatlich in ihrem Schweregrad und können rein psychischer, rein körperlicher Natur oder auch gemischt sein. Am häufigsten sind Stimmungsschwankungen, Unsicherheit, Gereiztheit, Abgeschlagenheit und Müdigkeit, teilweise auch depressive Verstimmungen. Außerdem können Spannungsgefühle in der Brust, Hautunreinheiten und Unterleibsschmerzen auftreten. Verursacht wird das PMS in erster Linie durch die hormonellen Veränderungen im Zyklus. Kurz vor der Regelblutung sinkt der Östrogenspiegel – Östrogene gelten als weibliche Wohlfühlhormone. Dennoch leiden nicht alle Frauen darunter. Stress, Probleme in der Partnerschaft oder eine unausgewogene Ernährung sind Risikofaktoren für PMS, ebenso eine familiäre Vorbelastung mit psychischen Erkrankungen.

Wenn Sie regelmäßig Yoga praktizieren, wird das helfen, Ihre Beschwerden zu lindern, da Yoga das Nervensystem stärkt und das Hormonsystem reguliert. Achten Sie zudem darauf, was Ihr Körper Ihnen mitteilen möchte: Wenn Ihnen in bestimmten Phasen des Zyklus nach Rückzug und Erholung zumute ist, gehen Sie diesen Bedürfnissen nach. Frauen sind stärker als Männer zyklische Wesen, geprägt vom hormonellen Wechsel und von den Mondphasen. Nehmen Sie sich den Raum und die Zeit für sich und lassen Sie den Anspruch los, in jeder Phase funktionieren zu müssen – dann werden die prämenstruellen Beschwerden nachlassen. Praktizieren Sie zudem diese Übung regelmäßig:

LINDERUNG UND VORBEUGUNG VON PMS

- Kommen Sie zum Stehen, die Fersen sind etwa zehn Zentimeter voneinander entfernt, die Zehen leicht ausgedreht.
- Strecken Sie die Arme nach oben und versuchen Sie, mit den Oberarmen die Ohren zu berühren.
- Die Handflächen zeigen nach vorne.
- Verhaken Sie die Daumen ineinander. ❶

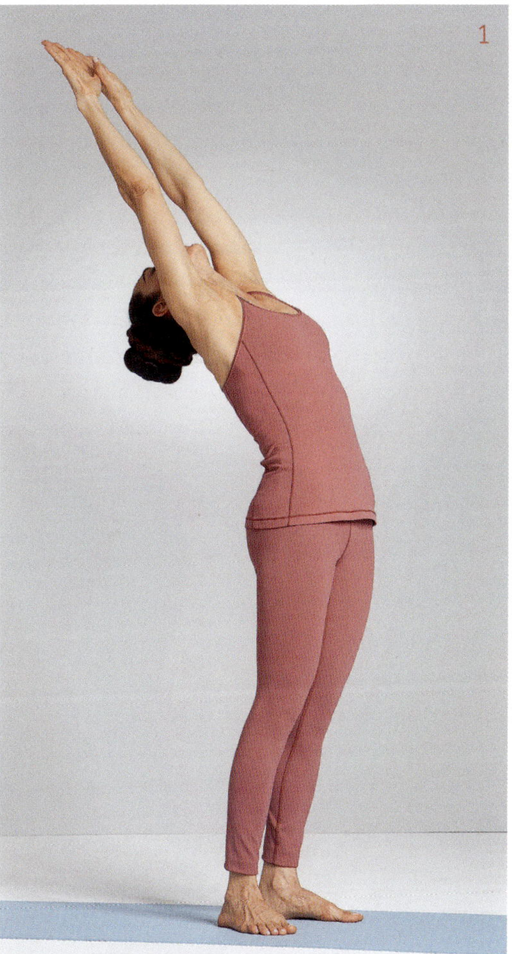
1

- Neigen Sie sich nun aus der Hüfte etwa 20 Grad nach hinten, wobei die Beine annähernd gestreckt bleiben.
- Kopf, Wirbelsäule und Arme bilden eine leichte Kurve.
- Halten Sie diese Position für zwei Minuten mit langem, tiefem Atem.
- Beugen Sie sich dann sehr langsam vor, so weit Sie können, die Arme bleiben dabei gestreckt und an den Ohren.
- Falls möglich, berühren Sie den Boden. ❷
- Atmen Sie tief ein und pumpen Sie mit eingehaltenem Atem den Nabelpunkt.
- Atmen Sie aus und wiederholen Sie das Pumpen mit ausgehaltenem Atem.
- Fahren Sie zwei Minuten lang damit fort.
- Richten Sie sich dann langsam auf, Wirbel für Wirbel, und entspannen Sie.

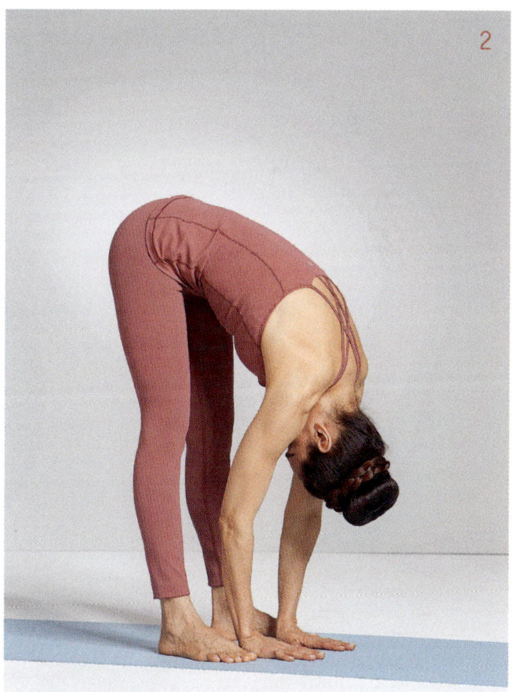
2

Rückenschmerzen

Rückenschmerzen gelten als Volkskrankheit Nummer eins. Eine Vielzahl von Faktoren führt dazu, von Bewegungsmangel über Fehlhaltung, Übergewicht, Osteoporose zu schwacher Muskulatur, Verspannungen und skelettalen Fehlstellungen. Auch psychische Probleme drücken auf den Rücken – die Betroffenen leiden buchstäblich unter der Last, die sie sich aufgeladen haben. Auch das Tragen von zu schweren Lasten und ruckartige Bewegungen können Rückenschmerzen verursachen. Früher hat man vereinfachend gesagt, ein starker Rücken kenne keinen Schmerz, und auf das Training der Rücken- und ihrer Gegenspieler, der Bauchmuskeln, sowie der Tiefenmuskulatur im gesamten Rumpf gesetzt. Eine trainierte Muskulatur hilft oftmals. Doktor Yoga empfiehlt besonders abwechslungsreiche Bewegungen und Schwimmen. Seitdem man weiß, dass auch durchtrainierte Sportler unter Rückenschmerzen leiden, hat man die Faszien, das tief liegende Bindegewebe, mehr in den Fokus genommen. Ist die große Rückenfaszie verklebt, kann das zu Rückenschmerzen führen. Lang gehaltene Dehnungen ohne muskuläre Anspannung sowie eine tief gehende Bindegewebsmassage wie das Rolfing verschaffen Linderung. Doktor Yoga empfiehlt bei chronischen Rückenschmerzen zwei Übungen, eine zur Stärkung von Bauch- und Rückenmuskulatur, eine zur Dehnung der Rückenfaszie. Beide sollten täglich geübt werden.

1. STRECKPOSITION

- Legen Sie sich auf den Rücken.
- Stellen Sie die Füße auf.
- Spannen Sie Mulbandh fest an: Ziehen Sie den Beckenboden nach innen und den Bauchnabel Richtung Wirbelsäule.
- Halten Sie die Spannung und heben Sie nacheinander die Füße.
- Entweder halten Sie die Beine in einem 110-Grad-Winkel oder Sie strecken die Beine aus. Dies setzt eine gute Bauchmuskulatur voraus.
- Strecken Sie die Arme nach vorn, parallel zum Boden, aus.
- Machen Sie zwei Minuten Feueratem.
- Entspannen Sie.

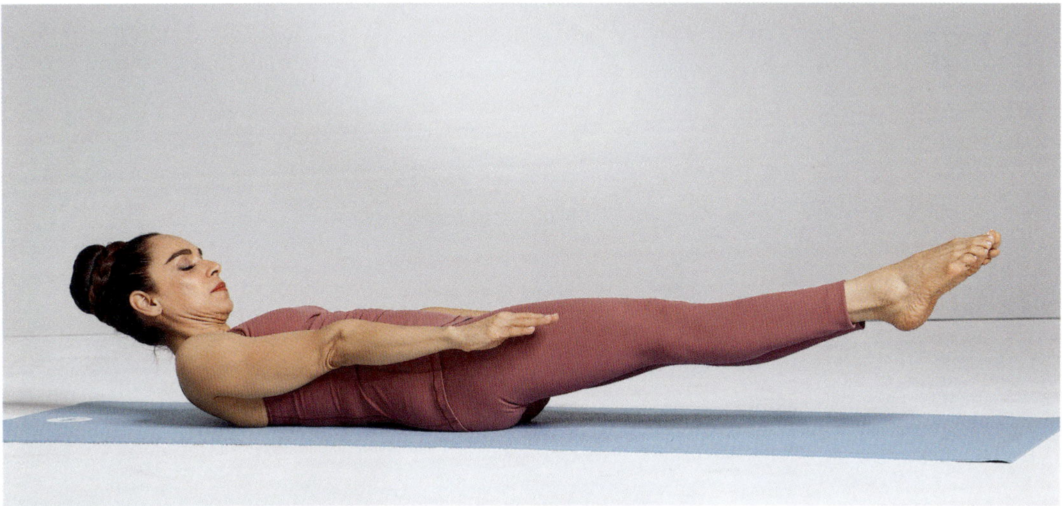

2. RÜCKENFASZIENSTRETCH

- Richten Sie sich dann zum Sitzen auf.
- Halten Sie die Beine gestreckt und die Füße geschlossen.
- Beugen Sie sich nach vorn, der Rücken ist lang und leicht gerundet.
- Lassen Sie sich nach vorn sinken, die Nase zum Knie, ohne sich nach unten zu ziehen.
- Wenn Sie möchten, können Sie sich ein oder mehrere große Kissen auf die Beine legen.
- Bleiben Sie mindestens drei Minuten in dieser Haltung und lassen Sie alles los.

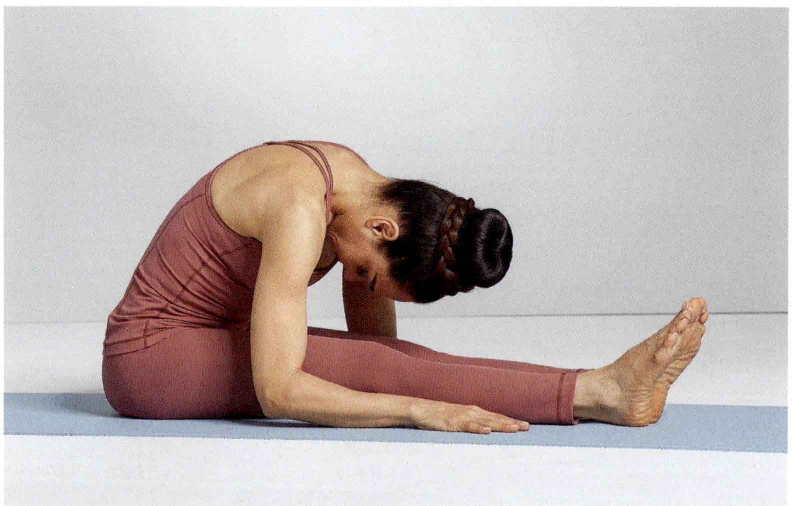

Schnupfen

Schnupfen, Erkältungen, leichte Infekte sind banale Erkrankungen, die jedoch das Wohlbefinden stören können. Schnupfen entsteht, wenn Viren in die Schleimhautzellen der Nase eindringen und sich dort vermehren. Es entsteht eine leichte Virusinfektion, die das Immunsystem zu Abwehrreaktionen wie Niesreiz veranlasst. Mit dem Ausniesen von Nasensekret sollen Krankheitserreger ausgeschwemmt werden. Meist entzündet sich die Nasenschleimhaut und schwillt an, was dazu führt, dass die Nase nicht mehr läuft, sondern verstopft ist. Man sagt: »Ein Schnupfen kommt drei Tage, bleibt drei Tage und geht drei Tage.« Es gibt jedoch deutlich kürzere Verläufe und auf der anderen Seite länger dauernde Komplikationen wie eine Nasennebenhöhlen- oder Stirnhöhlenentzündung, die entstehen, wenn die Infektion sich im Hals-Nasen-Ohren-Bereich ausweitet.

Doktor Yoga empfiehlt, bei den ersten Anzeichen von Schnupfen Ingwer-Limetten-Tee kurativ zu trinken, mindestens einen Liter pro Tag. Nehmen Sie weitere heiße Getränke zu sich, achten Sie auf warme Füße sowie einen warmen Hals und ruhen Sie sich aus. Bei verstopfter Nase helfen Inhalationen mit heißem Dampf, wahlweise mit Kamillenblüten oder Pfefferminzöl aromatisiert. Sanfte Spaziergänge an frischer Luft unterstützen die Genesung. Sollten Sie unter chronischem Schnupfen leiden, sind oft allergische Reaktionen beispielsweise auf Tierhaare, Hausstaub oder Pollen die Auslöser.

Leiden Sie häufig unter erkältungsbedingtem Schnupfen, stärken Sie Ihr Immunsystem, indem Sie Übungen zur Verbesserung der Verdauung machen. Eine gute Verdauung ist essenziell für eine aktive Krankheitsabwehr banaler Infekte.

ATEMÜBUNG BEI SCHNUPFEN

Praktizieren Sie diese Übung bei geöffnetem Fenster oder an der frischen Luft.

- Kommen Sie in die Einfache Haltung.
- Schließen Sie die Augen und werden Sie sich bewusst, welches Nasenloch derzeit das aktive ist – das, welches weniger verstopft ist.
- Halten Sie das passive Nasenloch mit dem Daumen der entsprechenden Hand zu und atmen Sie fünfmal langsam, lang und tief durch das aktive Nasenloch ein und aus.
- Nehmen Sie dann den Zeigefinger derselben Hand zu Hilfe und beginnen Sie mit Wechselatem: Atmen Sie fünfmal durch das aktive Nasenloch ein und durch das passive Nasenloch aus, indem Sie das andere Nasenloch abwechselnd mit Daumen und Zeigefinger zuhalten.
- Entspannen Sie die Hand auf dem Knie und nehmen Sie die andere Hand für den Wechselatem, beginnend mit der bislang passiven Nasenseite. Atmen Sie fünfmal durch das passive Nasenloch ein und durch das aktive aus, indem Sie Daumen und Zeigefinger zu Hilfe nehmen.
- Halten Sie das aktive Nasenloch zu und nehmen Sie fünf Atemzüge durch das passive.
- Seien Sie achtsam und geduldig – wenn Sie das Gefühl haben, nicht genügend Luft zu bekommen, öffnen Sie ganz leicht den Mund.

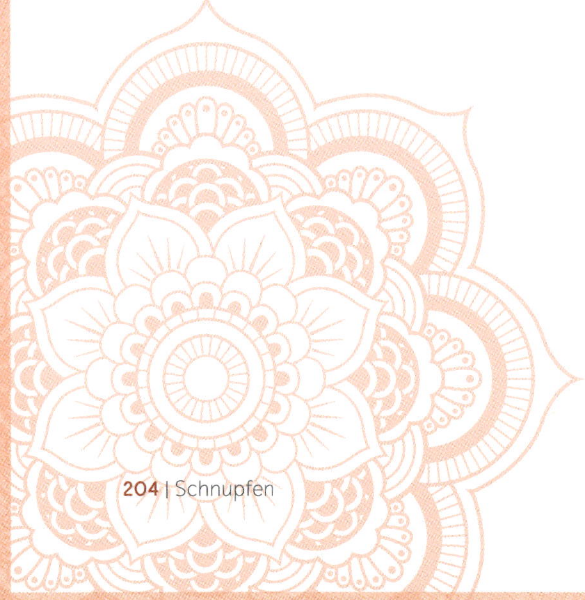

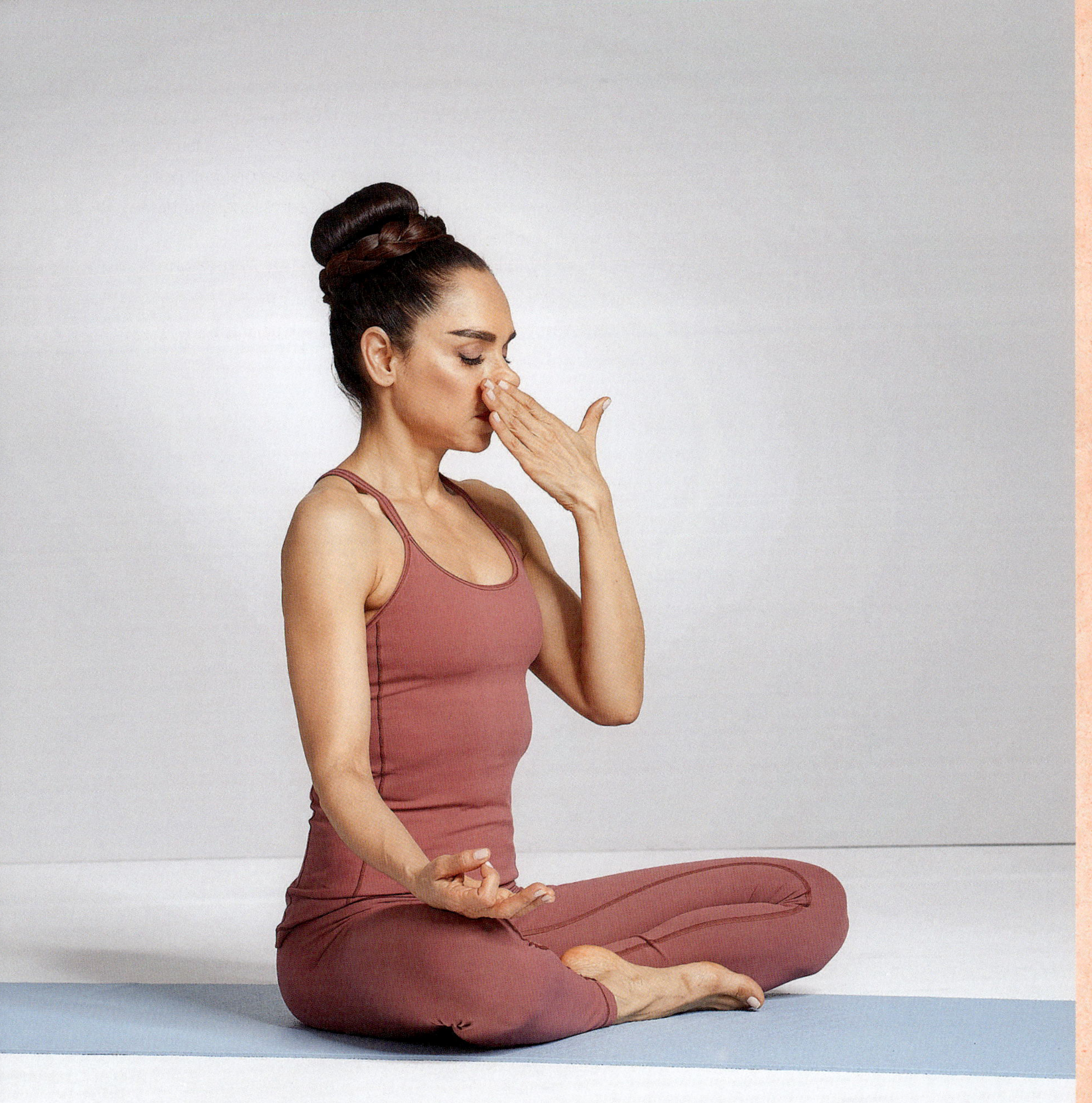

Schultersteife

Bei einer Schultersteife, auch »Frozen shoulder« genannt, nimmt die Beweglichkeit der Schulter allmählich ab – die Gründe sind weitgehend unbekannt. Selten geschieht es auch nach Operationen oder Unfällen. Gleichzeitig sind Bewegungen mit Schmerzen verbunden, sodass die Betroffenen die Schulter mehr und mehr schonen, wodurch die Bewegungseinschränkung zunimmt. Im Gewebe von Schulterkapsel und Gelenkschleimhaut haben sich entzündliche Veränderungen gebildet, die im weiteren Verlauf zur Verdickung und narbenähnlichen Verklebung der Gelenkkapsel und zu ihrer Schrumpfung führen.

Etwa zwei bis fünf Prozent aller Menschen bekommen dies im Laufe ihres Lebens, meist im Alter von vierzig bis sechzig Jahren, Frauen etwas häufiger, besonders oft sind Diabetiker betroffen. Die Erkrankung verläuft in drei Phasen: Zuerst treten Schmerzen besonders nachts auf, wenn man auf der Schulter liegt. Nach zwei bis neun Monaten »friert« die Schulter ein, wobei die Beweglichkeit immer weiter abnimmt. Die Schultermuskulatur baut ab, während die Schmerzen nachlassen. Diese Phase dauert zwischen vier und zwölf Monate. Danach löst sich die Schultersteife, und das Gelenk wird allmählich mobiler. Doktor Yoga empfiehlt in allen Phasen, so weit es geht, an der Beweglichkeit der Schulter zu arbeiten. Zudem helfen Physiotherapie und eine basische Ernährung. Kalziumablagerungen führen ebenfalls zu steiferen Schultern, ohne dass eine »Frozen shoulder« vorliegen muss. Die nachfolgende Übung hilft dabei, derartige Ablagerungen zu lösen.

ÜBUNG GEGEN SCHULTERSTEIFE

- Setzen Sie sich in die Einfache Haltung.
- Schließen Sie die Augen und spüren Sie in die Schultern hinein.
- Lenken Sie den Atem schmerzlindernd dorthin: Atmen Sie durch die Nase ein und hauchend durch den Mund aus.
- Beginnen Sie, beide Schultern gleichmäßig nach hinten zu kreisen.
- Tun Sie Ihr Bestes, um eine maximale Rotation zu erreichen.
- Wechseln Sie nach zwei Minuten die Richtung und kreisen Sie vorwärts.

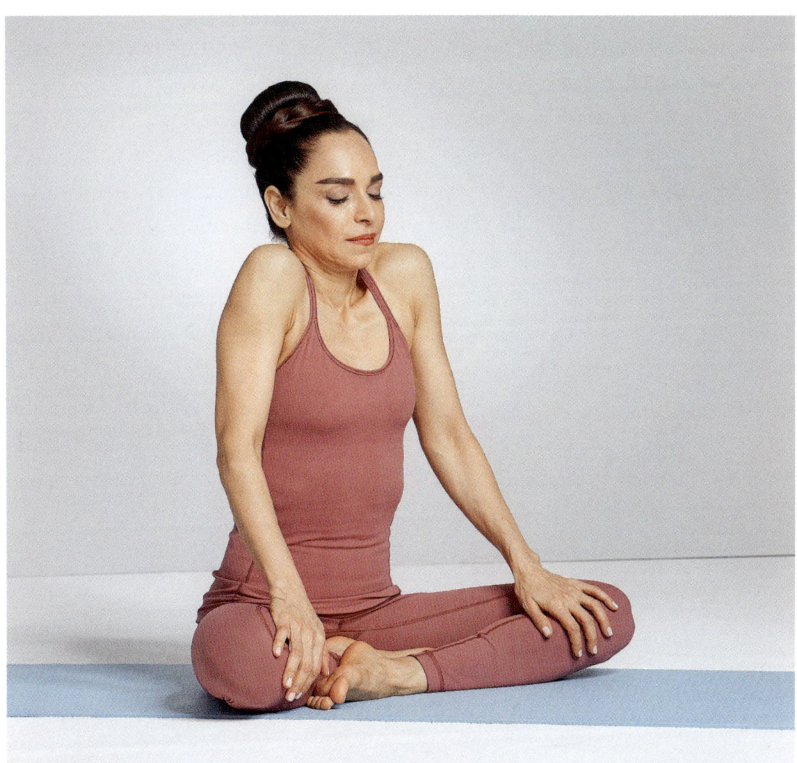

Schwerhörigkeit

Schwerhörigkeit kann viele Ursachen haben: Ein Hörsturz, ein Unfall, Lärm oder eine Viruserkrankung wie Röteln können das Hörvermögen mindern. Häufig hört man mit zunehmendem Alter immer weniger. Yogisch betrachtet ist das ein allmählicher Rückzug der Sinne vom Lärm der Welt. Auch Stress kann dazu führen, schlechter zu hören. Für die Betroffenen bedeutet Schwerhörigkeit im Alltag Einschränkungen – Gespräche und soziale Interaktion werden schwieriger, es kann zu Unsicherheit kommen, die Teilnahme am Straßenverkehr wird gefährlicher. In vielen Fällen ist ein Hörgerät eine gute Lösung. Ist die Schwerhörigkeit jedoch noch nicht so ausgeprägt, stressbedingt oder einseitig, kann diese Übung helfen, wieder besser zu hören. In jedem Fall hilft sie dabei, achtsamer zu lauschen.

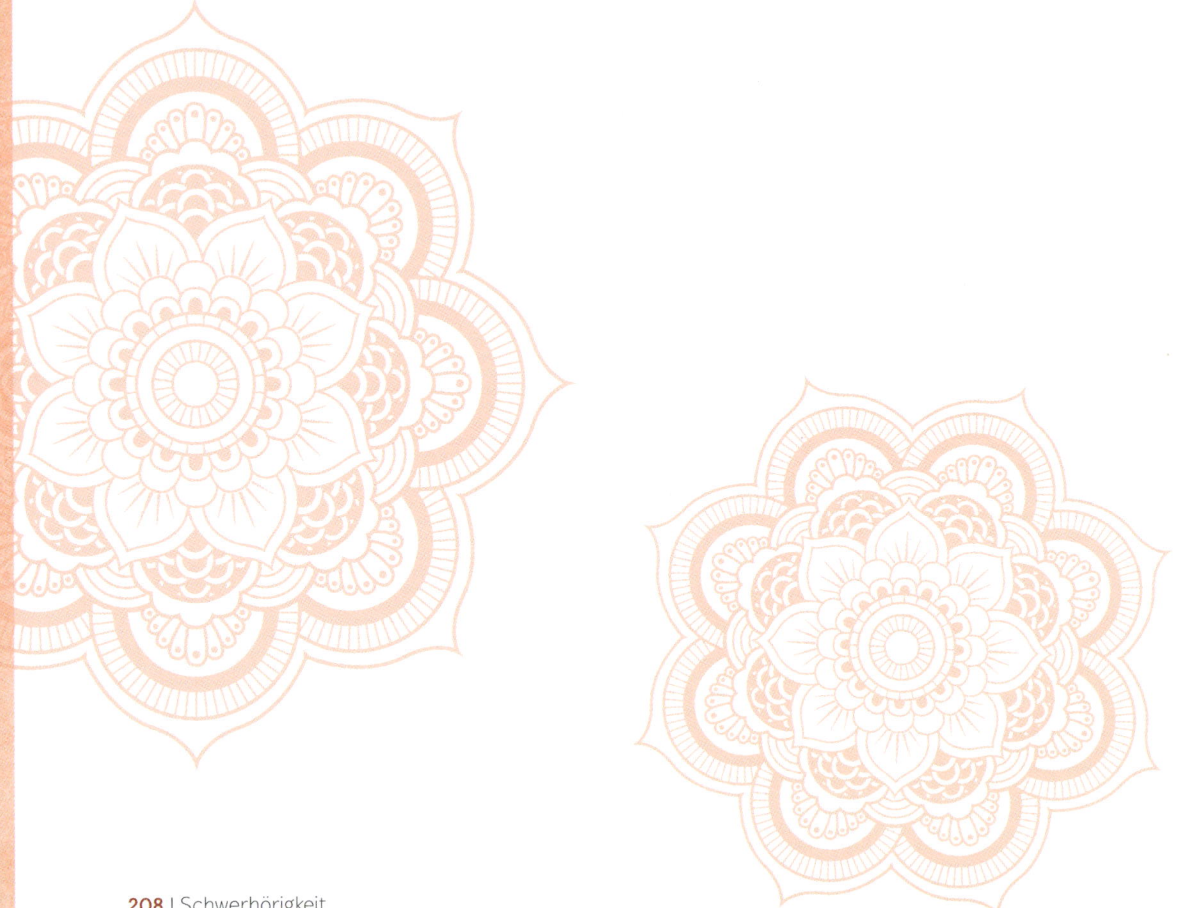

MA-MEDITATION

- Setzen Sie sich auf den Boden.
- Ist das linke Ohr betroffen, stellen Sie den linken Fuß auf und legen Sie das rechte Knie auf den Boden, sodass beide Füße einander berühren.
- Stützen Sie sich mit der rechten Hand auf dem Boden auf.
- Legen Sie die linke Hand um die linke Ohrmuschel und schließen Sie die Augen.
- Atmen Sie tief ein und singen Sie mit dem Ausatmen »Maaaaaaaaa«, so lange Sie können.
- Lauschen Sie Ihrer Stimme und der nachfolgenden Stille.
- Ma ist ein Ton des Mitgefühls, mit dem Sie das Universum, manchmal auch als kosmische Mutter bezeichnet, anrufen: Rufen Sie, und Hilfe wird kommen.
- Atmen Sie wieder ein und fahren Sie fort – bis zu elf Minuten täglich.

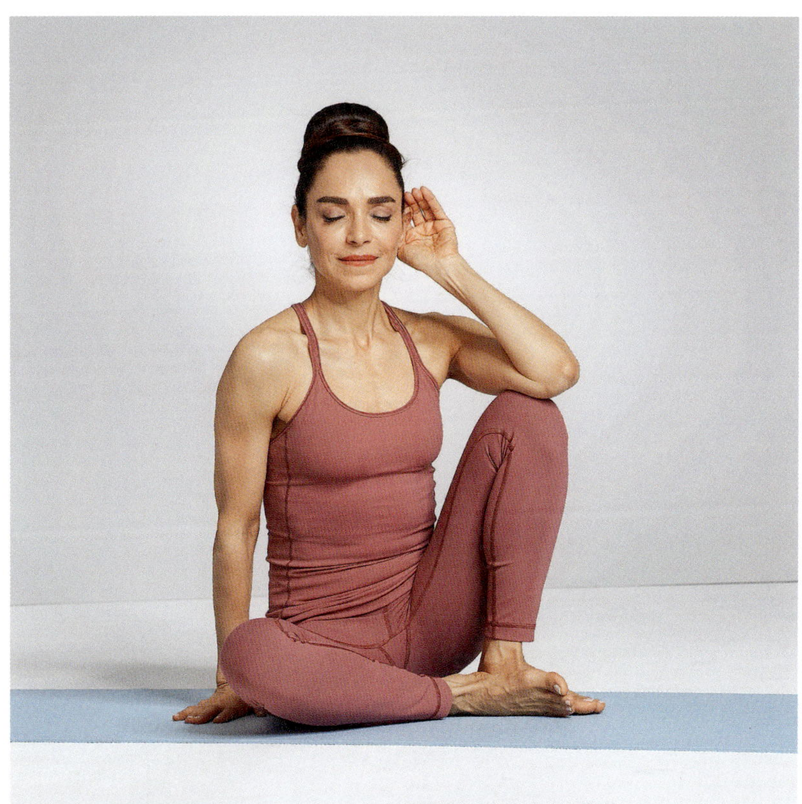

Stirnhöhlenkatarrh

Ein Stirnhöhlenkatarrh ist eine Entzündung der Schleimhaut in den luftgefüllten Hohlräumen im Gesichtsschädel, die über schmale Öffnungen mit der Nase verbunden sind. Stirnhöhlen gehören zu den Nasennebenhöhlen – sie verringern das Gewicht des Kopfes und dienen als Resonanzraum beim Sprechen und Singen. Zumeist ist einer akuten Stirnhöhlenentzündung ein Schnupfen vorausgegangen. Andere Auslöser sind Bakterien, Pilze oder Allergien. Ein Stirnhöhlenkatarrh kann akut verlaufen – und sogar bis zu zwölf Wochen dauern – oder chronisch werden. Symptome sind Schmerzen und Druckgefühl im Kopf. Manchmal pocht der Schmerz über der Stirn, im Wangenbereich und hinter den Augen. Beugt man sich vor, sodass der Kopf nach unten hängt, verschlimmern sich die Beschwerden. Es können Fieber, Abgeschlagenheit und eitriger Schnupfen dazukommen. Doktor Yoga empfiehlt Maßnahmen wie beim Schnupfen sowie folgende Übung:

DIE STIRNHÖHLEN KLÄREN

- Setzen Sie sich auf den Boden und strecken Sie das linke Bein nach vorn aus.
- Legen Sie den rechten Fuß auf den linken Oberschenkel – hilfsweise an die Innenseite.
- Ergreifen Sie mit beiden Händen den linken großen Zeh oder, falls nicht möglich, den Fußknöchel.
- Atmen Sie tief ein und strecken Sie den Rücken.
- Atmen Sie aus und beugen Sie sich nach unten zum linken Knie.
- Fahren Sie damit zwei Minuten fort, dann wechseln Sie die Seiten.

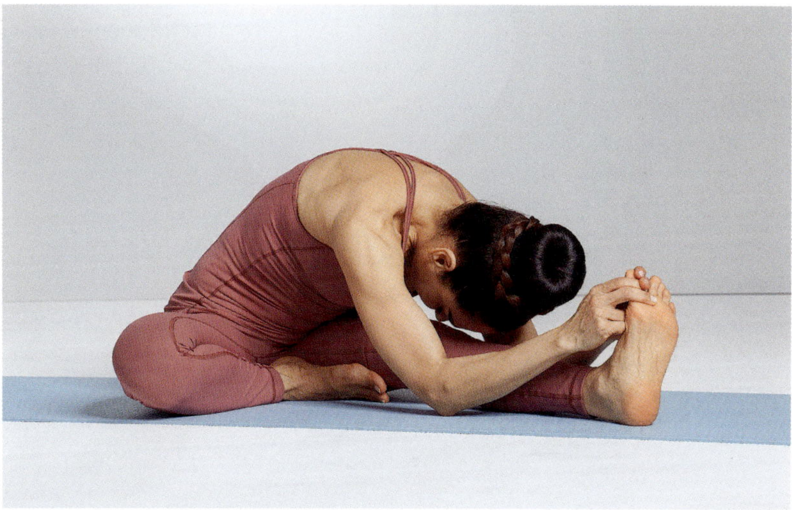

Tennisellbogen

Ein sogenannter »Tennisellbogen« ist eine schmerzhafte Sehnenreizung am Ellbogen – die Sehnenansätze der Streckmuskulatur des Handgelenks und der Finger sind davon betroffen. Neben Freizeitsportlern leiden besonders Handwerker, Heimwerker, Musiker und Hausfrauen darunter. Die Ursache ist zumeist eine Überlastung der Unterarmmuskulatur, die mit den Sehnen an einem kleinen knöchernen Fortsatz an der Außenseite des Ellbogens verwachsen ist. Durch Tätigkeiten, bei denen das Handgelenk gebeugt und gestreckt wird, festes Zupacken oder zu schweres Tragen und Heben werden Knochenhaut und Sehnen überlastet und entzünden sich. Dies führt zu starken, brennenden Druckschmerzen am Sehnenansatz des Ellbogengelenkes, die bis in die Hand und die Finger ausstrahlen können. Anfangs treten die Symptome nur bei Belastung auf, später auch in Ruhestellung.

Der »Tennisellbogen« ist schmerzhaft, aber harmlos. Doktor Yoga empfiehlt Schonung und Ruhigstellung. Kühlen Sie den Arm und besorgen Sie sich in der Apotheke eine spezielle Bandage. Akupunktur kann die Schmerzen in der Akutphase lindern. Werden die Beschwerden chronisch, hilft eher Wärme. Machen Sie nachfolgende Übung, wenn Sie unter akuten Beschwerden leiden, und die zweite Übung, um vorzubeugen, falls Sie zu dem Personenkreis gehören, der gefährdet ist.

1. ÜBUNG GEGEN DEN AKUTEN TENNISELLBOGEN

- Kommen Sie in den Vierfüßlerstand.
- Halten Sie die Wirbelsäule gestreckt und drehen Sie die Hände nach innen, sodass die Fingerspitzen zueinander zeigen, die Arme sind leicht gebeugt.
- Nun strecken Sie beide Ellbogen, so gut es geht.
- Halten Sie die Position für einige Atemzüge und entspannen dann.
- Wiederholen Sie dies noch viermal.
- Machen Sie diese Übung dreimal täglich.

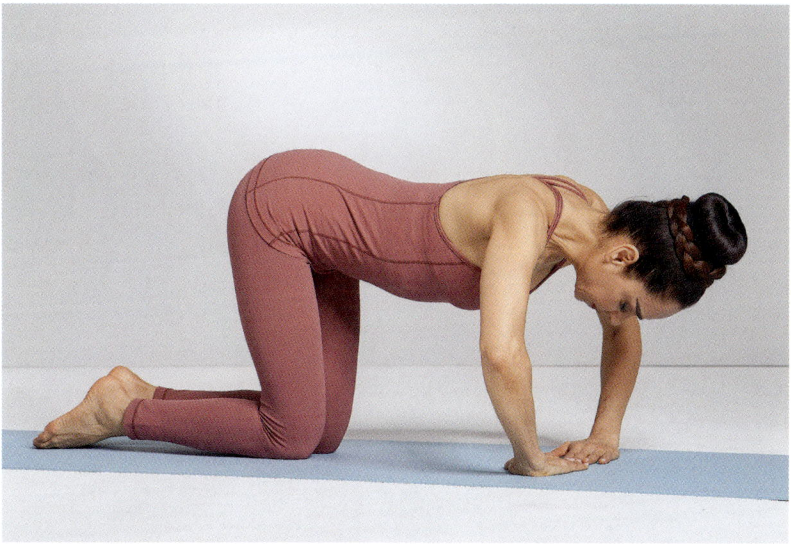

2. TENNISELLBOGEN-PROPHYLAXE

- Kommen Sie in die Frosch-Position: Knie gebeugt und weit geöffnet, Po auf den Fersen, Gewicht auf den Fußballen.
- Die Fersen sind angehoben und berühren einander.
- Der Oberkörper ist aufgerichtet.
- Die Fingerspitzen liegen auf dem Boden, ohne dass Sie Ihr Gewicht auf den Händen abstützen, und sind leicht einwärts gedreht.
- Die Arme sind sanft gebeugt.
- Atmen Sie tief ein und heben Sie das Gesäß, indem Sie die Beine strecken.
- Die Fingerspitzen bleiben auf dem Boden, die Arme sind durchgestreckt.
- Ausatmend kommen Sie in die Frosch-Position zurück.

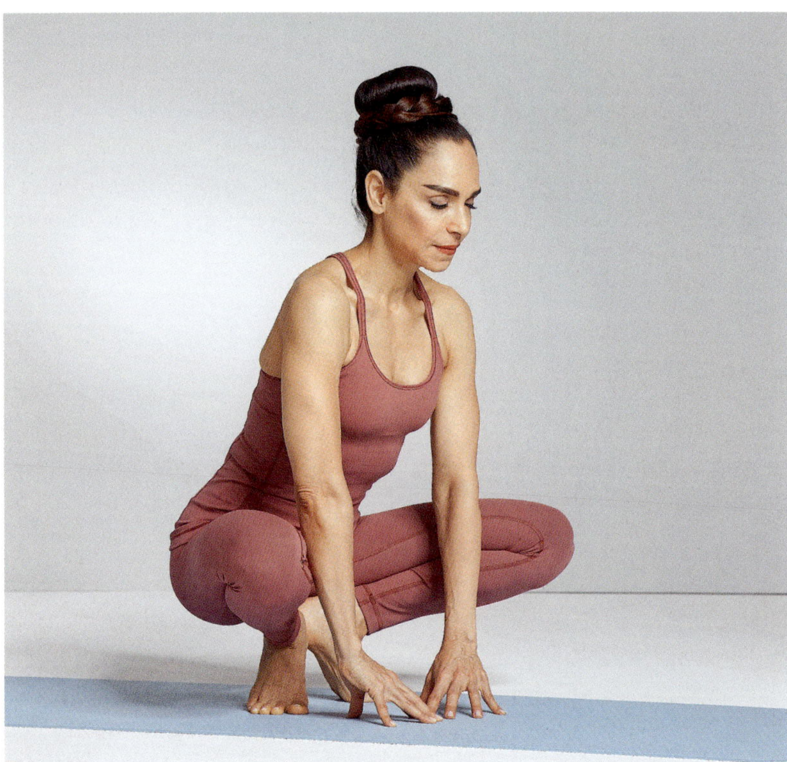

Unterzuckerung

Echte Unterzuckerungen *(Hypoglykämien)* erleiden nur Diabetiker. Symptome sind kalter Schweiß, Zittrigkeit, Herzrasen, Sehstörungen, Heißhunger. Der Blutzuckerwert kann bei Diabetikern sehr weit absinken, vor allem wenn ungewohnte Bewegung auftrat, zu wenig gegessen oder zu viel Insulin gespritzt wurde. Die Betroffenen müssen schnell verfügbare Kohlenhydrate zu sich nehmen, wie Traubenzucker oder Saft, ansonsten droht Bewusstlosigkeit. Dann kann nur der Notarzt beziehungsweise eine Glukagon-Spritze helfen.

Bei allen anderen Menschen verhindert dies ein körpereigener Mechanismus – man kann zwar ähnliche Symptome haben, es wird jedoch nie lebensbedrohlich, weil Zuckerreserven ausgeschüttet werden. Manchmal führen Krankheiten in der Leber, der Schilddrüse oder der Nebennierenrinde zu einer Hypoglykämie, meist steckt jedoch eine falsche Ernährung – mit zu vielen schnell verdaulichen Kohlenhydraten – oder Alkoholkonsum hinter der Unterzuckerung eines Nicht-Diabetikers.

Doktor Yoga empfiehlt, regelmäßig und ausgewogen zu essen, dabei auf Vollkornprodukte und gute Fette zu setzen, die die Aufnahme der Kohlenhydrate ins Blut verzögern. Außerdem hilft Nicht-Diabetikern diese Übung:

ÜBUNG BEI UNTERZUCKERUNG

- Legen Sie sich auf den Bauch.
- Greifen Sie die Fußgelenke und ziehen Sie sich in den Bogen hoch.
- Neigen Sie den Kopf nach links und versuchen Sie, mit dem Ohr die linke Schulter zu berühren.
- Bleiben Sie 45 Sekunden in dieser Position.
- Neigen Sie den Kopf dann nach rechts und versuchen Sie, mit dem Ohr die rechte Schulter zu berühren.
- Halten Sie diese Position für weitere 45 Sekunden.

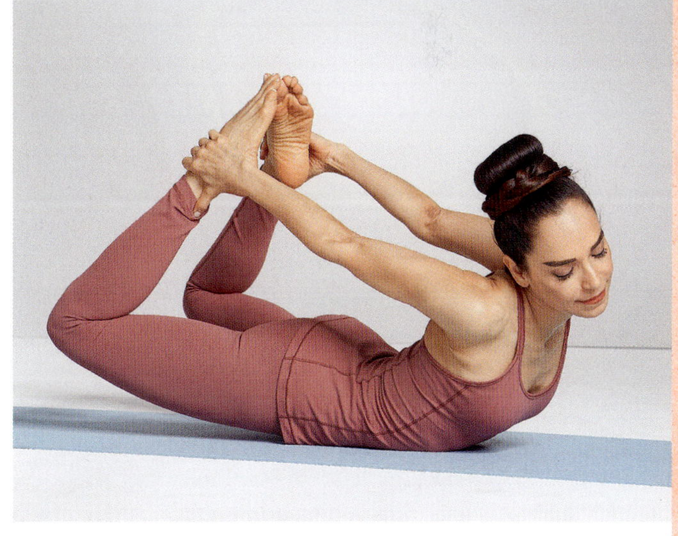

Verdauungsprobleme

Verdauungsprobleme können mannigfaltig sein. Unter den Punkten Blähungen, Magenschmerzen, Durchfall und weiter hinten Verstopfung sind bereits Tipps und heilsame Übungen aufgeführt. Handelt es sich um diffuse Probleme mit wechselnden Symptomen, kann der »Modifizierte Fisch« hilfreich sein – besonders wenn Sie dazu neigen, sich zu überessen. Yogisch wird eher eine gewisse Unterernährung empfohlen. Versuchen Sie, die Nahrungszufuhr insgesamt einzuschränken. Gewöhnen Sie sich an, eher zu wenig als zu viel zu essen. Hunger wird oft mit Durst verwechselt. Trinken Sie daher immer erst ein bis zwei große Gläser Wasser oder Becher mit Tee, bevor Sie etwas essen. Achten Sie auf Prana-reiche Kost: Gemüse und Obst enthalten besonders viel Prana, Lebensenergie. Meiden Sie Zucker, Weißmehlprodukte, bearbeitete Lebensmittel, gesättigte Fettsäuren. Essen Sie von kleineren Tellern und nur so viel, bis Sie keinen Hunger mehr haben. Gönnen Sie Ihrem Verdauungssystem dann mehrere Stunden Ruhe, ohne zu »snacken«. Haben Sie doch einmal über die Stränge geschlagen, versuchen Sie diese Übung:

EINFACHER FISCH

- Setzen Sie sich in die Einfache Haltung.
- Lehnen Sie sich nach hinten und stützen Sie sich mit den Händen ab.
- Neigen Sie den Kopf weit zurück.
- Gehen Sie auf die Ellbogen hinunter und bringen Sie den Scheitelpunkt Richtung Boden.
- Atmen Sie lang und tief oder machen Sie fünf Minuten Feueratem.

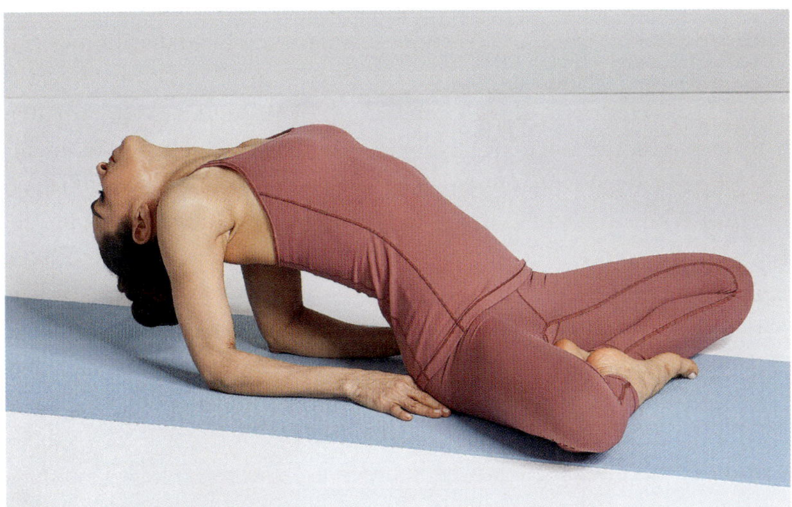

Verspannungen

Unter Verspannungen leiden viele Menschen – es ist einer der häufigsten Gründe, warum sie mit Yoga beginnen. Nichtsdestotrotz ist »Verspannung« ein diffuser Begriff und kann sich sowohl auf körperliche, emotionale als auch psychische Bereiche beziehen. Diese greifen ineinander und beeinflussen sich gegenseitig. Trauer kann sich beispielsweise auf deutliche Weise im Körper manifestieren und dazu führen, dass Muskeln verspannen und Faszien verklumpen. Über Yoga- und Dehnübungen, die dem Körper wohltun, erreicht man auch Geist und Seele und kann dort zur Heilung beitragen.

Ein weiser Lehrer hat einmal gesagt, dass drei Bereiche bei fast allen Menschen verspannt sind: Der Bauch, der für die Angst vor der Zukunft steht, ist angespannt, weil wir einen Schlag in den Bauch erwarten. Die Schultern versinnbildlichen die Angst aus der Vergangenheit. Sie sind verspannt, weil dort all die Bürden lagern. Das Gesicht ist verspannt aus Angst in der Gegenwart – es ist die Maske, die wir anderen zeigen, um unser wahres Antlitz zu verbergen.

Wir müssen stark und zugleich gelassen sein, um den Anforderungen, die bereits das alltägliche Leben mit sich bringt, begegnen zu können, ohne tief sitzende Verspannungen zu entwickeln. Jeder Ärger, jede ungünstige Sitzhaltung, jeder anstrengende Arbeitstag fordern ihren Tribut. Es hilft nur, sich Zeit zu nehmen für das, was Ihnen wichtig ist und Freude bereitet, und täglich Yoga-Übungen zu praktizieren, um ins Lot zu kommen.

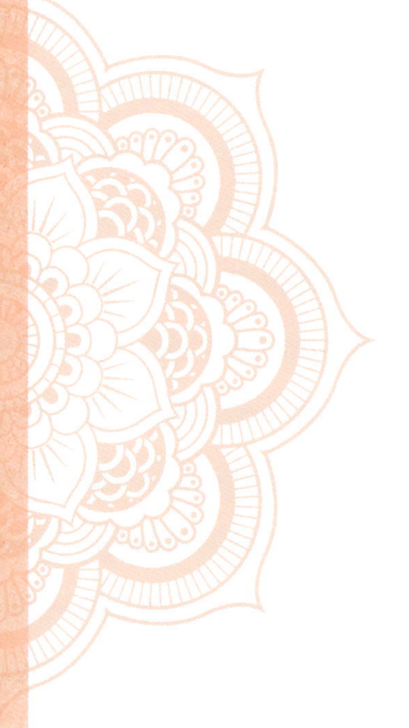

KRIYA GEGEN VERSPANNUNGEN

1. RÜCKBEUGE

- Setzen Sie sich in den Fersensitz mit den Händen auf den Knien.
- Lehnen Sie sich in einem 60-Grad-Winkel zurück und nehmen Sie den Kopf entspannt nach hinten.
- Atmen Sie zwei Minuten besonders lang und tief.
- Atmen Sie zum Abschluss tief ein und halten den Atem so lang wie möglich, bevor Sie ausatmend entspannen.

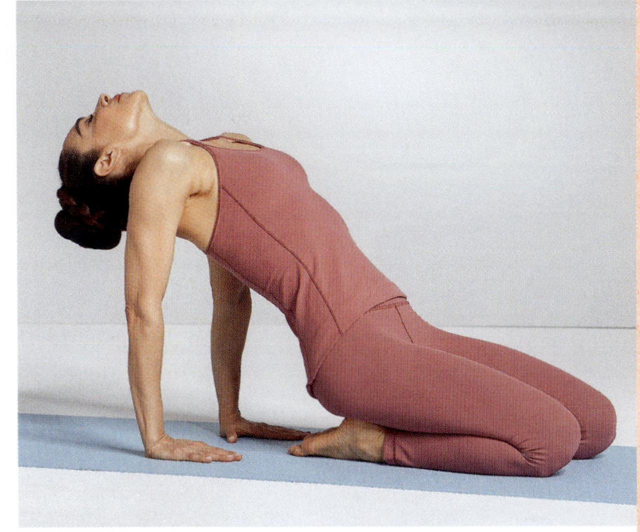

2. VORNEIGE

- Verschränken Sie die Hände im Venusschloss im Nacken unter dem Haar, sodass die Handflächen auf der Haut liegen.
- Neigen Sie sich mit geradem Rücken vor und halten Sie die Position zwei Minuten lang.

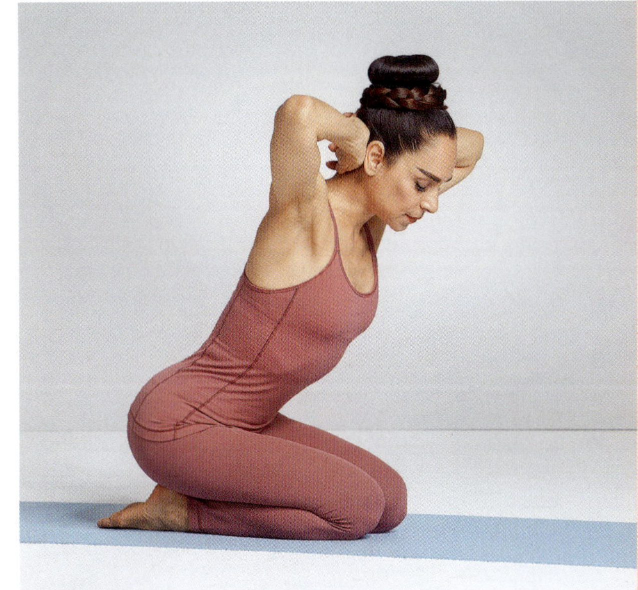

3. AUFRICHTUNG

- Sitzen Sie im Fersensitz, die Hände auf den Knien.
- Atmen Sie dreimal ein und aus.
- Nach dem dritten Ausatmen halten Sie den Atem an, so lange es geht, und spannen Sie dabei Mulbandh fest an, während Sie gleichzeitig mit geschlossenen Augen in Richtung Kronenchakra (der höchste Punkt des Kopfes) blicken.
- Wiederholen Sie diese Übung noch zweimal.

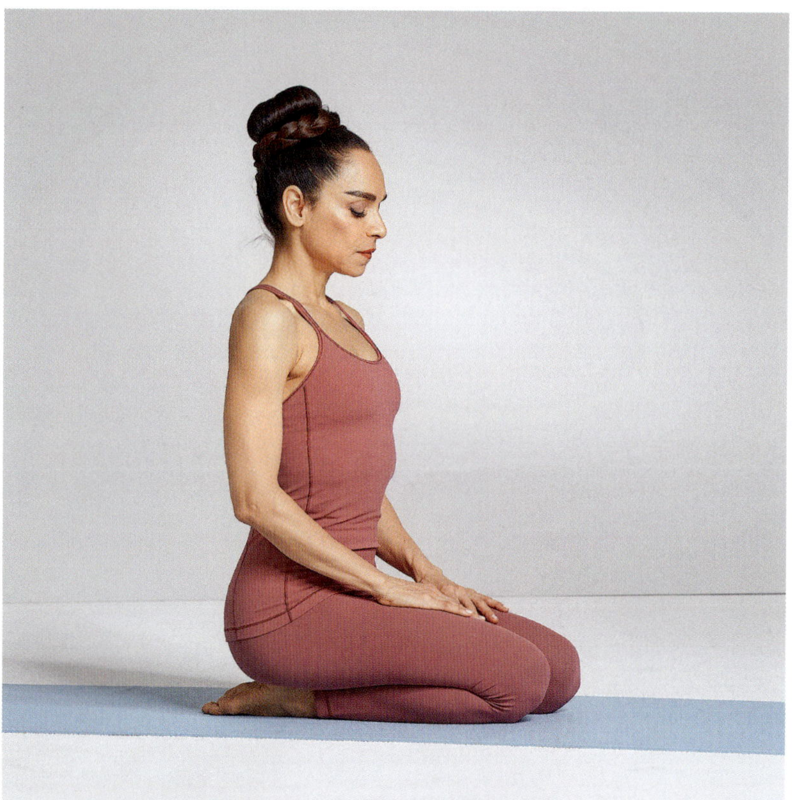

4. GEÖFFNETE ZANGE

- Strecken Sie die Beine aus und grätschen Sie sie.
- Ergreifen Sie mit Daumen und Zeigefinger jeweils den großen Zeh des entsprechenden Fußes.
- Halten Sie möglichst Knie und Rücken gestreckt.
- Atmen Sie tief ein und wieder aus und spannen Sie Mulbandh an, während Sie mit geschlossenen Augen zum Dritten Auge schauen.
- Wiederholen Sie das Einatmen-Ausatmen-Mulbandh-Ziehen noch zweimal.
- Dann entspannen Sie.

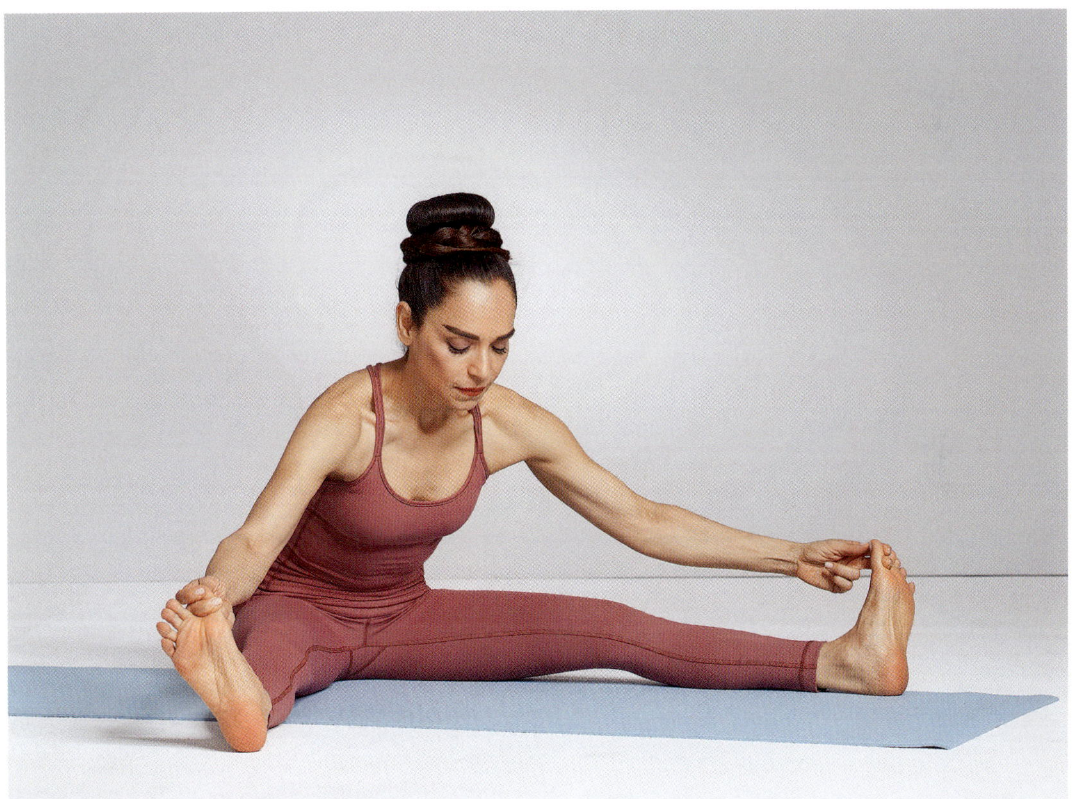

Verstopfung

Verstopfung ist unangenehm und kann schmerzhaft sein – sowohl dadurch, dass der Kot nur durch Pressen in kleinen Portionen ausgeschieden wird, was zu Hämorrhoiden und Einrissen der Afterschleimhaut führen kann, als auch durch einen aufgeblähten Bauch. Oft sind die Ursachen harmlos: zu wenig Bewegung, zu wenig Flüssigkeit, zu wenig Ballaststoffe in der Nahrung. Aber auch weniger harmlose Divertikel (Darmausstülpungen) können Verstopfung hervorrufen. Eine gefährliche Steigerung der Verstopfung ist ein Darmverschluss, der manchmal ältere Menschen trifft. Er ist ein medizinischer Notfall.

Verstopfung kann akut auftreten, beispielsweise auf Reisen mit fremder Kost und einem anderen Tagesrhythmus, und auch chronisch werden. Verzichten Sie möglichst auf jegliche Abführmittel, da diese eine Chronifizierung begünstigen.

Doktor Yoga empfiehlt, gleich nach dem Aufstehen zwei große Gläser warmes Wasser zu trinken. Dieses sogenannte »ayurvedische Wasser« bereiten Sie am besten schon am Vorabend vor – einfach Leitungswasser in einen Kochtopf füllen, einige Minuten kochen, auf Trinktemperatur abkühlen lassen und in eine Thermoskanne füllen. Warmes Wasser regt »Agni« an, das Verdauungsfeuer, wodurch die Nahrung besser verarbeitet wird – das hilft auch bei Bauchkrämpfen und unterstützt, zwischen den Mahlzeiten getrunken, die Ausscheidung wasserlöslicher Giftstoffe. Essen Sie viel Gemüse, leichte Kost wie Suppen und Salate, genügend bekömmliche Ballaststoffe und trinken Sie tagsüber mindestens zwei Liter Wasser, Kräutertee oder Ingwerwasser. Kaffee regt ebenfalls die Verdauung an – obwohl überzeugte Yogis auf dieses koffeinhaltige Genussmittel verzichten. Trainieren Sie die Darmentleerung, indem Sie immer zur selben Zeit zur Toilette gehen. Am besten frühmorgens, denn zwischen fünf und sieben Uhr morgens hat der Darm nach der Meridian-Organzeituhr seine Hauptaktivität, oder nach dem Mittagessen. Gehen Sie täglich spazieren – das hilft enorm gegen Verstopfung, und praktizieren Sie regelmäßig Yoga. Yogi Bhajan hat Kundalini Yoga manchmal als Ersatz für den täglichen Zehn-Kilometer-Spaziergang bezeichnet. Folgende Übung regt die Darmtätigkeit an und hilft gegen akute Verstopfung:

FELSENSITZ MIT VORBEUGE

- Setzen Sie sich auf, nicht zwischen die Fersen, sodass diese gegen den Po drücken. Diese Sitzposition heißt »Rock Pose«, weil man so auch Steine (»rocks«) verdauen können soll. ❶
- Legen Sie die Hände auf die Oberschenkel, die Handflächen sind nach oben gerichtet. ❷
- Atmen Sie lang und tief in den Bauch.
- Nach zwei Minuten legen Sie die Hände auf den Nabel und beugen sich vor.
- Legen Sie die Stirn dabei auf dem Boden oder einem Kissen ab.
- Bewegen Sie den Po sanft schwingend von links nach rechts. ❸
- Nach zwei Minuten richten Sie sich wieder auf und entspannen.

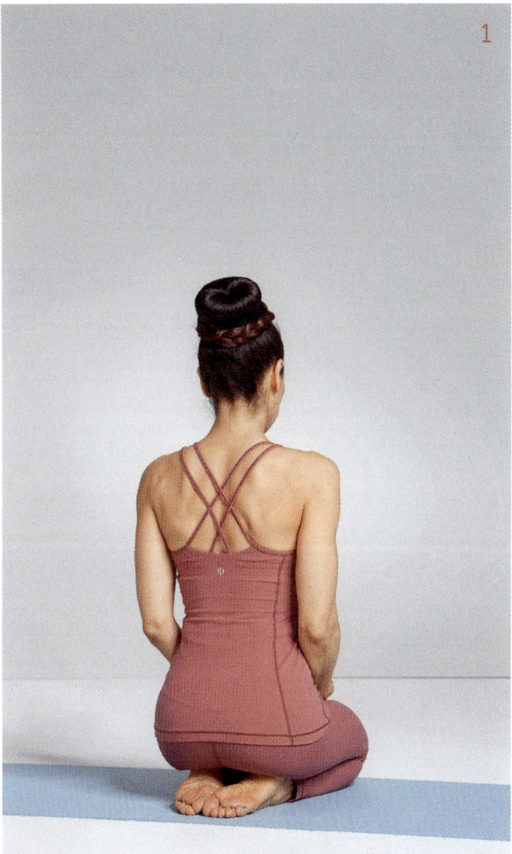

1

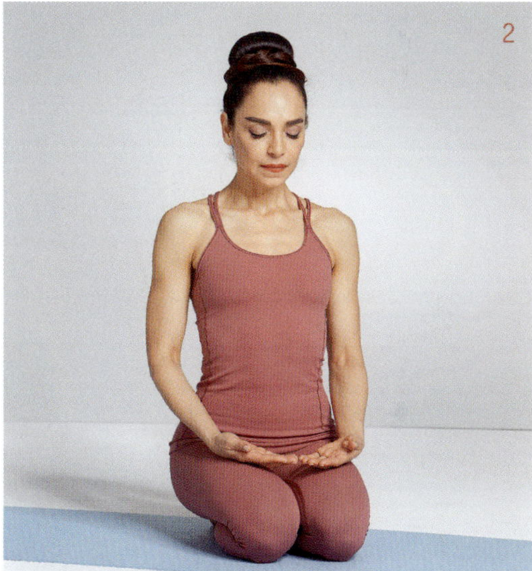

2

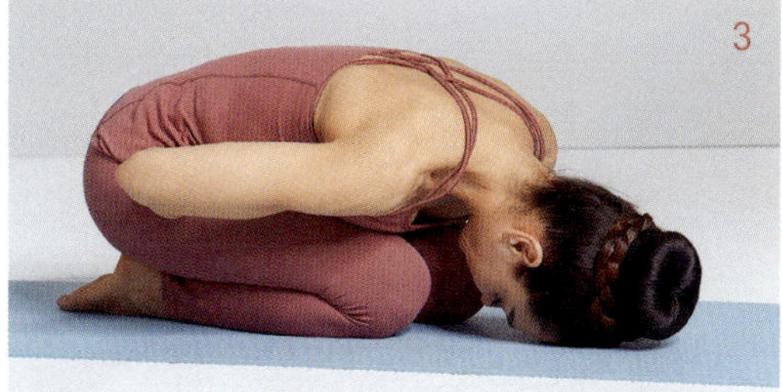

3

Mentale und emotionale Probleme

In diesem Abschnitt stehen mentale und emotionale Probleme im Fokus, man könnte auch sagen, geistige und psychische Schmerzen. Der Leidensdruck, den sie verursachen, steht oftmals körperlichen Beschwerden in nichts nach, sie sind nur manchmal diffuser und gesellschaftlich weniger anerkannt: Fast jeder Mensch hat Mitleid, wenn ein anderer Zahnschmerzen hat, doch manche können das durch Depressionen verursachte Leid wenig nachvollziehen.

Yoga bietet gerade bei geistigen und psychischen Schmerzen kompetente Hilfe, da es Körper, Geist und Seele in Einklang bringt. Dass alles miteinander verbunden ist, ist keine esoterische Weltsicht, sondern praktisch nachvollziehbar: So wie körperliche Schmerzen sich auf den mentalen und gefühlsmäßigen Zustand auswirken, so beeinflussen auch geistig-emotionale Beschwerden die körperliche Ebene.

Yoga bildet diesen Zusammenhang ab: So wie Haltungen und Bewegungen auf den Körper abzielen, so heilen Mantras und Konzentrationspunkte den Geist; und der Atem ist der verbindende Faktor, der die drei Ebenen Körper, Geist und Seele zusammenführt. Was das Praktizieren von heilenden Yoga-Übungen und Meditationen erleichtern könnte, ist die Tatsache, dass keine körperlichen Schmerzen Sie davon abhalten, sich auf die Matte zu begeben. Es ist »nur« der Geist, der sich vielleicht als innerer Schweinehund verkleidet und Sie zurückhält. Lassen Sie sich jedoch nicht auf seine Einflüsterungen ein, sondern ergreifen Sie die Chance, jetzt und hier etwas für Ihr Wohlbefinden zu tun. Wir wissen alle, dass wir uns oftmals nur selbst im Weg stehen. Umrunden Sie sich einfach und begeben Sie sich direkt auf die Matte.

Abhängigkeit/Süchte

Alkohol, Zigaretten, Medikamente, Drogen, Essen, Beziehungen, Arbeit, Spielen, Sex – dies sind nur Beispiele einer langen Liste möglicher Abhängigkeiten. Ohne Frage sind Drogen und Nikotin per se schädlich, aber auch andere Genussmittel oder Verhaltensweisen können süchtig machen. Was vielleicht erst ausprobiert wurde, dann als ein Teil zum Leben dazugehörte, kann schließlich bestimmend werden und alles andere in den Hintergrund drängen. Die Frage, ob es »Suchtpersönlichkeiten« gibt, ob also bestimmte Menschen eher dazu neigen als andere, Süchte zu entwickeln, ist noch nicht abschließend geklärt. Laut Definition von Sucht hat der Betroffene keine Selbstkontrolle mehr, sondern steht unter dem Zwang, mithilfe bestimmter Substanzen – wie Alkohol – oder bestimmter Verhaltensweisen – wie Glücksspielen – belastende Gefühle zu vermeiden. Unterschieden werden sogenannte substanzbezogene und verhaltensbezogene Abhängigkeiten. Sucht ist eine Krankheit – und ebenso vielfältig wie die Ausprägungen sind die Ursachen. Neben der Persönlichkeit spielen Lerngewohnheiten eine Rolle sowie das soziale Umfeld und die Art der Droge.

Typisch bei der Entwicklung ist, dass erst die angenehmen Wirkungen im Vordergrund stehen und den Süchtigen zu noch mehr Suchtverhalten animieren: Euphorie, Glücksgefühl, Abbau von Hemmungen, Leistungssteigerung. Bald jedoch dominieren unerwünschte Nebenwirkungen wie Unruhe, Schlafstörungen, Organschädigungen und Infektionen sowie weitere psychische und soziale Probleme. Natürlich sind nicht bei allen Abhängigkeiten ähnlich schwerwiegende Folgen zu erwarten wie beim Drogenmissbrauch.

Grundvoraussetzung für Entwöhnung, Entzug oder die Aufgabe der Abhängigkeit ist die Motivation. Nur wer anerkannt hat, dass er süchtig ist, und wirklich einen Sinn darin sieht, aufzuhören, kann die Kraft entwickeln, es zu tun. Fremdbestimmte Motivation ist in der Regel nicht besonders wirksam.

Wer gegen seine Süchte vorgehen möchte, dem empfiehlt Doktor Yoga diese Meditation. Sie hilft sowohl bei physischen Süchten wie Rauchen, Überessen, Alkohol und Drogen als auch bei unterbewussten Abhängigkeiten, welche zu unsicheren und neurotischen Verhaltensmustern führen.

MEDITATION GEGEN SUCHTVERHALTEN

- Setzen Sie sich mit gerader Wirbelsäule in die Einfache Haltung.
- Kippen Sie das Becken leicht vor, sodass die unteren sechs Wirbel leicht nach vorn gedrückt werden.
- Machen Sie lockere Fäuste, die Daumen nicht inbegriffen.
- Bringen Sie die Daumen an die Schläfen und drücken Sie sie in die leichte Vertiefung dort.
- Halten Sie die Lippen geschlossen und pressen Sie die Backenzähne aufeinander.
- Vibrieren Sie die Kiefernmuskeln, indem Sie den Druck auf die Backenzähne variieren.
- Dabei wird sich ein Muskel unter den Daumen mitbewegen.
- Halten Sie die Augen geschlossen und schauen Sie zum Punkt zwischen den Augenbrauen, dem Dritten Auge.
- Wiederholen Sie währenddessen das Mantra »Sa Ta Na Ma« still im Geiste für mindestens fünf bis sieben Minuten.
- Mit Übung können Sie diese Zeit auf 20 Minuten ausdehnen.

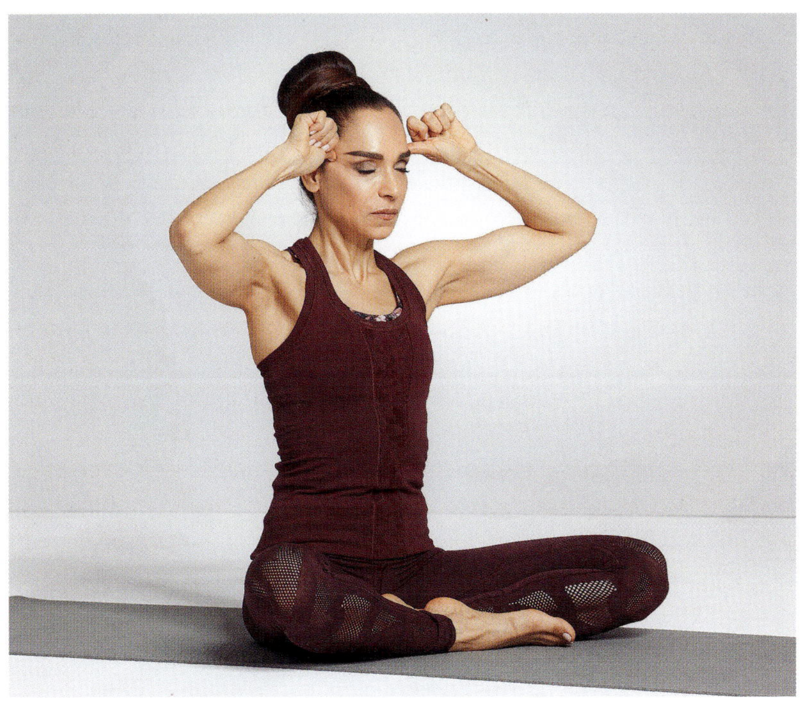

Aggressionen

Jeder wird mal wütend und vergreift sich hin und wieder im Ton, doch manche Menschen verspüren schon bei kleineren Anlässen heftige Aggressionen. Einerseits ist das eine Temperamentfrage, andererseits kann aggressives Verhalten zum Problem werden, wenn man es nicht mehr kontrollieren kann. Wut und Aggression stellen heftige emotionale Ausbrüche dar, die durch eine als kränkend empfundene Äußerung ausgelöst werden. Wenn sich diese Wut steigert, entstehen Aggressionen, die sich in verbalen oder sogar tätlichen Angriffen äußern können. Man unterscheidet zwischen Zorn, Jähzorn und Ärger. Zorn richtet sich hauptsächlich auf eine Person oder Sache. Jähzorn tritt bereits bei geringfügigen Auslösern affektartig auf und richtet sich oft auf besonders nahestehende Personen. Ärger – oder Verdruss – hingegen stellt die leichteste Form dar. Ursachen von Aggressionen sind meist negative Gefühle wie Eifersucht, Trauer, Kummer oder Frustration. Auch Depressionen können aggressives Verhalten auslösen. Anfällig dafür sind vor allem Menschen, die ein geringes Selbstbewusstsein haben oder in früher Kindheit Schwäche und Ohnmachtsgefühle erleben mussten. Oftmals wird ein Antiaggressionstraining empfohlen – aber auch mit yogischen Methoden kann man gelegentlicher Aggressionen Herr werden. Doktor Yoga empfiehlt dazu folgende Übung:

ÜBUNG GEGEN AGGRESSIONEN

- Sitzen Sie in Einfacher Haltung. Machen Sie mit den Händen Löwenkrallen: Die Handflächen zeigen nach vorn, die Finger sind gekrümmt, Spannung bis in die Fingerspitzen.
- Beginnen Sie, mit diesen Krallenhänden abwechselnd schnell und kraftvoll nach vorn zu schlagen.
- Bilden Sie mit den Lippen ein »O« und atmen Sie energisch durch den Mund im Rhythmus der Bewegungen ein und aus.
- Seien Sie körperlich und mental aggressiv, lassen Sie alles zu.
- Nach zweieinhalb Minuten intensivieren Sie die Bewegungen noch, als wären Sie wirklich ein Löwe, der einen wilden Angriff startet.
- Nach weiteren zwei Minuten stoppen Sie die Bewegung, atmen tief ein, halten den Atem an und spannen den ganzen Körper an.
- Atmen Sie aus und wiederholen Sie den Vorgang, bestehend aus Einatmen, Halten, Anspannen und Ausatmen, noch zweimal.

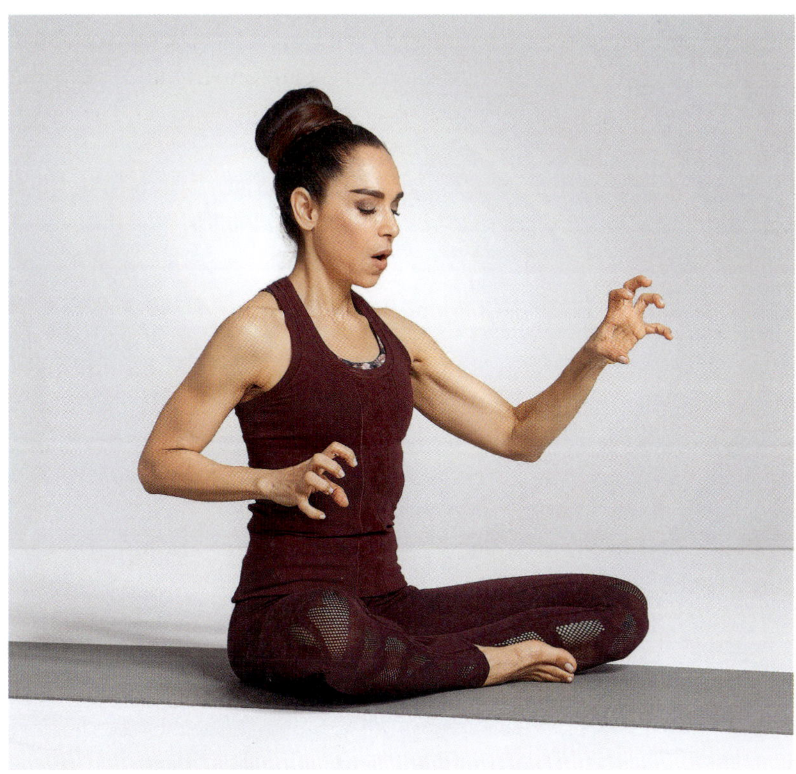

Dauerstress

Leistungs- und Konkurrenzdruck im Beruf, Hektik und ständige Verfügbarkeit können zu körperlicher, seelischer und geistiger Anspannung führen und Dauerstress auslösen. Die Betroffenen kommen nicht mehr zur Ruhe. Auch abends und am Wochenende kreisen die Gedanken darum, was zu tun und nicht zu schaffen ist. Der Körper kann nicht entspannen, alles tut weh, das vegetative Nervensystem, das Drüsensystem und sogar die Zusammensetzung des Blutes geraten aus der Balance. Herz-Kreislauf-Erkrankungen werden begünstigt, oft schmerzt der Rücken, Schlaf- und Verdauungsstörungen können auftreten.

Dabei ist Stress nicht davon abhängig, wie viel jemand objektiv zu erledigen hat – selbst Arbeitslose können unter Stress leiden, während manche Menschen sogar mit einer 70-Stunden-Woche im inneren Lot sind. Die Fähigkeit, mit Druck umzugehen, spielt beim Thema Stress genauso eine Rolle wie Abwehrstrategien und Resilienz sowie die Einschätzung des Sinngehaltes einer Arbeit. Nicht nur die Arbeitsbedingungen sind verantwortlich für Dauerstress – auch soziale Ausgrenzung, Mobbing, Einsamkeit, Partnerschaftsprobleme und Krankheiten können Stress auslösen. Stress ist zugleich ein subjektives Empfinden und ein zerstörerischer Zustand.

Doktor Yoga empfiehlt, dass Sie Ihre Lebensumstände unter die Lupe nehmen und ändern, wo Sie etwas ändern können. Sie sind nicht gezwungen, sich an Ihrem Arbeitsplatz aufzureiben oder in einer unglücklichen Beziehung auszuharren. Machen Sie sich bewusst, dass Sie in vielen Entscheidungen frei sind. Es ist Ihr Leben, und anstatt in der Opferrolle zu verharren und dabei Ihre Gesundheit zu ruinieren, nehmen Sie es in die Hand.

Ent-stressen Sie sich! Ernähren Sie sich gut und gesund, vermeiden Sie Zucker und Weißmehl sowie Kaffee und Zigaretten, sorgen Sie für sich, machen Sie Pausen, lassen Sie soziale Kontakte nicht einschlafen, werden Sie sich bewusst, was Ihnen im Leben Freude bereitet. Und dann tun Sie mehr davon!

Die Übung gegen chronischen Stress setzt bei einem wenig beachteten, jedoch gravierenden Problem an: Dauerstress löst eine Nebennierenermüdung aus. Die Nebennieren sind traubengroße, halbmondförmige Organe, die auf den Nieren sitzen und verantwortlich für die Bildung von Dopamin, Noradrenalin und Adrenalin sind. Diese Hormone steuern die kurzfristige Stressreaktion. In der Nebennierenrinde werden Hormone gebildet, die für die langfristige Stressreaktion benötigt werden: Cortisol hilft bei anhaltendem Stress, genug Energie bereitzustellen. Wenn die Nebennieren durch Dauerstress ständig gefordert sind, erschöpfen sie allmählich, und das lebensnotwendige Langzeit-Stresshormon Cortisol wird nicht mehr oder in zu geringer Menge produziert. Es kann zu Symptomen kommen wie Kopfschmerzen, Haarausfall, Rückenschmerzen, Bluthochdruck, Schlaflosigkeit und Depressionen – ausgelöst durch die hormonelle Dysbalance. Die nachfolgende Meditation wirkt heilend auf Nieren und Nebennieren. Sie repariert die beschriebenen Energieprobleme. Achten Sie darauf, dass Sie nach der Übung noch mindestens genauso viel Zeit zum Ausruhen haben.

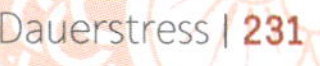

1. ÜBUNG GEGEN DYSBALANCE DER NEBENNIEREN

- Setzen Sie sich in die Einfache Haltung.
- Achten Sie besonders darauf, aufrecht zu sitzen.
- Strecken Sie den rechten Arm nach oben aus, sodass er das Ohr berührt.
- Bringen Sie den linken Arm in einem 60-Grad-Winkel gestreckt nach vorn, die Handfläche zeigt nach unten.
- Legen Sie beide Daumen an die Wurzeln der kleinen Finger.
- Halten Sie die Augen minimal geöffnet und schauen Sie Richtung Unterlippe.
- Strecken Sie beide Arme aus den Schultern heraus.
- Der Atem verlangsamt und vertieft sich von selbst.
- Es ist wichtig, die Arme im beschriebenen Winkel und absolut bewegungslos zu halten, um in den Genuss der vollen Wirkung zu gelangen.
- Wenn möglich, bleiben Sie elf Minuten in der Position.

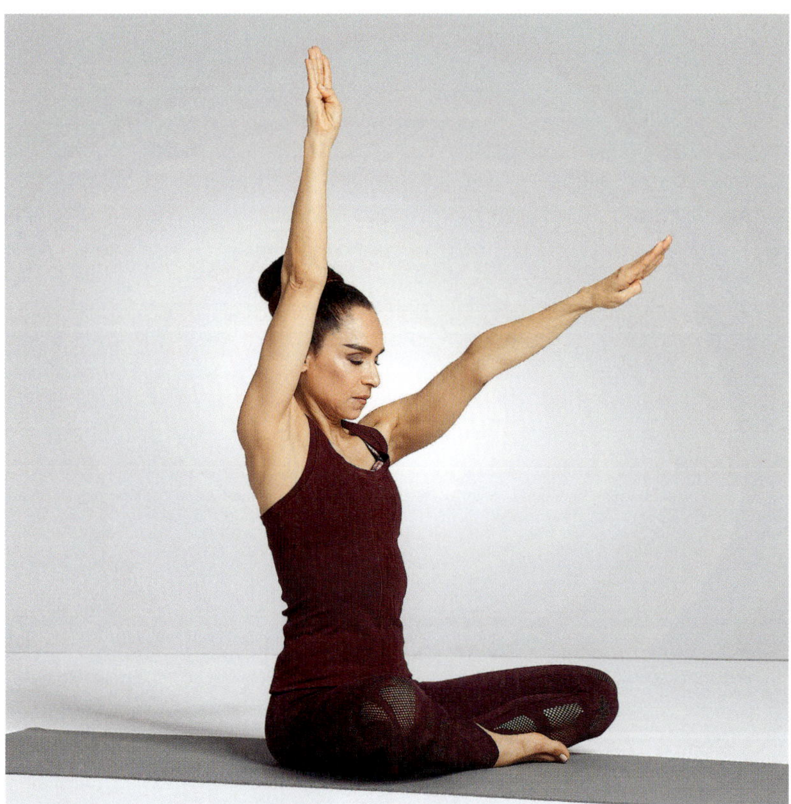

Eine weitere, äußerst wirkungsvolle Übung gegen Dauerstress ist die Finger-Selbstmassage. Sie gründet darauf, dass in den Fingern nicht nur viele Nervenbahnen, sondern auch Nadis, subtile Energieleitbahnen, enden bzw. beginnen. Diese stehen in direktem Zusammenhang mit bestimmten Organen und deren Funktionen. Durch das Drücken der Finger beider Hände sprechen Sie diese Organe an, lösen Blockaden auf und verbessern ihren Energiefluss:

- Druck auf den Daumen beeinflusst Milz, Magen und Haut.
- Der Zeigefinger steht in Verbindung mit Niere, Blase und Darm.
- Mittelfingerdruck regt Leber, Gallenblase und Blutbildung an.
- Der Ringfinger ist mit Lunge, Dickdarm und tieferen Hautschichten verbunden.
- Wenn Sie den kleinen Finger pressen, aktiviert dies das Herz, Dünndarm und Knochen.

Außerdem sind die Fingerspitzen Reflexpunkte für das Gehirn; ihre Stimulation kann Gefühle ausgleichen. Zudem sind die Finger bestimmten Planeten und Energien zugeordnet: Der Zeigefinger steht für Jupiterenergie und ist verbunden mit Weisheit und Mitgefühl; der Mittelfinger symbolisiert die Saturnenergie Disziplin; der Ringfinger Sonnenenergie, die Ihre Lebenskraft steigert; der kleine Finger Merkurenergie, er verbessert Ihre Kommunikation. Eine Selbstmassage gleicht die Energien aus. Dadurch können Sie besser mit Dauerstress umgehen. Anstatt Sie zu belasten, perlt er an Ihnen ab. Diese Massage dauert weniger als fünf Minuten und kann überall gemacht werden. Sie sollten sie täglich praktizieren:

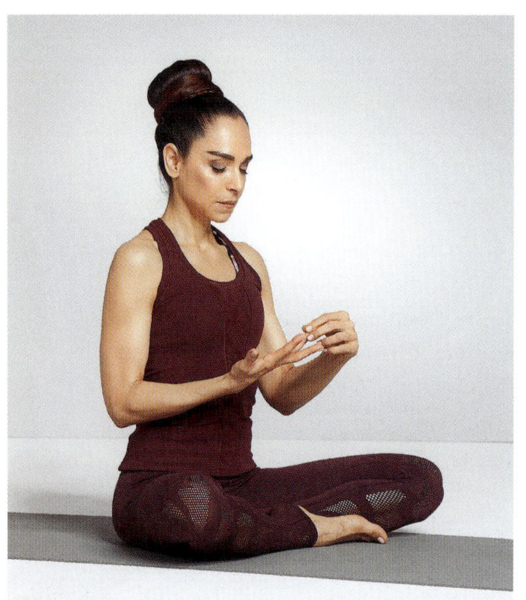

2. FINGER-SELBSTMASSAGE GEGEN DAUERSTRESS

- Nehmen Sie sich eine Hand vor und pressen Sie jeweils für ein bis zwei Sekunden die Fingerkuppen außen mit Daumen und Zeigefinger. Beginnen Sie am Daumen und arbeiten Sie sich bis zum kleinen Finger vor.
- Dann massieren Sie, wieder am Daumen beginnend, jeden Finger einzeln von der Fingerwurzel bis zum Nagel. Ein leichtes Pulsieren im massierten Finger zeigt an, dass Sie es richtig machen.
- Zum Schluss massieren Sie mit dem Daumen kräftig die Handinnenfläche.
- Wechseln Sie die Hände.

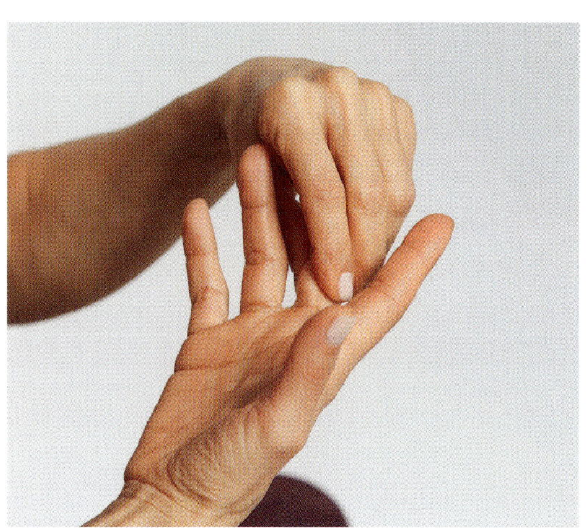

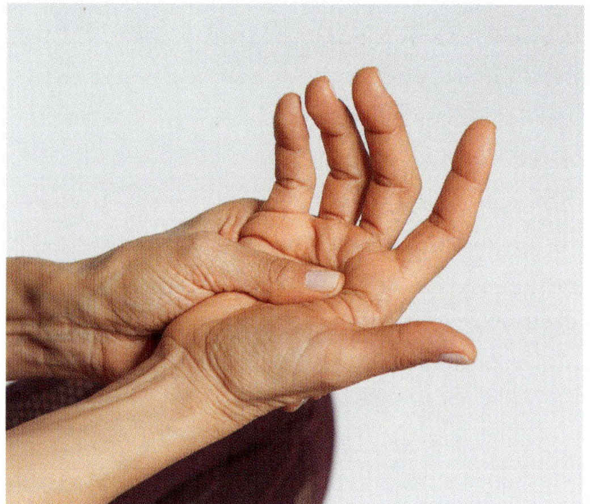

Depressivität

Deprimiert – niedergeschlagen, antriebslos, müde und traurig – fühlt sich jeder manchmal. Stimmungsschwankungen treten auch bei gesunden Menschen auf und können durch belastende Situationen verstärkt werden. Negative Gefühle gehören zum Leben dazu, genauso wie die Sonne gelegentlich durch Wolken verdeckt wird. Eine depressive Phase geht jedoch darüber hinaus. Sie kann auch ohne äußeren Anlass auftreten, dauert länger an und äußert sich sowohl durch emotionale als auch körperliche Symptome. Charakteristisch sind ständiges Grübeln mit Selbstzweifeln und Schuldgefühlen sowie innere Unruhe. Die Betroffenen sind in einem Gedankenkarussell gefangen, das nachts besonders kreist, sodass Ein- oder Durchschlafstörungen entstehen. Dadurch sind sie tagsüber müde, unkonzentriert und weniger leistungsfähig. Typisch ist, dass sie sich zu nichts aufraffen können, weil die Kraft fehlt und sie keinen Sinn darin sehen. Ängste, entweder auf Situationen im Beruf, im Privatleben oder allgemeiner Art, führen zu permanenter innerer Anspannung. Im Miteinander agieren die Betroffenen gereizt und nervös. Dauert eine depressive Phase, die manchmal jahreszeitlich bedingt ist, länger an, ziehen die Menschen sich aus ihrem sozialen Umfeld zurück, wodurch sie sich noch trauriger und einsamer fühlen. Andere neigen zur Überkompensation mit Arbeits- und Sportsucht. Auf körperlicher Ebene können Beschwerden wie Schwindel, Kopfschmerzen, Magen-Darm-Störungen und Schwächegefühl dazukommen.

Aus yogischer Sicht liegt ein Mangel an Prana vor, an essenzieller Lebensenergie. Prana nimmt man durch den Atem auf, durch gesundes Essen, eine Prana-reiche Umgebung – beispielsweise am Meer, in den Bergen, an einem sauberen Fluss sowie durch positive Affirmationen. Manche Menschen brauchen mehr Prana als andere, auch ist die Speicherkapazität unterschiedlich groß. Hilfreich sind die grundlegenden Empfehlungen für ein gesundes Leben: viel Wasser, Bewegung an frischer Luft und Sonne, natürliches und Prana-reiches Essen, bestehend aus Obst, Gemüse, Nüssen und Getreide.

Die nachfolgende Meditation wirkt wie ein Antidot gegen depressive Gemütslagen. Wenn Sie sie regelmäßig machen, wird sie Sie vollständig wieder aufladen und Ihnen die Fähigkeit verleihen, den Schattenseiten des Lebens mit einem Lächeln zu begegnen. Die spezielle Atmung während der Meditation arbeitet an der Angst vor dem Tod – denn das Aushalten des Atems ist mit Auslöschung assoziiert – und erhöht Ihre Kapazität, Prana aufzunehmen.

MEDITATION GEGEN DEPRESSIONEN

- Sitzen Sie in Einfacher Haltung mit gerader Wirbelsäule.
- Strecken Sie die Arme gerade nach vorn und auf Schulterhöhe aus, parallel zum Boden.
- Ballen Sie die rechte Hand zur Faust und umschließen Sie sie mit der linken Hand, wobei die Daumenwurzeln aneinanderliegen.
- Strecken Sie beide Daumen aneinander nach oben aus.
- Fokussieren Sie die Daumen.
- Atmen Sie nun fünf Sekunden ein und gleich danach fünf Sekunden aus. Dann halten Sie den Atem 15 Sekunden an.
- Beginnen Sie mit drei bis fünf Minuten und steigern Sie die Zeit allmählich auf elf Minuten.
- Mit Übung können Sie auch das Anhalten des Atems ausdehnen bis auf maximal eine Minute – jedoch nur, wenn Ihnen nicht schwindelig wird.

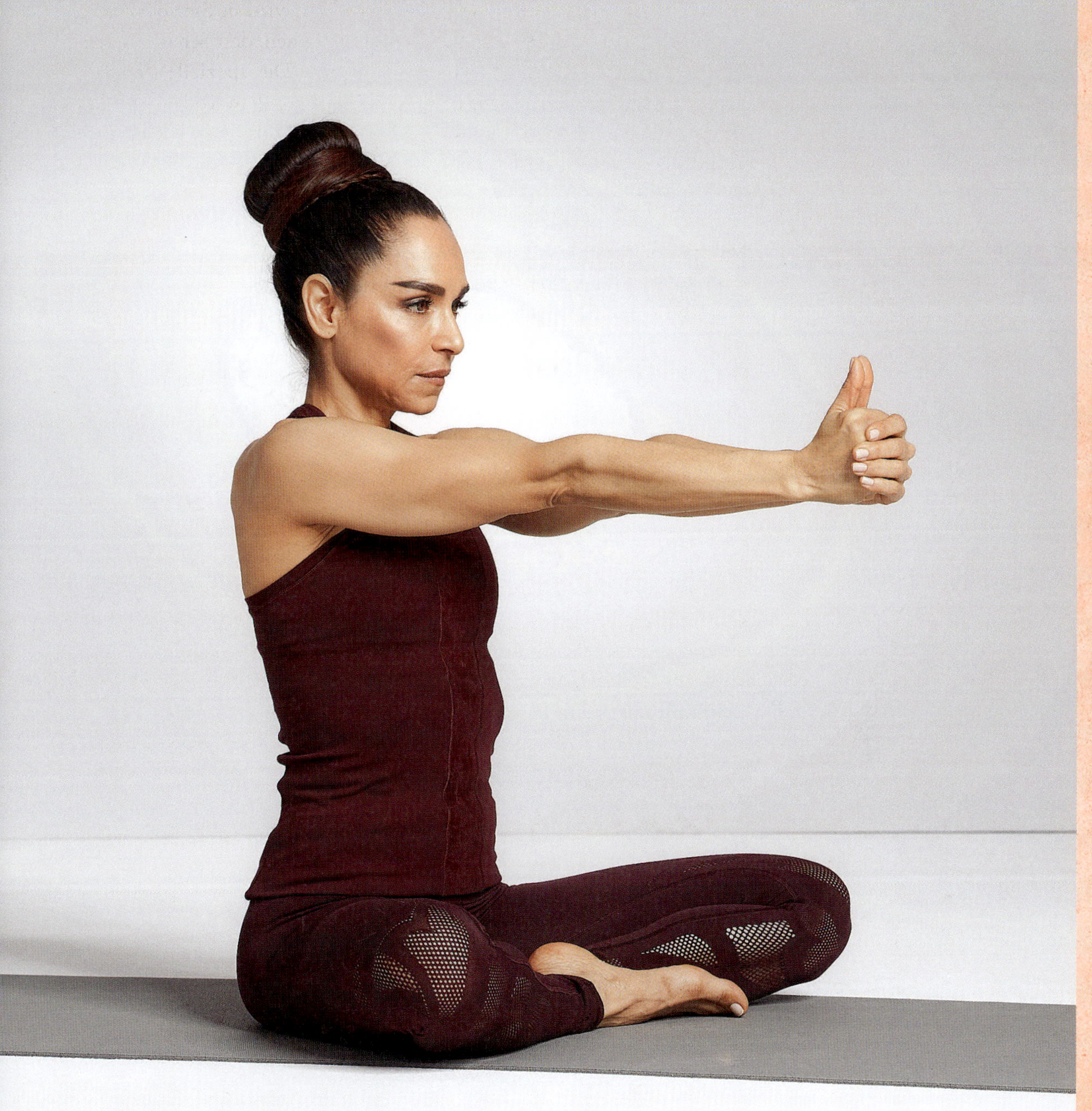

Erschöpfung

Unser körperlicher und mentaler Energievorrat ist begrenzt. Ist er aufgebraucht, leiden wir unter Erschöpfung – ein normaler Mangelzustand wie Hunger und Durst. Nach einem anstrengenden Arbeitstag, aufreibenden Diskussionen oder auch schweißtreibendem Sport ist es normal, sich erschöpft zu fühlen. Meist reichen dann Entspannung, ein nährendes Essen, Mitgefühl und eine erholsame Nacht, um die Batterien wieder aufzuladen.

Kundalini Yoga stellt eine hervorragende Kraftquelle dar, um mehr Energie im Alltag zu haben. Wenn Sie regelmäßig die gesunderhaltenden Kriyas aus dem ersten Teil praktizieren, werden sich Ihr Energielevel und Ihre Speicherkapazität erhöhen.

Dennoch gibt es Umstände und Situationen, die zu Erschöpfung führen können. Dabei gibt es zwei Arten von Ermüdung: Zur körperlichen Ermüdung kommt es, wenn der Muskulatur Energie fehlt, beispielsweise wenn nach intensivem Training die Zuckerspeicher der Muskeln leer sind; eine psychische Ermüdung geht vom zentralen Nervensystem aus und entsteht, wenn das Gleichgewicht der Botenstoffe im Gehirn aus der Balance gerät. Bei Typ-1-Diabetikern führt eine Unterzuckerung zu beiden Erschöpfungsformen: Zuckermangel macht die Muskeln müde und beeinträchtigt den Stoffwechsel der Nervenzellen so stark, dass eine zentrale Ermüdung eintritt. Auch bei Gesunden wirken die Erschöpfungsformen aufeinander ein; aber es gibt auch psychische Erschöpfungszustände, die durch Bewegung verbessert werden. Haben Sie zum Beispiel den ganzen Tag in zermürbenden Sitzungen verbracht, kann ein zügiger Spaziergang im Wald Ihre Batterien wieder aufladen.

Wenn Sie sich ohne ersichtlichen Grund und über längere Zeit erschöpft fühlen, kann das ein Warnsignal für verschiedene andere Krankheiten sein. Neben Atembeschwerden und Kopfschmerzen ist Erschöpfung ein eher unspezifisches Allgemeinsymptom und einer der häufigsten Gründe, warum Menschen den Arzt aufsuchen.

Oftmals wissen Betroffene jedoch, warum sie erschöpft sind, sobald sie sich mit ihrer Intuition verbinden. Das kann der Job sein, Partnerschaftsprobleme, die Wohnsituation, der Alltag, Geldsorgen oder das Gefühl, ein falsches Leben zu führen. Je mehr und je länger Sie Yoga praktizieren, umso eher kommen Sie in Kontakt mit Ihrer Intuition, dem Wissen darum, was Ihnen guttut – und was nicht. Am besten wäre es natürlich, Sie würden die Umstände ändern, die Sie erschöpfen. Aber weil Sie so erschöpft sind, können Sie das vielleicht nicht. Ein Teufelskreis, den Sie durchbrechen können, wenn Sie sich zu dieser Meditation gegen allgemeine und psychische Erschöpfung aufraffen. Diese Übung wirkt auch als Soforthilfe bei akuter mentaler Erschöpfung. Sie sollten danach Zeit für Entspannung einplanen.

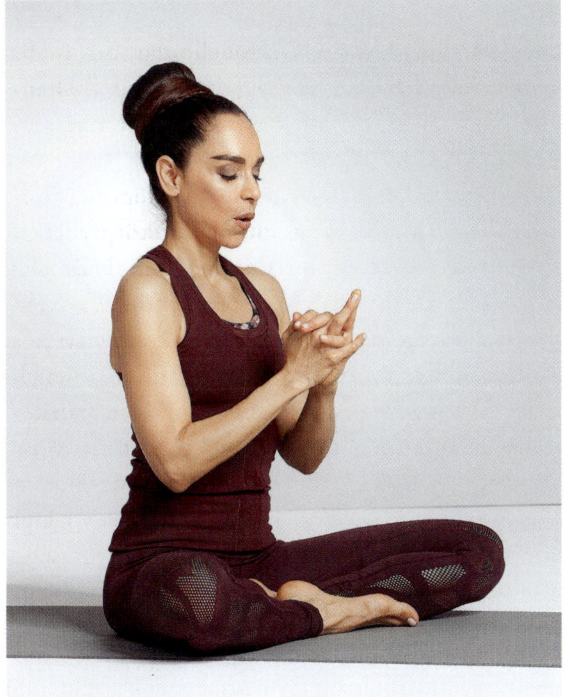

MEDITATION GEGEN GEISTIGE ERSCHÖPFUNG

- Sitzen Sie in einer komfortablen, meditativen Position mit aufrechter Wirbelsäule.
- Verschränken Sie die Hände so, dass der rechte Daumen oben ist, und strecken Sie die Ringfinger aneinander aus.
- Die Ringfinger sind zuständig für die Aufnahme von Sonnenenergie.
- Halten Sie das Mudra einige Zentimeter vor dem Zwerchfell, sodass die Ringfinger in einem 60-Grad-Winkel nach oben zeigen.
- Schließen Sie die Augen.
- Atmen Sie tief und vollständig ein.
- Singen Sie dann laut OONNNNNNNNNNNNNNNNG mit offenem Mund, aber lassen Sie die Luft beim Singen durch die Nase ausströmen.
- Vibrieren Sie den Klang des ONG am oberen Gaumen.
- Atmen Sie wieder ein und wiederholen Sie das fünfmal.
- Fünf Wiederholungen reichen aus, um das Bewusstsein zu erheben.

Gedächtnisschwäche

Gedächtnisschwäche und Vergesslichkeit betreffen nicht nur ältere Menschen, sondern zunehmend auch jüngere. Die Ursachen sind vielfältig. Oftmals liegt eine Überforderung des zentralen Nervensystems zugrunde. Die Informationen, die auf uns einströmen, sind so geballt, die Anforderungen an unser Gehirn so immens, der nervliche Stress so belastend, dass unser Zentralrechner aus Selbstschutzgründen einfach »abschaltet«. Multitasking wurde eine Zeit lang als besondere Leistung gepriesen, bis man feststellte, dass das Gehirn alles nacheinander abarbeitet. Die Lebensumstände haben sich zwar in den letzten paar Hundert Jahren drastisch verändert, evolutionär ist unser Gehirn jedoch nicht mitgekommen. Dennoch ist es zu großen Anpassungen fähig – selbst im Alter werden noch neue Neuronen gebildet.

Das Gehirn besteht aus über einer Billion Nervenzellen, die über Schaltstellen *(Synapsen)* miteinander verbunden sind. Diese leiten wahrgenommene Reize weiter, regen Reaktionen an und bewirken die Speicherung der Informationen. Für eine rege Gehirnaktivität sind eine gute Durchblutung, Sauerstoff sowie genug Eiweiße und Zuckermoleküle notwendig. Die häufigste Ursache für eine verminderte Merkfähigkeit ist eine arteriosklerotische Veränderung, die meist lebensstilbedingt ist. Alle Empfehlungen für ein gesundes Leben in diesem Buch verhindern übermäßige Ablagerungen in den Gefäßen. Ginkgo unterstützt die Durchblutung des Gehirns und verbessert die Gedächtnisleistung.

Verschiedene Erkrankungen und Störungen des Gehirns können außerdem die Gedächtnisleistung mindern. Auch erbliche Veranlagung, Schlafstörungen, Mangelernährung und zu wenig Flüssigkeitsaufnahme beeinflussen die Gehirnaktivität.

Lässt das Gedächtnis nach, können auch Umweltgifte dahinterstecken sowie zahlreiche Medikamente. Neurotoxine belasten unser Gehirn und Nervensystem: Hierzu zählen unter anderem Schmerzmittel wie Paracetamol, Säureblocker, Schimmelpilze, Gluten (bei Menschen, die eine Unverträglichkeit haben) sowie Zucker. Zwar benötigt das Gehirn Zucker, aber besser ist die körpereigene Gewinnung aus komplexen Kohlenhydraten. Plakativ ausgedrückt: Industriezucker macht Kinder dumm und Erwachsene dement.

Doktor Yoga rät, bei Gedächtnisproblemen erst einmal zu schauen, ob Überlastung und Stress dahinterstecken, und dann entsprechend die Notbremse zu ziehen. Achten Sie auf gute Ernährung ohne Industriezucker, trinken Sie viel grünen Tee und Ingwerwasser und gehen Sie spazieren. Überkreuzbewegungen regen die Kommunikation der Gehirnhälften an. Tanzen ist eine hervorragende Aktivität, um auch im Alter noch neue Nervenzellen zu bilden – lernen Sie einen neuen Tanz, das macht auch noch Spaß. Falls Sie meinen, zwei linke Füße zu haben, belegen Sie stattdessen einen Sprachkurs, das hat einen ähnlichen Effekt auf das Gehirn. Fühlen Sie sich nie zu jung oder zu alt für irgendetwas. Gehen Sie neue Wege, ohne dabei das Navigationssystem zu nutzen. Machen Sie Dinge mit links, die Sie sonst mit der rechten Hand tun, und umgekehrt.

Folgende Übung hilft dabei, das Gehirn zu verjüngen:

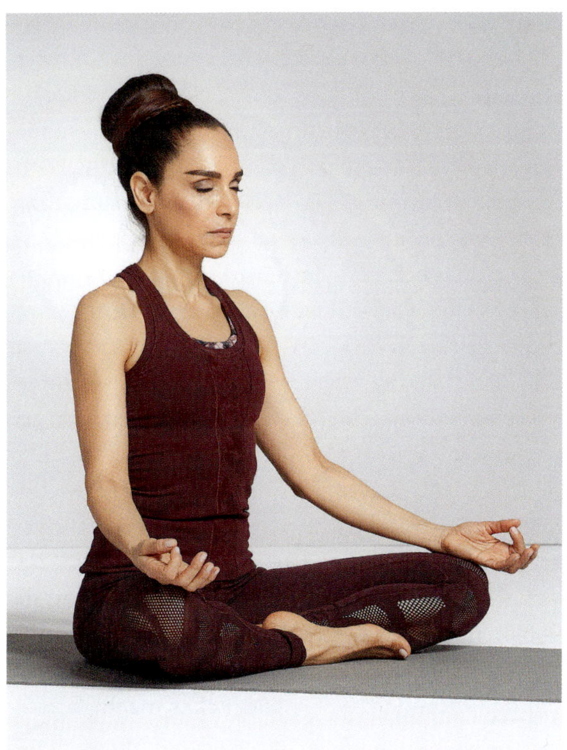

ÜBUNG GEGEN GEDÄCHTNISSCHWÄCHE

- Setzen Sie sich in die Einfache Haltung.
- Die Hände liegen auf den Knien, Daumen und Zeigefinger berühren sich im Gyan Mudra.
- Drücken Sie die Brust vor und nehmen Sie die Schultern zurück.
- Beginnen Sie, den Kopf ganz klein auf und ab zu bewegen – ein minimales Nicken, ein Vibrieren der Stirn.
- Stellen Sie sich vor, wie das Gehirn sich im Schädel bewegt und massiert wird.
- Lassen Sie den Atem sich selbst justieren.
- Nach fünf Minuten stoppen Sie die Bewegung und schütteln Sie nun den Kopf in einer ähnlich minimalistischen Bewegung.
- Fahren Sie weitere fünf Minuten damit fort, dann entspannen Sie.

Konzentrationsstörungen

Wer unter Konzentrationsstörungen leidet, der kann sich nicht über eine längere Zeit mit einer bestimmen Aufgabe beschäftigen, sondern lässt sich leicht von äußeren Reizen oder Gedanken ablenken. Manchmal sind Schlaf- oder Bewegungsmangel sowie Stress und Überforderung bis zu Burn-out daran schuld, seltener liegen schwerwiegendere Erkrankungen wie Alzheimer, Schilddrüsenfehlfunktionen oder Nierenerkrankungen zugrunde. Auch eine Mangel- oder Fehlernährung mit zu wenig B-Vitaminen, Eisen und Magnesium kann Konzentrationsschwäche auslösen. Das Gehirn braucht zudem regelmäßige Zufuhr von Kohlenhydraten – hungern führt zu Blutzuckerschwankungen, die das Denkvermögen beeinträchtigen können. Andererseits gibt es auch Menschen, die trotz einer Diabetes-Typ-1-Erkrankung mit Blutzuckerabfällen zu enormen geistigen Leistungen fähig sind. Anderen Menschen fällt es generell schwer, ihre Aufmerksamkeit zu halten und fokussiert geistig zu arbeiten. Sowohl Erwachsene als auch Kinder leiden immer häufiger unter (nicht diagnostizierten) Aufmerksamkeitsdefizitstörungen mit oder ohne Hyperaktivität.

Doktor Yoga empfiehlt die üblichen Regeln für ein gesundes Leben: Achten Sie auf gute Ernährung, regelmäßige Ruhepausen, einen erholsamen Schlaf und viel Bewegung in der Natur. Vermeiden Sie Streit und Stress, Genussgifte wie Alkohol, Nikotin und Koffein und schränken Sie Ihren Medienkonsum sowie die ständige Verfügbarkeit ein. Empfindliche Menschen reagieren auf ständige Beschallung mit Lärm und Musik und zu viel Konsum von Fernsehen, Smartphone und Internet mit hartnäckigen Konzentrationsstörungen.

Praktizieren Sie darüber hinaus täglich die folgende Übung, die nicht nur die Konzentration verbessert, sondern auch zu mehr Distanziertheit führt, was dabei hilft, Ihre Anhaftungen zu erkennen und aufzulösen. Möglicherweise hören Sie bei der Meditation laute innere Klänge wie Trommeln, Klopfen, Pfeifen. Lassen Sie sich dadurch nicht verunsichern oder ablenken – sie sind Teil des Druckausgleiches im Schädel und Mittelohr, einer Neuausrichtung der Neuronen im Kortex und ein vorübergehendes Phänomen.

MEDITATION FÜR TIEFE KONZENTRATION

- Setzen Sie sich in die Einfache Haltung und ziehen Sie das Kinn leicht zurück, um den Nacken zu strecken.
- Heben Sie den Brustkorb leicht an.
- Bringen Sie die Hände auf Herzhöhe zusammen, indem Sie lockere Fäuste mit den Fingern machen, die Daumen jedoch nach oben strecken und aneinanderlegen. Die übrigen Finger der Hand berühren nicht die anderen.
- Blicken Sie mit halb geschlossenen Augen auf die Knöchel der Daumen.
- Konzentrieren Sie sich auf den gleichmäßigen Atem: Atmen Sie acht Sekunden lang durch die Nase ein, halten den Atem acht Sekunden an, atmen acht Sekunden aus und halten den Atem wieder acht Sekunden an.
- Diese Zeiten lassen sich verlängern, jedoch sollten alle Teile gleich lang sein.
- Beginnen Sie mit drei Minuten und steigern Sie die Dauer wöchentlich um drei bis fünf Minuten auf 31 Minuten.

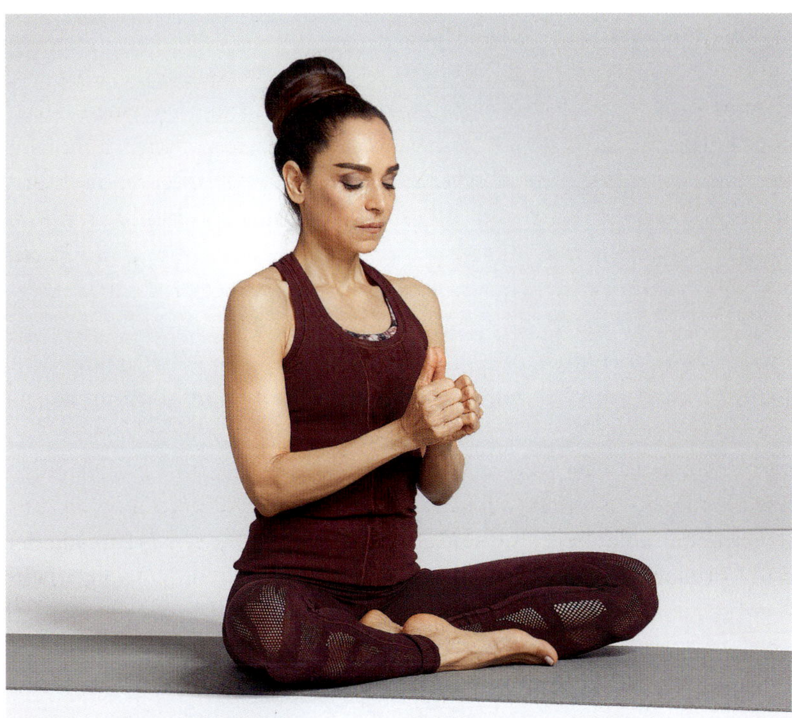

Nervosität

Anspannung, Nervosität und innere Unruhe sind normal, wenn aufregende Ereignisse wie Prüfungen, Untersuchungen, Auftritte oder Lebensentscheidungen bevorstehen. Die Umgangsweise differiert: Manche Menschen bleiben selbst dann »die Ruhe selbst«, bei anderen flattern die Nerven. Einigen Menschen gelingt es, starke Nervosität und innere Unruhe vor anderen zu verbergen. Anderen merkt man das an, weil ihre Körpersprache sich verändert, die Stimme sich hebt und sie schneller sprechen.

Nervosität kann sich unterschiedlich äußern und sich auch körperlich bemerkbar machen. Extreme Unruhe macht meist reizbar – dann reicht ein geringer Anlass, um zu explodieren. Mögliche Symptome von Nervosität sind zittrige Hände, Schweißausbrüche, Herzrasen, Blutdruckanstieg und Muskelzucken. Auch Magenschmerzen und Durchfälle können auftreten.

Alle Yoga-Übungen mit langem, tiefem Atem helfen dabei, die innere Mitte wiederzufinden und sich zu fokussieren. Egal, ob Sie auf dem Zahnarztstuhl sitzen oder zum Chef gerufen werden, verlangsamen und vertiefen Sie den Atem und wiederholen Sie innerlich ein Mantra wie SAT (Wahrheit, beim Einatmen), NAM (Identität, beim Ausatmen). Die Besinnung auf den Atem hilft in Akutsituationen, wenn die Nervosität übermächtig wird. Auf lange Sicht sollten Sie Ihr Nervensystem stärken, indem Sie den Kaffeekonsum einschränken, wenig Zucker (sowie Alkohol und andere Genussgifte) zu sich nehmen, stattdessen Ingwer, Knoblauch und Zwiebeln regelmäßig verzehren. Alle Yoga-Übungen, bei denen Sie die Arme halten müssen, stärken das Nervensystem. Praktizieren Sie folgende Übung täglich, sie harmonisiert das Nervensystem und das Zusammenspiel der Gehirnhälften:

ÜBUNG GEGEN NERVOSITÄT

- Legen Sie sich auf den Rücken.
- Heben Sie den rechten Arm und das linke Bein senkrecht nach oben.
- Finger und Zehen sind gestreckt.
- Halten Sie die Position und atmen Sie für zwei Minuten lang und tief.
- Wechseln Sie die Seiten für weitere zwei Minuten.

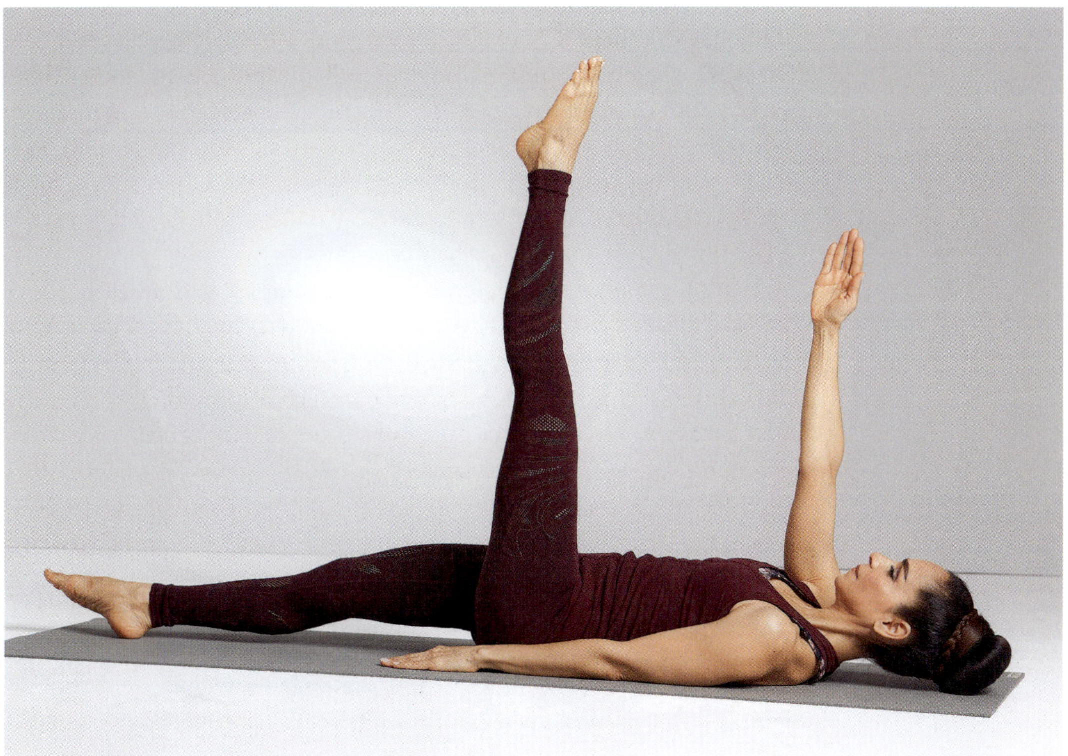

Nervenschwäche

Nervenschwäche ist nicht dasselbe wie Nervosität. Vielmehr ist diese Überreizung der Nerven seit dem frühen 19. Jahrhundert unter dem Begriff Neurasthenie bekannt, heutzutage wird auch der Ausdruck *Chronisches Erschöpfungssyndrom* verwendet. Ob körperliche oder psychische Ursachen zugrunde liegen, ist umstritten. Die Betroffenen leiden schon bei geringen körperlichen oder geistigen Anstrengungen unter Erschöpfung und chronischer Müdigkeit. Ihre Erholungsbedürftigkeit ist stark erhöht. Oft kommt es nach langer Krankheit, seelischer Anspannung oder Perioden mit anhaltender Konzentration und viel Stress zu den verschiedenen Symptomen einer Nervenschwäche. Besonders gefährdet sind ehrgeizige Menschen mit Hang zum Perfektionismus, unzureichenden Stressbewältigungskompetenzen, einem Helfersyndrom oder der Unfähigkeit, sich abzugrenzen. Meistens bestehen die Symptome in Erschöpfung und häufiger Müdigkeit, Ängstlichkeit, Herzrasen, Kopfschmerzen, Konzentrationsproblemen, Reizbarkeit und Melancholie. Reizüberflutung, aber auch Monotonie können die Beschwerden verstärken.

Doktor Yoga rät, auf ein ausgewogenes Verhältnis von Anstrengung und Entspannung zu achten. Wenn Sie wissen, dass Sie zu den gefährdeten Personengruppen gehören, praktizieren Sie Entspannungsmethoden wie Yoga, nähren Sie sich selbst durch Massagen, Verwöhnmomente und Aktivitäten, die Ihnen Freude machen. Lernen Sie, sich abzugrenzen, richten Sie Ihren Fokus auf Selbstliebe und einen gesunden Egoismus. Holen Sie sich Unterstützung bei Therapeuten, Freunden, der Familie. Planen Sie Auszeiten vom Alltag ein. Wenn Sie gerade eine schwere Zeit hinter sich haben, gönnen Sie sich vermehrt Ruhe – ohne schlechtes Gewissen. Und machen Sie täglich folgende Übung:

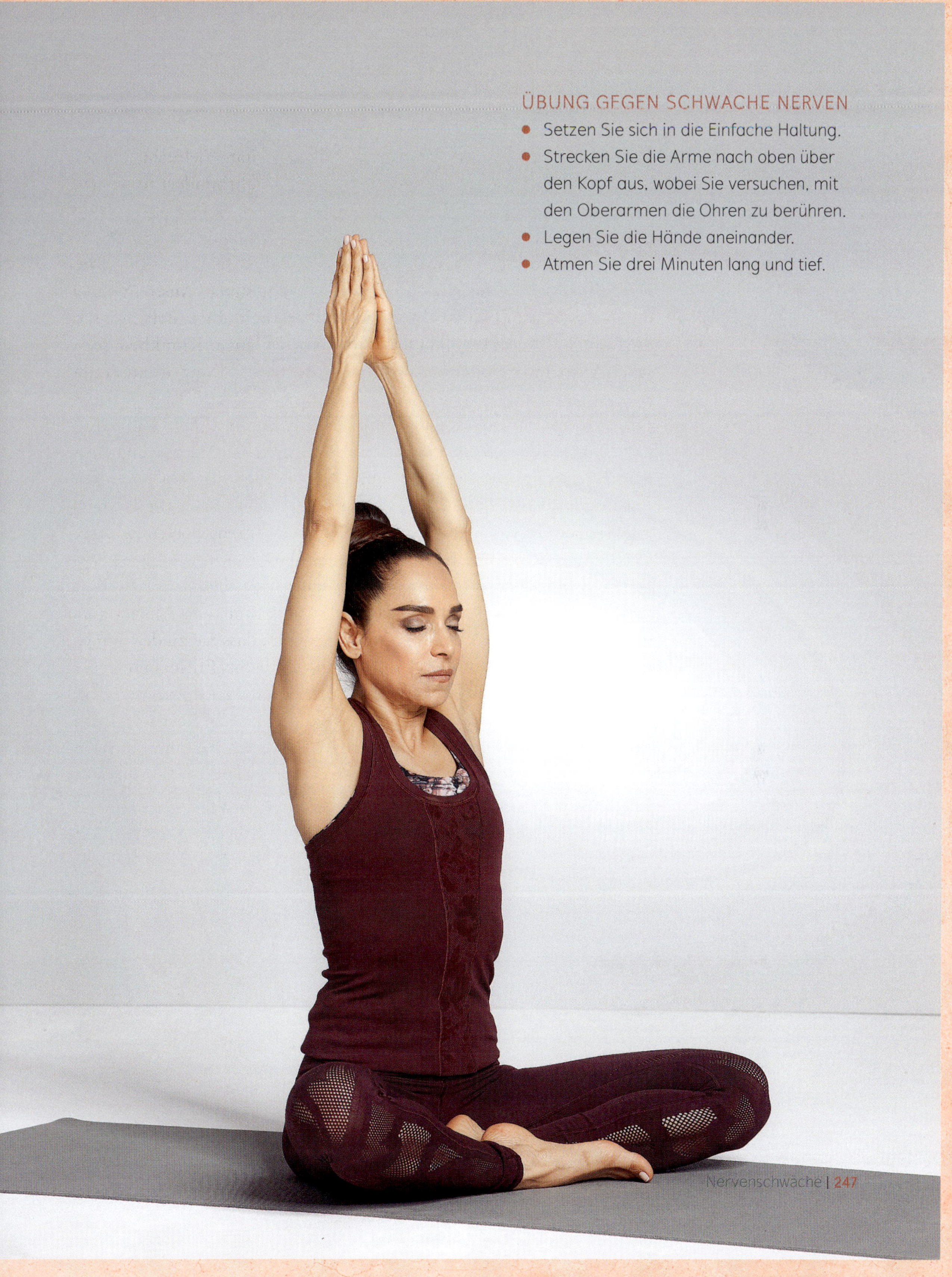

ÜBUNG GEGEN SCHWACHE NERVEN

- Setzen Sie sich in die Einfache Haltung.
- Strecken Sie die Arme nach oben über den Kopf aus, wobei Sie versuchen, mit den Oberarmen die Ohren zu berühren.
- Legen Sie die Hände aneinander.
- Atmen Sie drei Minuten lang und tief.

Paranoia

Paranoia ist eine psychische Störung, bei der ein systematisierter Wahn im Vordergrund steht. Weltweit tritt Paranoia besonders in Industrienationen auf, in Deutschland sind etwa zwei Prozent der Bevölkerung davon betroffen. Diese Menschen erleben ihre Umwelt als verzerrt und sind besonders misstrauisch. Außerhalb wahnhafter Reaktionen können Affekt, Sprache und Verhalten durchaus normal erscheinen. Typisch ist eine schleichende Entwicklung mit spätem Beginn ab dem vierzigsten Lebensjahr, erstmals häufig mit kritischen Lebensereignissen verbunden. Der Betroffene kann seine – isoliert auftretenden, aber lang anhaltenden – Wahnideen häufig gegenüber der Umwelt klar begründen und entwickelt daneben keine weiteren psychotischen Symptome. Typisch sind akute paranoide Reaktionen. Zum Beispiel wird auf eine Kränkung, Demütigung oder Beschämung in wahnhaft unangemessener Weise reagiert. Bei ausgeprägter Paranoia oder weiteren psychischen Störungen wie Borderline und Psychosen kann nur der Psychiater mit Neuroleptika und Psychopharmaka helfen. Bei milden Formen, ausgelöst durch Schlafmangel oder in Lebenskrisen, können diese beiden Yoga-Übungen helfen:

1. NERVENSTÄRKENDE ÜBUNG GEGEN PARANOIA

Diese Übung kann dabei helfen, Paranoia zu durchbrechen.

- Setzen Sie sich in die Einfache Haltung und strecken Sie die Arme zu den Seiten aus, auf Schulterhöhe und parallel zum Boden.
- Machen Sie einfache Fäuste. Alternativ können Sie die Daumen auch nach oben strecken.
- Drücken Sie die Brust vor und ziehen Sie das Kinn ein.
- Drehen Sie nun die Hände im Handgelenk: Einatmend zeigen die Fäuste/Daumen nach oben, ausatmend nach unten.
- Fahren Sie mit kraftvollem Atem rhythmisch für sieben Minuten fort.

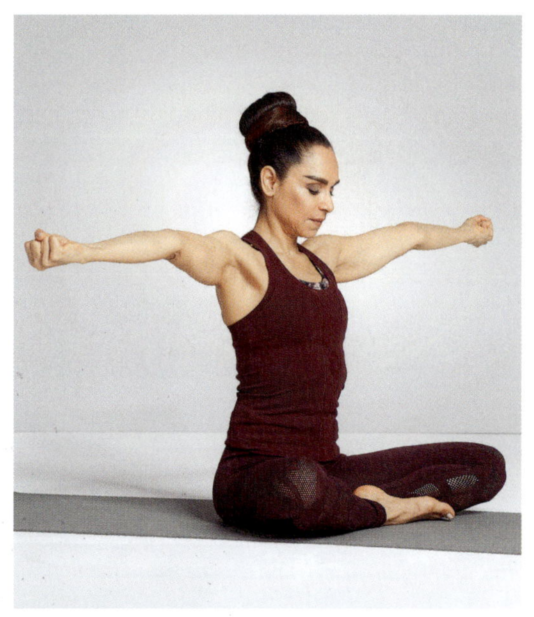

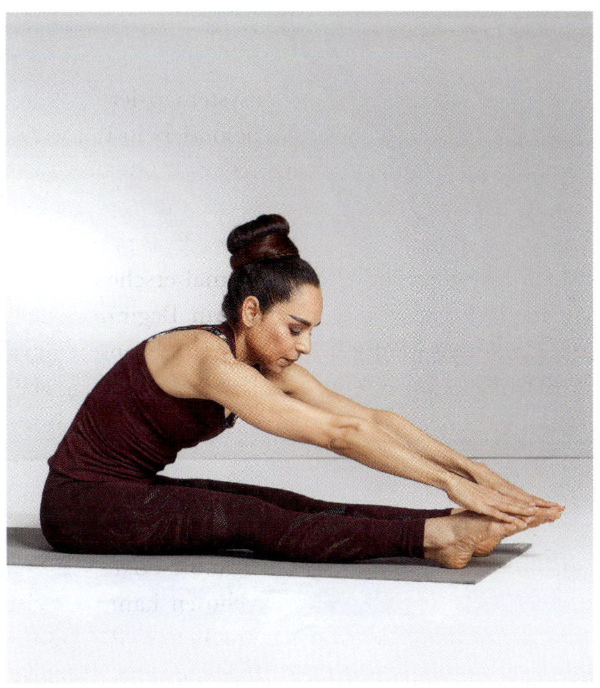

2. NABELSTÄRKENDE ÜBUNG GEGEN PARANOIA

Diese Übung entfernt Gefühle von Paranoia und verhilft zu innerer Freiheit.

- Legen Sie sich auf den Rücken, die Füße etwas auseinander.
- Strecken Sie die Arme nach oben aus, sodass die Handflächen Richtung Füße zeigen.
- Spannen Sie Mulbandh an.
- Atmen Sie tief ein.
- Richten Sie sich mit dem Ausatmen zum Sitzen auf und berühren Sie die Zehen mit den Fingern.
- Einatmend rollen Sie zum Liegen ab.
- Machen Sie mit rhythmischem Atem für fünf Minuten weiter, wobei Sie die Kraft aus der Körpermitte holen.

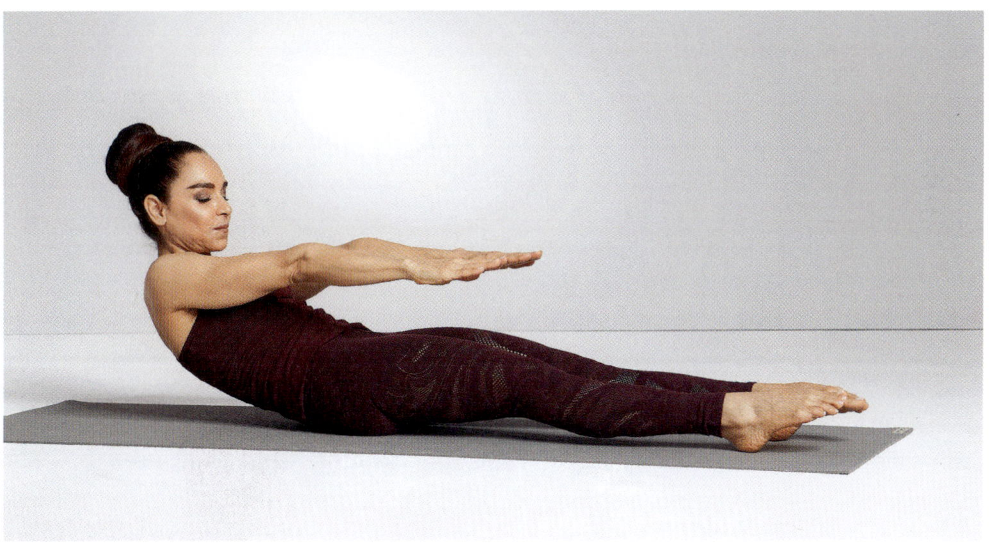

Schlafstörungen

Schlafstörungen nehmen zu. Besonders ältere Menschen leiden darunter – jeder dritte Deutsche ist gelegentlich, jeder zehnte chronisch davon betroffen. Zum Ein- und Durchschlafen ist ein Zusammenspiel zwischen dem Bewussten und dem Unbewussten vonnöten, ein Loslassen auf tieferer Ebene: Das Bewusstsein entscheidet sich, schlafen zu wollen, aber das Unbewusste bewirkt es. Physisch hauptverantwortlich sind dabei zwei Bereiche im Zwischenhirn mit neuronalen Verbindungen zu allen anderen Gehirnbereichen. Auch körperliche Probleme wie Krankheiten und Schmerzen beeinträchtigen die Schlafqualität. Besonders Schnarcher schlafen schlecht – sie wecken nicht nur ihren Partner, sondern auch sich selbst immer wieder. Die Ohren nehmen im Schlaf alle Geräusche wahr. Zwar wachen einige Menschen schon vom leisesten Hauch auf, während andere bei Lärm weiterschlafen. Aber auch wenn sie nicht wirklich geweckt werden, kann sich ihre REM-Phase verschieben oder Tiefschlaf verhindert werden. Dann haben sie am nächsten Tag das Gefühl, schlecht geschlafen zu haben. Nächtliche Geräusche, ob wahrgenommen oder nicht, lassen den Blutdruck steigen und setzen Stresshormone frei.

Es gibt eine Faustregel, ab wann man von echten Schlafstörungen spricht: Wenn Sie dreimal pro Woche länger als drei Stunden nachts wach liegen, und das seit mehr als drei Wochen. Viele Schlafstörungen beginnen mit einem konkreten Ereignis: Prüfungen, Partnerschaftsprobleme, drohende Arbeitslosigkeit oder die Erkrankung eines nahen Familienangehörigen. Schon Kinder können aufgrund familiärer Konflikte oder Schulangst Schlafstörungen entwickeln. Viele Menschen reagieren auf Stress, Angst und Sorgen mit Schlaflosigkeit.

Doktor Yoga empfiehlt, den Tag ruhig ausklingen zu lassen. Essen Sie zwei Stunden vor dem Schlafengehen nichts mehr. Verzichten Sie auf Fernsehen und Computer, gehen Sie stattdessen spazieren, lesen Sie oder hören Sie Musik – beruhigen Sie Ihr Nervensystem. Trinken Sie vor dem Schlafengehen eine Tasse warmer Milch, Sojamilch oder Getreidemilch mit Honig, waschen Sie sich die Füße und massieren Sie sie sanft mit Lavendelöl. Nutzen Sie im Schlafzimmer keine elektronischen Geräte und stellen Sie das WLAN aus. Achten Sie auf eine kühle, bequeme, dunkle und leise Schlafumgebung. Vor dem Schlafengehen praktizieren Sie regelmäßig die nachfolgende Übung schon auf dem Bett sitzend. »Shabd Kriya« hilft dabei, in tiefen Schlaf zu sinken und erholt wieder aufzuwachen. Machen Sie die Übung mindestens 40 Tage. Die Meditation regeneriert Ihr Nervensystem, bringt das magnetische Feld in Balance und spricht die Schlafzentren im Gehirn direkt an. Sie sollten »Shabd Kriya« mindestens drei, höchstens elf Minuten lang machen.

SCHLAFMEDITATION SHABD KRIYA

- Sitzen Sie in bequemer Haltung mit aufrechter Wirbelsäule schon bettfertig auf Ihrer Matratze.
- Die Augen sind ein Zehntel geöffnet. Schauen Sie auf die Nasenspitze.
- Legen Sie die Hände in den Schoß, die rechte Hand in der linken.
- Bringen Sie die Daumenkuppen aneinander, wobei die Daumen nach vorne zeigen.

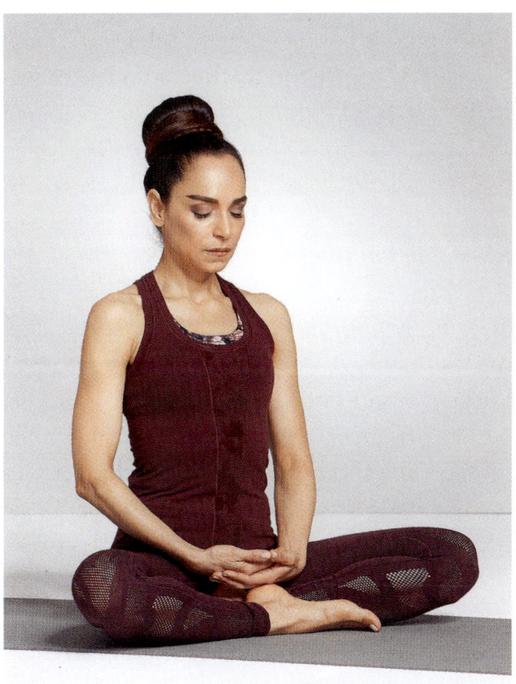

- Atmen Sie in vier gleich langen Zügen durch die Nase ein, sodass die Lungen vollständig mit Luft gefüllt sind, und denken Sie dabei: SA – TA – NA – MA. Das Mantra bedeutet: Geburt, Leben, Tod, Wiedergeburt und erinnert an das Rad des Karma.
- Halten Sie den Atem an und rezitieren Sie viermal gedanklich das Mantra SA – TA – NA – MA, also 16 Silben lang. Zum vereinfachten Mitzählen ist es möglich, sich viermal auf jeweils eine Fingerkuppe der rechten Hand zu konzentrieren.
- Atmen Sie in zwei Zügen aus, wobei Sie das Mantra WAHE GURU denken (das bedeutet »Freude angesichts des Weges vom Dunkeln ins Licht«).
- Atmen Sie zum Abschluss tief ein und aus und legen Sie sich gleich schlafen – am besten auf die rechte Seite, damit das linke Nasenloch frei wird, welches die schlaffördernde Mondenergie aufnimmt.

Schock

Medizinisch versteht man unter einem Schock ein Notfallprogramm des Körpers, bei dem das Blut zur Körpermitte umverteilt wird, während in den Armen und Beinen die Gefäße enger gestellt werden. Zweck dieser Zentralisation ist, dass mehr Blut für die inneren Organe und das Gehirn zur Verfügung steht. Der Körper versucht, die Blutversorgung seiner wichtigsten Organe aufrechtzuerhalten. Ein zu niedriger Blutfluss kann lebensgefährliche Gründe haben, zum Beispiel, dass Blut durch eine Wunde austritt oder Flüssigkeit aus den Blutgefäßen ins umliegende Gewebe ausströmt. Es gibt je nach Auslöser verschiedene Arten von Schock: den *kardiogenen* (durch einen Herzinfarkt), den *hypovolämischen* (durch eine Wunde), den *septischen* (durch eine Blutvergiftung) und den *anaphylaktischen* (durch eine Allergie). Sie müssen alle notfallmedizinisch behandelt werden. Umgangssprachlich spricht man auch von Schock, wenn jemand durch eine psychische Belastung, den Tod eines Nahestehenden oder eine erschreckende Nachricht schockiert ist.

Die folgende Meditation hilft gegen plötzlichen Schock – der Betroffene muss allerdings in der Lage sein, sich ihrer zu erinnern und sie zu machen. Sie bringt die rechte und die linke Gehirnhälfte in Einklang. Das veranlasst das Gehirn, seinen ausgeglichenen Zustand wiederzuerlangen und sich zu regenerieren, um den Schock zu verarbeiten.

MEDITATION GEGEN PLÖTZLICHEN SCHOCK

- Sitzen Sie aufrecht.
- Entspannen Sie die Arme und beugen Sie die Ellbogen.
- Legen Sie die rechte in die linke Hand und die Daumenspitzen aneinander.
- Drücken Sie die Daumen gegeneinander und richten Sie sich zum Körper aus.
- Halten Sie das Mudra kurz über dem Bauchnabel.
- Schauen Sie zur Nasenspitze.
- Atmen Sie tief ein.
- Beim Ausatmen singen Sie das folgende Mantra auf monotone Weise:
  SATNAAM SATNAAM SATNAAM SATNAAM SATNAAM SATNAAM WAHEGURUU
  SATNAAM SATNAAM SATNAAM SATNAAM SATNAAM SATNAAM WAHEGURUU
  SATNAAM SATNAAM SATNAAM SATNAAM SATNAAM SATNAAM WAHEGURUU
- Das gesamte Mantra muss auf einen Atemzug gechantet werden. Setzen Sie bei der genauen Aussprache jedes einzelnen Wortes Ihre Zungenspitze ein.
- Fangen Sie mit elf Minuten an und steigern Sie sich auf 31 Minuten.
- Nach der Meditation atmen Sie fünfmal tief ein und aus.
- Dann atmen Sie ein weiteres Mal tief ein, halten Sie den Atem und strecken Sie die Arme möglichst hoch über den Kopf.
- Recken und dehnen Sie sich, jede einzelne Faser des Körpers.
- Atmen Sie aus und entspannen Sie die Arme.
- Wiederholen Sie das Dehnen noch zweimal.

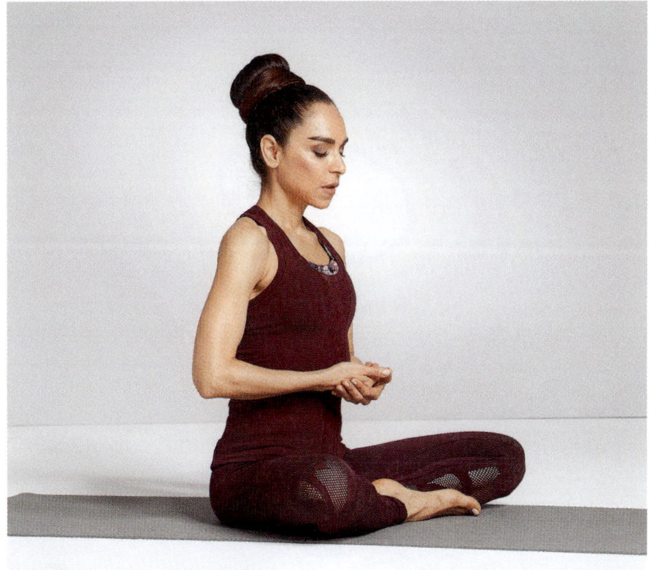

Sorgen

Sorgen nehmen Ereignisse vorweg, die oftmals gar nicht eintreten, darum sind sie in die Zukunft gerichtete Ängste. Vor vielen Jahren gab es einen Bestseller namens *Sorge dich nicht, lebe!,* der sich mit dem Phänomen beschäftigte, dass viele Menschen ihr Glück und ihre Zufriedenheit auf dem Altar der Sorgen opfern. Ob begründet oder unbegründet, Sorgen beeinträchtigen das emotionale Gleichgewicht enorm und hindern uns, das Leben im Hier und Jetzt zu genießen – mit allen Herausforderungen.

Jeder Mensch sorgt sich manchmal – doch während die einen Chancen und Risiken abwägen, Pläne schmieden und Handlungsspielräume ausloten, verfallen die anderen in eine Schockstarre und einen Zustand der Hoffnungslosigkeit, in dem die Gedanken nur um das schlimmste aller möglichen Szenarien kreisen. Um diesen Kreislauf zu durchbrechen und vor dem Schlafengehen alle Sorgen des Tages loszulassen, eignet sich nachfolgende Übung. Sie wirkt direkt auf das Gehirn. Doktor Yoga empfiehlt, sie bei Neigung zu Sorgen und Grübeln täglich zu machen, um emotionale Ausgeglichenheit und Gelassenheit wiederzufinden.

Die Einatmung durch das linke Nasenloch regt das Gehirn an, Denken und Fühlen neu zu justieren – damit eröffnen sich andere Perspektiven. Die Ausatmung durch das rechte Nasenloch unterbricht die ständigen Kalkulationen sowie automatisierten Muster des Gehirns. Zusammen bewirken Ein- und Ausatmung den Ausstieg aus dem Sorgenkarussell.

WECHSELNDE NASENLOCHATMUNG

- Setzen Sie sich in die Einfache Haltung mit leichter Nackenschleuse, das heißt, das Kinn ist etwas nach hinten gezogen – Tendenz Doppelkinn.
- Schließen Sie die Augen und richten Sie den Blick der geschlossenen Augen nach oben auf das Dritte Auge.
- Benutzen Sie den rechten Daumen und den rechten kleinen Finger (Merkurfinger), um die Nasenlöcher abwechselnd zu verschließen.
- Drücken Sie das rechte Nasenloch zu und atmen Sie tief durch das linke Nasenloch ein.
- Verschließen Sie dann das linke Nasenloch und atmen gleichmäßig und vollständig durch das rechte Nasenloch aus.
- Praktizieren Sie diese Übung für zehn bis 15 Minuten.

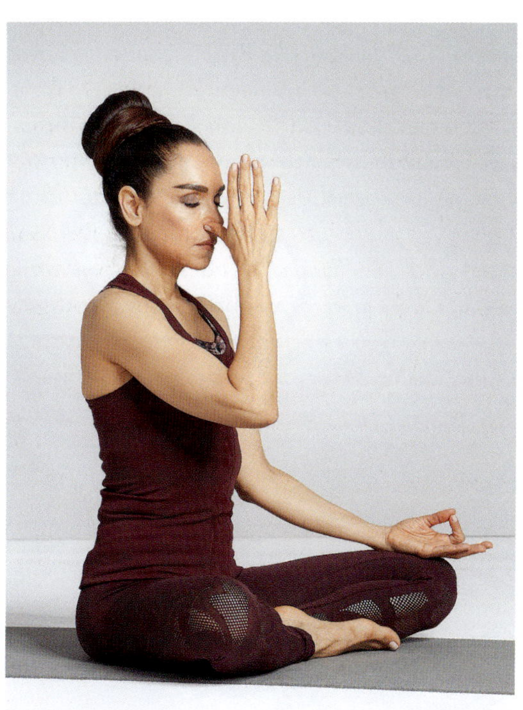

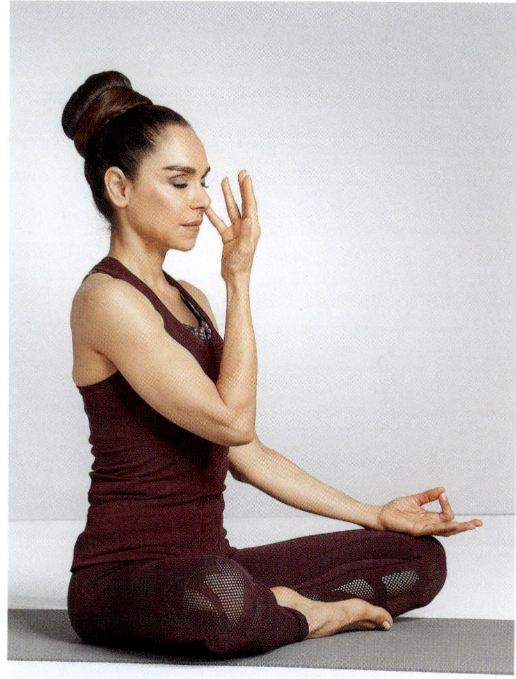

Überempfindlichkeit

Überempfindlichkeit oder Hyperästhesie kann gegenüber Sinnesreizen auftreten, die vorher als neutral bis angenehm registriert wurden. Die allermeisten Überempfindlichkeiten kommen aus dem Bindegewebe, den Faszien der Haut und Unterhaut. Dort befinden sich die meisten Rezeptoren für Sinnesempfindungen. Die Überempfindlichkeit kann sich auf alle Sinnesgebiete erstrecken: Eine Geräuschüberempfindlichkeit kann auf Verspannungen in der Ohrmuschel oder der Kopf-, Nacken- und Kiefermuskulatur zurückzuführen sein. Oft sind es winzige, sonst unauffällige Geräusche, die Angst und Gereiztheit auslösen und unter denen Betroffene leiden. Temperaturüberempfindlichkeit kann auftreten, sodass Kälte, seltener Hitze, als quälend oder schmerzhaft empfunden wird. Bei Lichtüberempfindlichkeit reagiert man stark auf Lichtreize, wie die Scheinwerfer von Autos im Dunkeln, und trägt am liebsten ständig eine Sonnenbrille. Eine Spürüberempfindlichkeit kann am ganzen Körper auftreten und äußert sich als ein fast schmerzhaftes Spüren leichtester Berührungsreize. Außerdem leiden manche Menschen an übersteigerter Emotionalität: Jede Bemerkung wird persönlich genommen und überemotional beantwortet, alles kann sie aus ihrer Mitte bringen.

Doktor Yoga empfiehlt, zuerst den Wasserhaushalt auszubalancieren, indem Sie viel Wasser trinken. Achten Sie bei jeglicher Art von Überempfindlichkeit darauf, sich energetisch zu schützen und abzugrenzen. Visualisieren Sie einen Schutzmantel in Ihrer Lieblingsfarbe, der Sie umgibt und Sinnesreize filtert. Nehmen Sie Ihre Beschwerden ernst und fühlen Sie sich nicht »überempfindlich«. Suchen Sie sich einen guten Osteopathen, der Verspannungen lösen kann. Praktizieren Sie langsame Yoga-Übungen mit lang gehaltenen Dehnungen in den betroffenen Bereichen. Machen Sie täglich die nachfolgende Meditation, besonders bei emotionaler Überempfindlichkeit.

MEDITATION FÜR EMOTIONALE BALANCE

- Trinken Sie mehrere Gläser stilles Wasser.
- Setzen Sie sich in die Einfache Haltung.
- Kreuzen Sie die Arme über der Brust und klemmen Sie die Hände in die Achselhöhlen, die Handflächen liegen am Körper, Daumen außen.
- Heben Sie die Schultern hoch, ohne den Nacken zu verkrampfen.
- Die Augen sind geschlossen.
- Der Atem verlangsamt sich allmählich und automatisch.
- Bleiben Sie für drei bis elf Minuten in der Übung.

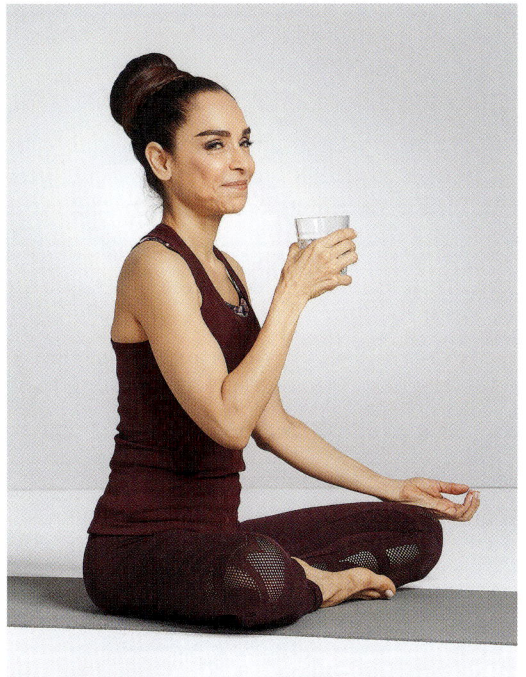

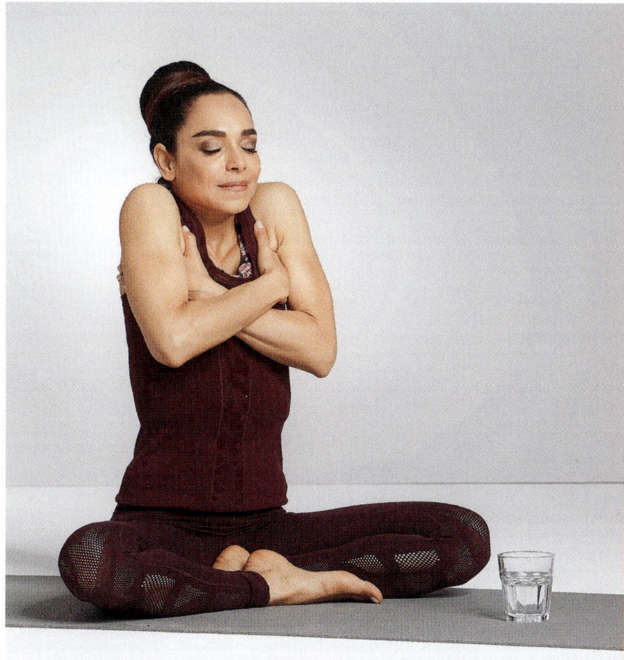

Wut/Jähzorn

Wutausbrüche und Jähzorn hängen oft mit einer Überlastung der Leber zusammen (siehe dort). Achten Sie auf Ihre Ernährung, verzichten Sie möglichst auf Zucker, Weißmehlprodukte sowie Alkohol und vermeiden Sie große Mahlzeiten. Manche Menschen sind wie ein Pulverfass: Lange Zeit schlucken sie ihren Ärger hinunter und reagieren defensiv, ohne ihren ansteigenden Frustrationslevel zu kommunizieren, um dann bei einem vermeintlich geringfügigen Anlass zu explodieren. Andere geraten ständig in Wallung und lassen ihre Wut an ihren Mitmenschen aus. Hinterher tut es ihnen meist leid, und sie können sich ihre überzogene Reaktion nicht erklären – bis zum nächsten Wutausbruch. Wenn Sie sich in dieser Beschreibung wiederfinden, kann eine Leberreinigungskur helfen.

Doktor Yoga empfiehlt, bis auf Weiteres folgende Übung regelmäßig zu praktizieren – so lange, bis Sie Ihr aufbrausendes Temperament kontrollieren können:

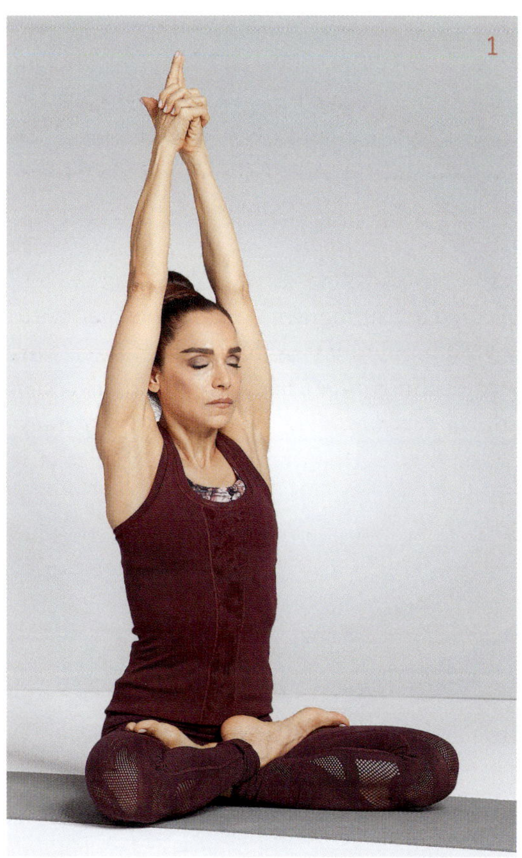

LOTOS-VERBEUGUNG

- Setzen Sie sich in die Einfache Haltung oder, falls möglich, in den Lotossitz mit beiden Füßen auf den gegenüberliegenden Oberschenkeln.
- Strecken Sie die Arme nach oben aus, sodass die Oberarme die Ohren berühren, und verschränken Sie die Hände im Venusschloss.
- Strecken Sie die Zeigefinger aneinander aus.
- Schließen Sie die Augen und richten Sie den Blick von innen auf den Scheitelpunkt.
- Atmen Sie tief ein und strecken Sie sich nach oben. ❶
- Mit dem Ausatmen beugen Sie sich vor und bringen die Stirn auf das linke Knie, die Arme weiterhin gestreckt. Der Po sollte auf dem Boden bleiben. ❷
- Einatmend richten Sie sich wieder auf.
- Ausatmend neigen Sie sich zum rechten Knie.
- Fahren Sie damit in moderatem Tempo drei Minuten lang fort.

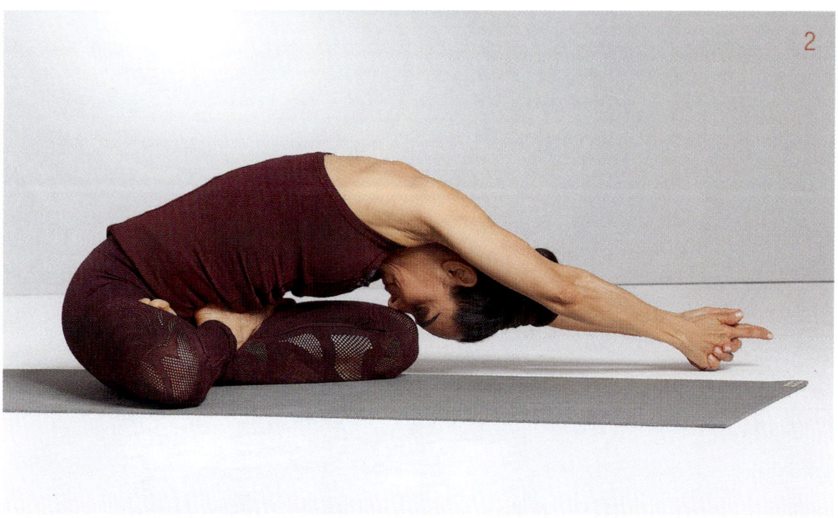

Teil 3

Gesund machen – Die Fähigkeit, andere zu heilen

Heilendes Bewusstsein entwickeln

Die Heilkraft der Meditation

Nachdem in den ersten beiden Teilen des Buches die Themen »Gesund bleiben« und »Gesund werden« behandelt wurden, nähert Doktor Yoga sich nun einem Gebiet, das esoterisch klingt: heilendes Bewusstsein entwickeln. Normalerweise wird Heilen anerkannten Fachleuten überlassen, die dafür ein langes Medizinstudium, gefolgt von einer Facharztausbildung absolviert haben. Noch einmal soll betont werden: Die moderne Medizin ist ein Segen! Viele Menschen profitieren von Behandlungsmethoden, die auf wissenschaftlichen Erkenntnissen beruhen und die es vor wenigen Jahren noch nicht gab. Unzählige Krankheiten können geheilt oder gelindert werden, zahlreiche Erkrankte, die früher gestorben wären, können dank der modernen Medizin ein nahezu normales Leben führen. Operationsmethoden werden immer schonender und Medikamente immer spezifischer und nebenwirkungsärmer. Anders als in vielen ärmeren Ländern profitieren wir von den Errungenschaften und Fortschritten der Medizin und haben das Glück, dass Krankheiten bestmöglich medizinisch behandelt werden können.

Und doch: Auch wenn vieles möglich ist, bleibt Heilung manchmal ein Mysterium, genau wie Krankheit. Karma, Schicksal, Pech oder logische Folge der Lebensumstände oder Lebensgewohnheiten? Warum gesunden manche Menschen, andere nicht? Warum erkranken einige, andere nicht? Warum sprechen etliche auf Behandlungen an, andere nicht? Wieso erholen sich Menschen wieder vollkommen, während andere Kranke sterben? Fragen, die religiös motiviert beantwortet, die spirituell, weltanschaulich, logisch-rational und auf unzählige individuelle Weise erklärt werden könnten – und oft genug gibt es keine Antwort.

In der Geschichte der Menschheit existierten schon immer Heiler, Hexen, Kräuterkundige, Schamanen, Medizinmänner. Menschen, die eine wie auch immer geartete Fähigkeit besaßen, zu heilen. Ist es allein der Glaube an die Fähigkeit dieser Heiler, der Heilung bewirkt, eine

Art Placeboeffekt? Und wenn das so wäre, würde das nicht nur beweisen, dass die Heilung im oder durch das Bewusstsein des Patienten stattgefunden hat?
Was, wenn es uns gelänge, ein heilendes Bewusstsein zu entwickeln, das nicht nur uns selbst, sondern auch anderen hilft? Schaden kann der Versuch jedenfalls nicht. »Primum non nocere« – zuerst einmal nicht schaden – ist Teil des hippokratischen Eides, den angehende Ärzte ablegen. Dem tun wir Genüge, indem wir uns auf Heilung einschwingen und Heilungsenergie senden. Laut Yogi Bhajan unterstützt uns das Universum dabei: »Those who send good vibrations out will receive them ten times over from the universe. You gain when you give. There ist no need to pray for yourself – pray for others and the Creator will pray for you.« Die Heilkraft von Gebeten ist hinreichend belegt worden. Dazu ist es nicht einmal nötig, ein gläubiger Mensch zu sein. Meditation ist ein Weg, sich dem Universum zu öffnen und einfach dem zu lauschen, was in der Stille erklingt.

Das Heilpotenzial

Jedem Menschen wohnt ein Heilpotenzial inne. Bei manchen ist es direkt spürbar, sie haben eine offenkundige Begabung und Verbindung zur Quelle – bei anderen muss es erst ausgegraben werden. Einige Menschen sind natürliche Heiler, aber alle anderen können es erlernen.
Zu heilen, zu lindern, zu trösten sind angeborene empathische Fähigkeiten. Die Mutter, die am Bett ihres kranken Kindes wacht, weiß das ganz intuitiv, wenn sie ihre kühle Hand auf seine heiße Stirn legt, wenn sie ihm einen »Zaubertrunk« serviert und verspricht, dass es bald wieder gesund ist. Und das Kind weiß es auch, wenn es sie darum bittet, »das Aua wegzumachen«, und sie es einfach wegpustet. Kindliches Urvertrauen und selbstlose Mutterliebe? Vielleicht – dann müssen wir eben wieder Vertrauen und Liebe erlernen, entwickeln und kultivieren – zu uns selbst, den geliebten Personen und letztlich der ganzen Welt. Was für eine Aufgabe! Ein ganzes Leben reicht kaum aus dafür …
Es gibt viele Situationen, um das zu üben: beispielsweise, wenn ein kleines Kind kränkelt oder aber ein Freund so krank ist, dass er selbst kein Yoga machen kann, um den Heilungsprozess zu beschleunigen. Dann ist es an Ihnen, für den Kranken Yoga zu praktizieren. Verschiedene

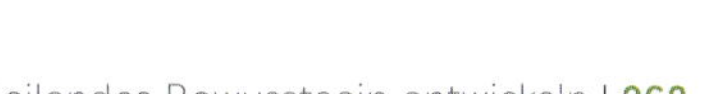

Techniken können angewendet werden, um Heilungsenergie und Prana zu kumulieren und der kranken Person zu übertragen. Voraussetzung ist, dass der Sender selbst gesund ist. Spezielle Meditationen, die weiter hinten besprochen werden, helfen nicht nur dem Kranken, sondern verbessern sogar die Gesundheit des Heilenden.

Heilende Berührung, heilende Gedanken, heilende Emotionen

Dass liebevolle und mitfühlende Berührungen heilen oder zumindest lindern und trösten können, dürfte jedem klar sein, der es schon mal erlebt hat. Bereits das Halten einer Hand kann Schmerzmittel und Antidepressivum sein. Es aktiviert die körpereigene Hausapotheke, da ein Berührungsreiz auf biochemischer Ebene wirkt. Wir Menschen brauchen Berührung, berührt zu werden ist eines unserer Grundbedürfnisse. Leiden wir einen Mangel, kann das sogar krank machen.

Wenn man sich vor Augen führt, wie viele Menschen in Deutschland, gerade im Alter, allein leben, kann diese Tatsache erschreckend sein. Und es werden immer mehr Einpersonenhaushalte. Sicher ist das Leben im Familienverband oder in einer Beziehung nicht immer reines Zuckerschlecken. Konflikte schwelen unter der Oberfläche, treten zutage, müssen gelöst werden. Das ist ganz normal, wenn Menschen zusammenleben. Der Mensch ist aber von seiner Anlage her ein soziales Wesen und Isolation zumeist nicht der Weg zum Glück, auch wenn heute die Tendenz in eine andere Richtung geht. Bis vor wenigen Generationen war es üblich, in der Großfamilie, im Clan, im Verbund zu leben. Wurde man krank, kümmerten sich andere um einen, und genauso gab man es zurück. Heute ist das selten geworden. Die Zahl der Einpersonenhaushalte hat seit 1991 signifikant zugenommen. 2016 lebten 16,83 Millionen Deutsche allein. Wenn sie sozial eingebunden sind, Freunde oder Familie haben, entsteht vielleicht kein Mangel an Zuwendung. Aber viele alte, allein lebende Menschen sind einsam. Sie erkranken häufiger, gehen zum Arzt, von dem sie sich freundliche Worte und eine mitfühlende Berührung wünschen. Stattdessen bekommen sie eine schnelle Diagnose, ein Rezept oder werden zu weiteren unangenehmen Untersuchungen geschickt. Der Arzt hat keine Zeit und ist erschöpft von all den Ansprüchen, die an ihn herangetragen werden – allein die Bürokratie der Krankenkassen zermürbt. Man kann nur mutmaßen, inwiefern ein System, das Zeit und Menschlichkeit zugunsten von Hightechmedizin einspart, die Menschen eher kränker statt gesünder macht.

Berührungen müssen nicht unweigerlich von Nahestehenden erfolgen, um zu heilen. Jede empathisch handelnde Person kann Beschwerden lindern. Ein Krankenpfleger, der die Hand bei einer unangenehmen Untersuchung hält, trägt dazu bei, Schmerzen abzuschwächen. Genauso können auch Gedanken und Emotionen zur Heilung beitragen. Früher wusste man darum, wie mächtig auch negative Gedanken sein können, der Volksmund sprach beispielsweise davon, »jemandem die Pest an den Hals zu wünschen«. Voodoo-Zauber und Verwünschungen funktionierten ganz ähnlich. Reiner Aberglaube? Die Macht der Gedanken ist nicht zu unterschätzen.

Viele Mantra-Meditationen funktionieren nach genau dem Prinzip: Positive Affirmationen werden wiederholt und ins Unterbewusstsein gepflanzt, wo sie Wurzeln schlagen und Blüten treiben. Andere Mantras wirken unabhängig von der Bedeutung, die der Geist damit verknüpft, direkt über den Klang *(Naad)* auf unsere Struktur. Im ersten und zweiten Teil dieses Buches sind einige Beispiele genannt und explizit beschrieben. Genauso können Sie auch positive Gedanken an Menschen schicken und deren Heilung unterstützen. Sie können für Erkrankte meditieren und ihnen heilende Emotionen senden. Doktor Yoga empfiehlt, jeden Zweifel an Ihren heilerischen Fähigkeiten loszulassen und sich zu erlauben, das zu werden, was Sie sind: Ein Mensch mit natürlichen Heilfähigkeiten. Eins meiner Lieblingszitate von Yogi Bhajan lautet: »Fake it till you make it.« Geben Sie einfach vor, das zu sein, was Sie sein möchten, so lange, bis es eintritt. Tun Sie so, als ob Sie ein Heiler wären, bis Sie es irgendwann wirklich sind!

Heilen durch meditatives Bewusstsein: die yogische Heilkunst Sat Nam Rasayan

Die Ursprünge der sehr alten yogischen Heilkunst *Sat Nam Rasayan* sind unbekannt. Yogi Bhajan, der sie beherrschte, brachte sie Guru Dev Singh über viele Jahre in absoluter Stille bei – so, wie es seit Jahrhunderten üblich war: Er erklärte nichts, sondern Guru Dev lernte durchs Dabeisein, Zuschauen und Mitmachen. Irgendwann befand Yogi Bhajan, dass sein Schüler Sat Nam Rasayan gemeistert hätte, und er wies ihn an, es möglichst vielen Menschen zugänglich zu machen. Seitdem reist Guru Dev Singh unermüdlich um die Welt und bildet seinerseits Lehrer aus, die diese meditative Heiltechnik unterrichten. Allerdings ist nun ein System entwickelt worden, das gesprochene Anleitungen nutzt. Während einer mehrjährigen Ausbildung können Lernwillige eintauchen in die Welt des Sat Nam Rasayan und sich zu Heilern ausbilden lassen.

Der Begriff bedeutet so viel wie »Fließen des reinen Bewusstseins« oder »Fließen der Seele« – oder auch: »Begib dich in das Wesen der wahren Identität«. Es ist ein Prozess, der durch Worte begleitet wird, wobei er sich zugleich Erklärungen entzieht. Dieser Widerspruch wird jedoch bei jeder Fertigkeit aufgelöst, die wir erlernen: Ob Fahrradfahren, Schwimmen oder Tanzen – erst sind eine Menge Erklärungen und Übungen nötig, und wenn man es kann, ist es ein wenig magisch, weil man nicht sagen kann, wie es geht. Wie hält man das Gleichgewicht? Wie vollführt man eine gelungene Drehung zu zweit? Wie leert man seinen Geist, lässt Gedanken zur Ruhe kommen und öffnet den sensitiven Raum? Das Erlernen der Heilkunst Sat Nam Rasayan ist wie das Trainieren eines Muskels, von dem man zuvor gar nicht wusste, dass er existiert, und den man dann ganz selbstverständlich einsetzt.

Sat Nam Rasayan ist eine heilende Meditation, die nicht primär auf den Meditierenden, den Praktizierenden wirkt, sondern einem anderen, dem Patienten oder Klienten, zugutekommt. Da unser Alltag immer schnelllebiger, aufreibender und konfliktreicher wird, bietet Sat Nam Rasayan auch dem Ausübenden die Möglichkeit, Stille, Gelassenheit und tiefe Entspannung zu finden. Es ist eine Form der Meditation, bei der die Wahrnehmung erweitert und verfeinert wird. Wenn man so viel wie möglich über diese Heilmethode gelernt hat, vergisst man wieder alles und versucht, sich in einen Zustand der Unschuld zurückzuversetzen. Persönlich erlebe ich Sat Nam Rasayan wie eine Ausdehnung des Bewusstseins – ein Tor, das sich zu einem immer größeren und reicheren Raum öffnet, im Gegensatz zu den zweckgebundenen Meditationen mit Mantra, Mudra, Haltung, bei denen eher eine Fokussierung stattfindet.

Das Ziel ist das Halten des Heiligen Raumes, in dem Heilung geschieht. In diesem spezifischen, transzendenten Bewusstseinszustand kann der Heiler die Lebenskraft, die fünf Elemente, die physischen Strukturen, Nadis und Meridiane ins Gleichgewicht bringen. Sat Nam Rasayan ermöglicht eine stabile, umfassende Tiefenentspannung beim Behandelten, einen Zustand, in dem die Selbstheilungskräfte angeregt werden und Harmonie auf ganzheitlicher Ebene entsteht. Dadurch kann Heilung geschehen, nicht als fertiger Endzustand, sondern als sich immer wieder neu generierender Prozess.

Guru Dev selbst sagt: »Sat Nam Rasayan ist eine Kunst, durch eine bestimmte Funktion des meditativen Geistes zu heilen, die wir meditativen projizierenden Geist nennen. Wenn eine Person eine Sat-Nam-Rasayan-Behandlung bekommt, macht sie eine Erfahrung des meditativen Geistes, als ob sie selbst ein Yogi wäre.«

Grundlegende Begriffe im Sat Nam Rasayan

Sensitiver Raum

Der Sensitive Raum stellt die Gesamtheit all Ihrer Empfindungen während der Behandlung dar. Er ist unbegrenzt. Es gibt den Grundsatz: »Alles, was ich weiß, weiß ich, weil ich es fühle.« Beim Sat Nam Rasayan lernt der Praktizierende, immer mehr, feinere und tiefere Empfindungen in sich selbst wahrzunehmen und zuzulassen, ohne sich jedoch darauf zu konzentrieren. Er wird im Laufe der Zeit immer empfindsamer und intuitiver und entdeckt so ein ganzes nicht-rationales Universum. Alle Empfindungen sind dabei relevant: körperliche Empfindungen, die über die Haut, den Herzschlag, die Atmung, die Sinne, innere Organe und Stimmungen auftreten; Empfindungen, die auf Gedanken beruhen, seelische Gestimmtheit, Traumbilder, Farben, Assoziationen. Der Behandelnde spürt sich hierbei selbst in Relation zu seinem Patien-

ten, ohne die Gefühle zu interpretieren. Mit fortwährender Übung gelingt es dem Behandelnden, dem Sensitiven Raum Weite und Intensität zu verleihen, indem er immer mehr und tiefere Empfindungen geschehen lässt, ohne jedoch danach zu suchen.

Konkret läuft eine Sat-Nam-Rasayan-Behandlung oft so ab: Der Patient liegt bequem auf seiner Yoga-Matte oder einer Behandlungsliege, leicht zugedeckt, die Augen geschlossen. Er lässt einfach los. Der Behandelnde sitzt in Einfacher Haltung an der Seite des Patienten, ihm zugewandt, möglichst aufrecht und entspannt zugleich. Er schließt ebenfalls die Augen und nimmt sich selbst wahr, erdet sich, öffnet seinen Sensitiven Raum. Am Anfang spürt er möglicherweise seine Atmung, den Pulsschlag, er nimmt Empfindungen auf der Haut wahr, im Körperinneren, Gefühle, die von Gedanken ausgehen. Er wird immer ruhiger und kommt in einen meditativen Zustand. Dann berührt er den Patienten, indem er eine oder beide Hände sanft an dessen Arm legt, und spürt weiter in das sensitive Feld aller Empfindungen hinein. Diese Berührung verstärkt die Heiler-Patienten-Beziehung, fördert Vertrauen und Nähe, sollte angenehm leicht und wohltuend sein.

Meist verändert sich etwas im Moment der Kontaktaufnahme – das Feld ändert sich, andere Gefühle tauchen auf, die dann weiterhin einfach wahrgenommen und zugelassen werden. Der Heiler fühlt weiterhin, was er fühlt, indem er seine Aufmerksamkeit auf die zu heilende Person richtet, ohne einzugreifen, ohne etwas verändern zu wollen. Es ist ein Zustand tiefer Akzeptanz und direkter Kommunikation zugleich. Im Idealfall ist es ein Zustand tiefer Unschuld, ohne Vorannahmen oder Interpretationen, ohne etwas verändern zu wollen.

Beziehung

In dem Moment, in dem der Sat-Nam-Rasayan-Praktizierende Kontakt zum Klienten aufnimmt – der manchmal auch als »Ereignis« bezeichnet wird –, geht er eine Beziehung zu ihm ein. Es ist keine persönliche Beziehung, sondern eine energetische. Er richtet all seine Aufmerksamkeit auf die Person und nimmt in einem möglichst neutralen Zustand wahr, was in seinem sensitiven Feld passiert. Alles, was geschieht, gehört zu der Beziehung, jedes Kitzeln, jede angenehme oder unangenehme Empfindung. Dabei ist es jedoch wichtig, dass der Behandelnde keine Schlüsse zieht wie: »Aha, es schmerzt mich in der Brustmitte, mein Patient hat also vielleicht ein Herzleiden.« Es ist überaus wichtig, neutral zu bleiben. Kommen derartige Gedanken, schaut man, welche Gefühle damit verbunden sind, und richtet die Aufmerksamkeit vermehrt darauf. Der Behandelnde kann nur sich selbst spüren – wenngleich im Verlauf jahrelanger Übung auch spontanes Wissen entsteht –, und zwar in Beziehung zum Behandelten. Heilung geschieht durch Zulassen, nicht durch aktives Senden von Heilungsenergie. Es ist ein demütiger Akt, bei dem der Behandelnde lediglich zum Kanal wird.

Widerstände

Ein Widerstand ist ein hartnäckiges, die anderen, leiseren Empfindungen dominierendes Gefühl. Ein Beispiel: Der Behandelnde spürt ein heftiges Ziehen im Nacken, das ihm in den Kopf steigt, sodass er kaum noch anderes wahrnimmt. Anstatt dagegen anzukämpfen, gibt er dem Gefühl Raum, lässt es zu, beobachtet es neutral. Normalerweise wird dieser Widerstand dann nach einiger Zeit schwächer, er löst sich entweder ganz auf oder wird zumindest schwächer. Dann tritt vielleicht ein anderer Widerstand auf. Das können auch hartnäckige Gedanken sein oder Vorstellungen, die man von sich oder dem anderen hat. Egal, was es ist, man gibt jedem Widerstand Raum, bis er verschwindet, und fährt fort, in einem Zustand der Unschuld zu schauen. Widerstände sind Begrenzungen des Sensitiven Raumes, die den Fluss aller anderen Empfindungen darin hemmen. Werden jene aufgelöst, kommen diese wieder ins Fließen.

Ausgleichen

Ausgleichen bedeutet, den Sensitiven Raum zu stabilisieren, sodass die Aufmerksamkeit nicht von heftigen Emotionen angezogen wird, sondern stattdessen alle Empfindungen gleichzeitig wahrgenommen werden und das Bewusstsein einnehmen. Der Behandelnde räumt den Empfindungen, die alle unabhängig von ihrer räumlichen Herkunft in seinem Bewusstsein erzeugt werden, denselben Stellenwert ein und erachtet keine als überlegener. Alle Empfindungen werden als gleich wichtig wahrgenommen, im Hier und Jetzt, sodass das Bewusstsein jeden Winkel der Erfahrung besetzt. Diese Ausdehnung bezieht alles mit ein und weist nichts ab, auch die persönlichen Einschränkungen und Eigenarten des Heilenden sind Teil des Prozesses.

Absicht

Die Absicht ist die Motivation, die Bestimmung des Sensitiven Raums, die der Heiler mit sich klärt. Es ist ein Gedanke, ein Vorsatz, ein Ziel – grundsätzlich ist natürlich immer Heilung das Ziel, aber es kann sich auf einen bestimmten physischen Bereich oder etwas Emotionales beziehen. Eine »Absicht« zu erklären bedeutet, in eine Beziehung zu einem bestimmten Aspekt oder Teil des Patienten zu gehen. Diese Absicht sollte in der Behandlung aufrechterhalten werden; Qualitäten wie Mitgefühl, Intuition und Bewusstheit helfen dabei. Heilung ist ein fortdauernder Prozess, kein Ziel, das es einmalig zu erreichen gilt. Man muss weder körperlich noch geistig krank sein, um den Weg der Heilung zu gehen. Heilung ist in erster Linie spirituell – ein Weg, um mehr Toleranz zu entwickeln. Es geht darum, in ein Gleichgewicht mit den Gegebenheiten zu gelangen, ob diese nun Krankheit oder Gesundheit, Krieg oder Frieden bedeuten. Unabhängig von äußeren Umständen ist Heilung möglich, weil sie nicht das Äußere korrigiert, sondern Balance und Frieden im Inneren finden lässt. Heiler können andere Menschen mit ihrer puren Präsenz beeinflussen – Sat Nam Rasayan bedeutet, die natürliche Heilfähigkeit beim Klienten zu unterstützen und ihm zu helfen, den Zustand von Balance und Glück wiederzufinden.

Individualisieren

Individualisieren bedeutet, den Sensitiven Raum auf ein bestimmtes Ereignis wie den Patienten als Ganzes, ein einzelnes Organ oder bestimmte Vorgänge auszurichten. Im Grunde kann sich der Heilende zu jedem Aspekt, zu jedem Problem, das geheilt werden soll, in Beziehung setzen. Es ist eine nicht-intellektuelle Entscheidung, die vollkommen spontan und natürlich geschieht, wie ein Zwinkern, ein Kopfnicken – man muss sich nicht fragen, wie das möglich ist. Man wählt aus, womit man in Beziehung treten möchte. Danach wird alles, was der Heilende fühlt, in diese Beziehung miteinbezogen. Je eindeutiger das Ereignis definiert ist, umso klarer sind die Auswirkungen. Angenommen, das Herz des Klienten wird individualisiert – dann wird das Herz quasi zum Universum des Heilers, und der gesamte Sensitive Raum mit all seinen Empfindungen drückt aus, was dem Herzen widerfährt. Wichtig ist, dass der Heiler vollkommen präsent bleibt. Mit fortwährender Übung wird das immer besser gelingen.

Heilmethoden für Anfänger

Um die Heilkunst Sat Nam Rasayan systematisch zu erlernen, sollten Sie eine Ausbildung machen. Wenn Sie den Suchbegriff Sat Nam Rasayan eingeben, werden Sie im Internet sicher eine Ausbildungsschule in der Nähe finden.

Jedoch können Sie Ihre natürlichen Fähigkeiten auch im Selbststudium entwickeln, einfach indem Sie den oben beschriebenen Anleitungen folgen und die nachfolgenden Übungen und Meditationen regelmäßig praktizieren, um Ihre Heilkraft zu stärken. Üben Sie mit einem Freiwilligen, Freund, Bekannten oder Verwandten, den Sie dabei unterstützen, in eine heilsame Tiefenentspannung zu gehen. Sie können nichts falsch machen, wenn Sie demütig und zugleich mit der Intention zu heilen ans Werk gehen.

Setzen Sie sich neben ihn, öffnen Sie den Raum Ihrer sensitiven Empfindungen und stabilisieren Sie ihn. Lassen Sie alles zu, vertiefen und erweitern Sie den Raum. Dies ist an sich schon heilend. Viele innere Konflikte und Blockaden können damit gelöst werden. Ihrem Patienten wird es besser gehen. Wenn Sie es darüber hinaus schaffen, Widerstände zu lösen, können konkrete Aspekte der Krankheit geheilt werden. Lassen Sie die Erfahrung zu. Üben Sie regelmäßig, Ihren Sensitiven Raum zu erweitern und zu vertiefen – voller Zuversicht und Gleichmut. Jeder Heilungsprozess ist einzigartig. Trainieren Sie diesen neuen »Muskel«, von dem Sie bislang gar nicht wussten, dass er existiert. Je mehr Sie üben, umso mehr wird Ihr Vertrauen darin wachsen, dass Sie diese Fähigkeit beherrschen – irgendwann ganz natürlich, ohne dass Sie darüber nachdenken. Sat Nam Rasayan ist viel mehr als eine Technik oder eine Sammlung von Fertigkeiten, es ist eher ein Bewusstseinszustand, der hilft, Widerstände zu lösen und damit Krankheiten zu heilen oder zu verhindern. Sie selbst und Ihre Umgebung werden gesünder und heiler werden.

Mentale Übungen und spezielle Meditationen

Mit den im Folgenden beschriebenen mentalen Übungen und zielgerichteten Meditationen können Sie an speziellen Aspekten arbeiten, um Ihre Fähigkeiten, sich selbst und andere Menschen zu heilen, auszubauen.

SO FINDEN SIE IHRE GOLDENE MITTE

Praktizieren Sie diese Übung regelmäßig und so lange, wie Sie mögen, um Ihre goldene Mitte und innere Balance zu finden.

- Legen Sie sich auf Ihre Yoga-Matte. Die Oberschenkel berühren einander nicht, die Arme liegen etwas abseits vom Körper.
- Schließen Sie die Augen und spüren Sie Ihren Kontakt zur Erde. Nehmen Sie wahr, wie der Kopf, die Schulterblätter, der Rücken, die Waden, die Fersen, die Arme und Handrücken den Boden berühren.
- Atmen Sie ruhig und langsam und lassen Sie alles los.
- Fühlen Sie, wie der Körper immer leichter wird.
- Diese Leichtigkeit beginnt bei den Zehen des linken Fußes, breitet sich auf den rechten Fuß aus und dehnt sich über Unterschenkel, Knie bis zu den Oberschenkeln aus, erst links, dann rechts.
- Die Beine fühlen sich an, als würden sie schweben.
- Die Leichtigkeit steigt weiter in den Bauch und zur Brust, in den Rücken, sodass auch der Rumpf zu schweben scheint.
- Spüren Sie zur linken Hand, wo die Leichtigkeit die Finger erfasst, den Arm hochsteigt und sich bis in die Schulter ausbreitet. Das Gleiche geschieht auch rechts.
- Von den Schulterblättern steigt die Leichtigkeit in den Kopf und ist nun im ganzen Körper, der komplett schwebt.
- Visualisieren Sie eine Spirale, die im Uhrzeigersinn über Ihrem Körper kreist. Sie ist hell und weit.
- Steigen Sie mit Ihrem Bewusstsein diese Spirale langsam hinauf und schauen Sie von oben auf Ihren Körper hinunter. Betrachten Sie ihn. Schauen Sie auf Ihre goldene Mitte und nehmen Sie wahr, wie alle Energien sich in Ihnen balancieren und harmonisieren.
- Nach einiger Zeit steigen Sie langsam wieder hinab.
- Gleiten Sie wieder in den Körper hinein.
- Erspüren Sie die Berührungspunkte mit dem Boden – Kopf, Schultern, Rücken, Beine, Fersen, Arme und Hände.
- Nehmen Sie wahr, wie Schwere sich ausbreitet, während Sie wieder eins mit dem Körper werden.

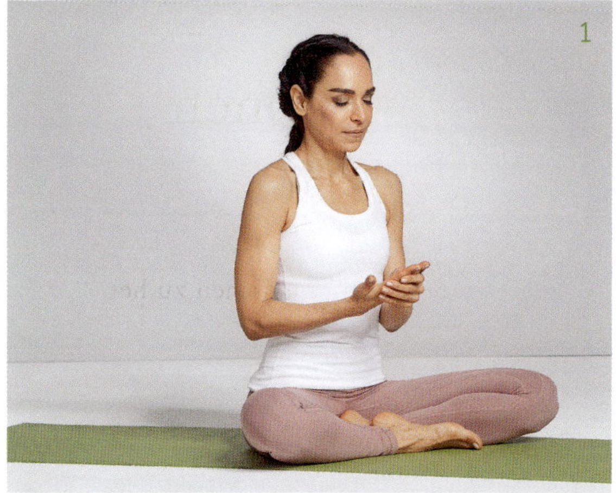
1

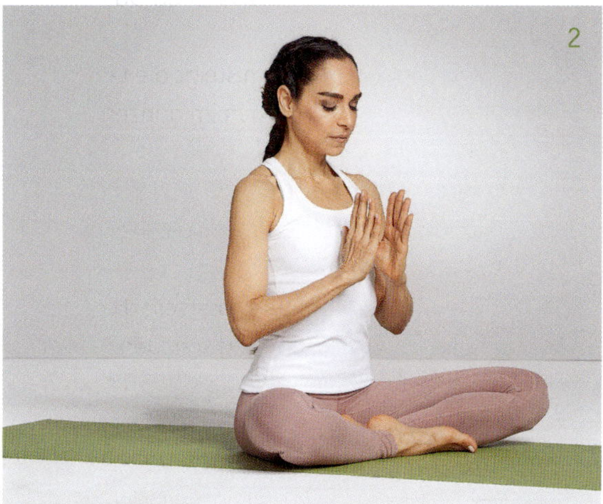
2

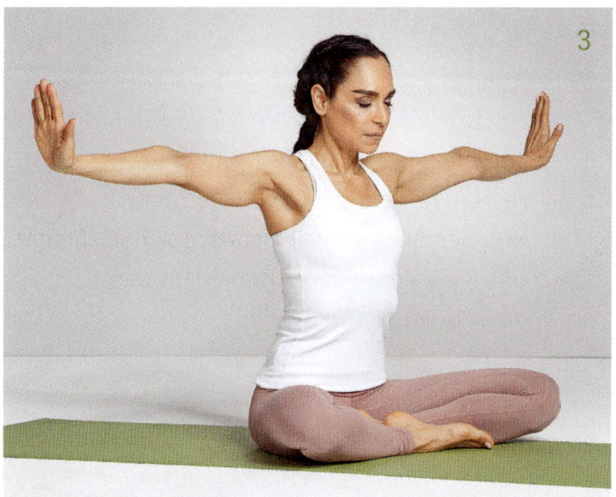
3

ANFÄNGERMEDITATION, UM DIE SENSITIVITÄT FÜR PRANA ZU ERHÖHEN

- Setzen Sie sich in die Einfache Haltung.
- Massieren Sie Ihre Finger in Richtung Fingerwurzeln, bis es kribbelt. ❶
- Danach bringen Sie die Hände vor das Herzzentrum, wobei die Handflächen zueinanderzeigen und etwa 15 Zentimeter voneinander entfernt sind.
- Halten Sie die Finger gestreckt und die Handflächen angespannt.
- Konzentrieren Sie sich auf das Gefühl zwischen den Händen – die Energie, die zwischen den Handflächen fließt. ❷
- Visualisieren Sie zugleich die Wirbelsäule als wundervoll leuchtenden Energiekanal.
- Bleiben Sie drei bis vier Minuten in diesem Zustand.
- Strecken Sie die Arme zu den Seiten aus, die Handflächen zeigen nach außen.
- Spüren Sie, wie die Handflächen mittig mit Energie aufgeladen werden, wie Prana durch deren Zentrum aufgenommen wird. ❸
- Bringen Sie die Aufmerksamkeit auf irgendeinen Teil Ihres Körpers, der Heilung benötigt, und schicken Sie die hineinströmende Energie dorthin.

MEDITATION, UM PRANISCHE ENERGIE ZU ÜBERTRAGEN

- Setzen Sie sich in die Einfache Haltung und bringen Sie die Hände im Gebets- oder Anjali Mudra vor der Brust zusammen.
- Pressen Sie die Handflächen so stark gegeneinander, wie Sie können, mit aller Kraft, und konzentrieren Sie sich auf das Herzzentrum mit seiner Qualität von Liebe, Vergebung und Mitgefühl.
- Lassen Sie jegliche negativen Gefühle gehen und füllen Ihr Herz stattdessen mit bedingungsloser Liebe.
- Tun Sie dies vier bis fünf Minuten lang.

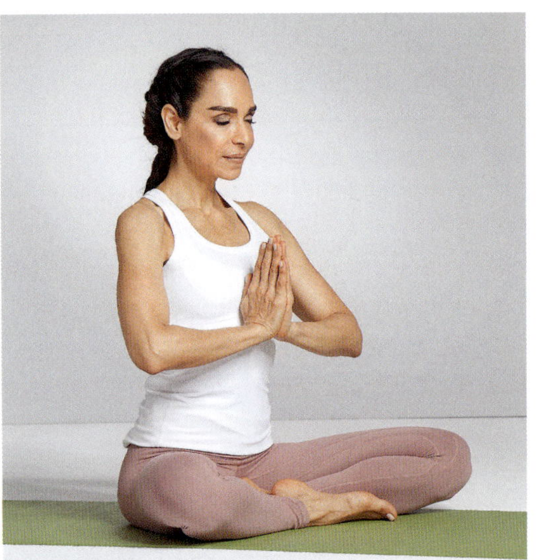

- Dann denken Sie an jemanden, den Sie lieben, und schicken ihm/ihr liebevolle, heilende Gedanken.
- Diese können wie Radiowellen oder WLAN übertragen werden – stellen Sie sich vor, dass Sie den ganzen Raum, in dem Sie sich befinden, damit füllen, und senden Sie sie dann an die geliebte Person.
- Fahren Sie mindestens zehn Minuten damit fort.
- Dann atmen Sie tief ein, füllen Ihre Brust mit Liebe und projizieren pranische Energie wie einen Blitzstrahl zu dem Menschen.
- Atmen Sie aus, wieder ein und schicken Sie die Energie dieses Atemzuges zu der Person, auf die Sie meditieren.
- Atmen Sie aus. Atmen Sie wieder ein und spüren Sie, wie Energie von Ihren Händen zu der Person fließt.
- Kreieren Sie eine geistige Verbindung. Spüren Sie, wie die Energie die Zielperson massiert.
- Atmen Sie aus. Atmen Sie ein und halten die Verbindung für weitere ein bis drei Minuten.
- Atmen Sie aus und entspannen.

MEDITATION, UM SICH SELBST UND ANDERE ZU HEILEN

Dies ist die bekannteste Heilmeditation im Kundalini Yoga. Sie ist überaus kraftvoll und effektiv. Sie nutzt »Vayu Siddhi«, die Macht der Luft. Sie ermöglicht Heilung und andere positive Veränderungen. Wenn Sie sich selbst heilen wollen, stellen Sie sich ein schimmerndes grünes Licht vor, das Sie einhüllt, während Sie meditieren. Grün ist die Farbe der Heilung, es ist auch mit dem Herzzentrum verbunden. Wollen Sie andere Menschen heilen, hüllen Sie diese gedanklich in ein grünes Licht.

- Setzen Sie sich in die Einfache Haltung.
- Winkeln Sie die Arme an, Oberarme am Körper, die Handflächen zeigen nach oben, zum Himmel, die Finger berühren einander.
- Schließen Sie die Augen zu neun Zehnteln.
- Atmen Sie tief ein. Mit dem Ausatmen chanten Sie:

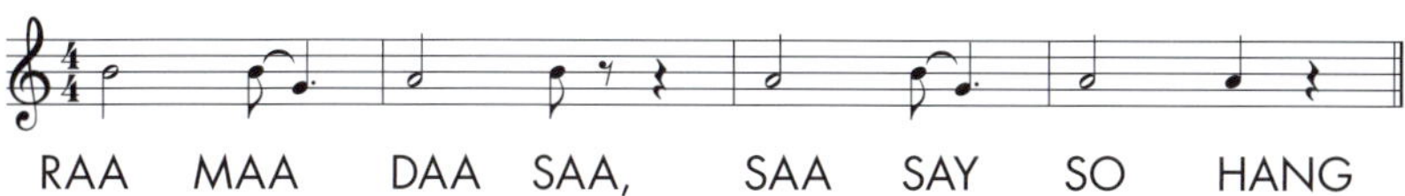

RAA MAA DAA SAA, SAA SAY SO HANG

- Beim ersten SAA ziehen Sie den Bauchnabel kurz ein, sodass der Ton abgekürzt wird. Die anderen Silben werden lang gehalten, mit allem verfügbaren Atem und kraftvoll intoniert.
- Sie können das Mantra auch in einer der vielen verschiedenen Musikversionen mitsingen. Besonders schön ist das von Snatam Kaur Khalsa.
- Fahren Sie elf Minuten fort.

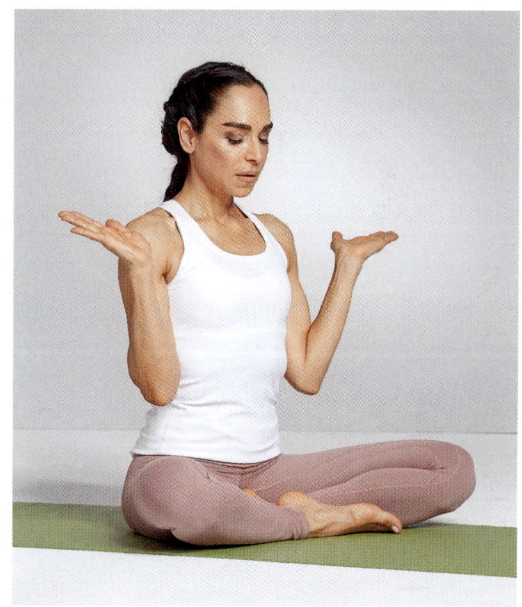

ALTERNATIVE MUDRAS:

- Für eine zu heilende Person, die vor Ihnen liegt, winkeln Sie die Arme nach vorne an.
- Richten Sie die Handflächen schräg nach vorn und unten in einer segnenden Geste. 1
- Für sich selbst bringen Sie die Hände ins »Muschel-Mudra«: Dazu legen Sie den linken Handrücken über Kreuz in die rechte Handfläche. Legen Sie dann den rechten Daumen auf die linke Handfläche und den rechten Daumen über den linken. Die Hände und Daumen sind somit jeweils über Kreuz.
- Heben Sie das Mudra dann vor die Brust, sodass beide Handflächen Richtung Herzzentrum weisen. 2

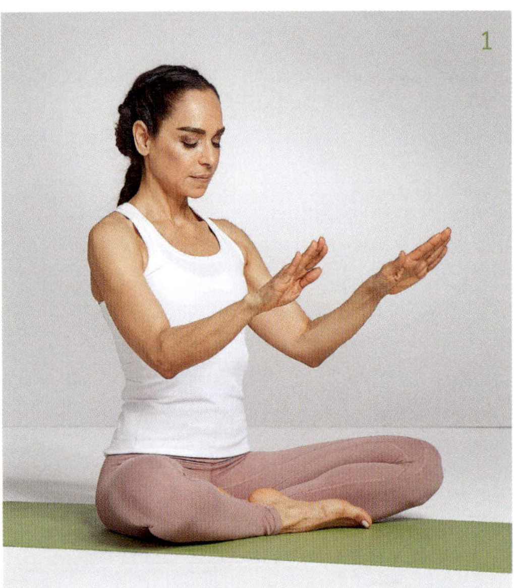
1

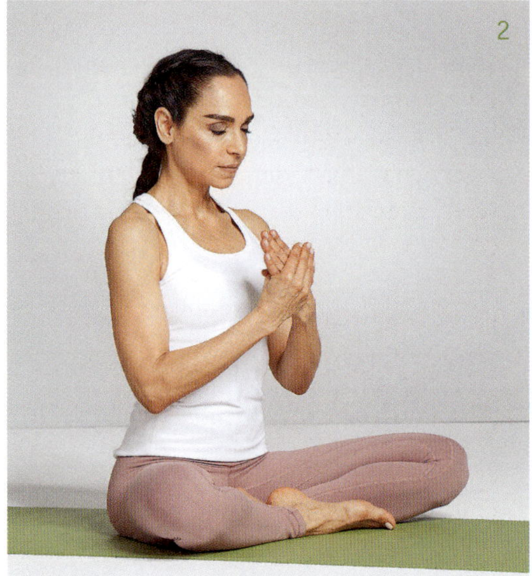
2

MEDITATION, UM EIN NATÜRLICHER HEILER ZU WERDEN

Nach einer Überlieferung gab Sarah diese Meditation an Abraham, als er das jüdische Volk nach Ägypten führte. Sarah (hebräisch für Fürstin) ist eine biblische Gestalt aus dem ersten Buch Mose und die Frau des Patriarchen Abraham. Sie gilt als Erzmutter Israels, die den verheißenen Sohn Isaak zur Welt bringt. Die Meditation heißt auch »Halber-David-Stern-Meditation«, sie soll den Meditierenden gesund und weise machen und ihn dazu befähigen, ein natürlicher Heiler zu werden.

- Setzen Sie sich in die Einfache Haltung oder auf einen Stuhl, wobei Sie das Gewicht auf beide Sitzhöcker gleichmäßig verteilen sollten.
- Bringen Sie die Hände auf Herzhöhe zueinander, die Arme entspannt am Oberkörper.
- Pressen Sie die Daumen, Zeige- und Mittelfinger mit großem Druck gegeneinander – produzieren Sie große Hitze in den Händen.
- Die Daumen zeigen dabei zum Herzen.
- Zeige- und Mittelfinger beider Hände sind vom Herzzentrum weg gerichtet, in einem 60-Grad-Winkel vom Boden.
- Die übrigen beiden Finger jeder Hand berühren einander nicht. Spreizen Sie sie voneinander ab und lassen Sie sie nach unten weisen.
- Blicken Sie mit geschlossenen Augen von innen Richtung Schädeldecke.
- Atmen Sie sehr langsam, sehr tief und sehr bewusst durch die Nase ein und aus.
- Wiederholen Sie gedanklich Ihr bevorzugtes Mantra wie SAT NAM oder WAHE GURU mit jedem Atemzug.
- Stellen Sie sich ein heilendes Licht vor, das mit dem Atem durch Sie fließt.
- Beginnen Sie mit maximal elf Minuten. Sie können alle zwei bis drei Tage eine Minute hinzufügen bis höchstens 31 Minuten.

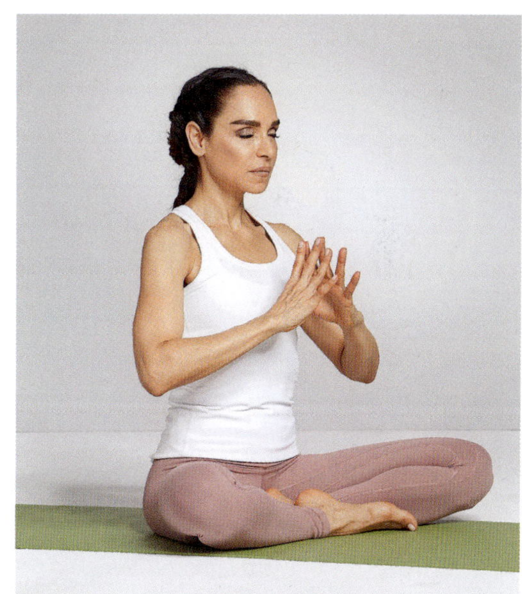

MEDITATION FÜR HEILKRAFT IN DEN HÄNDEN

Diese Meditation soll Heilkraft in den Händen ausbilden. Während Sie sie praktizieren, ist es möglich, dass Sie Wärme oder Hitze in den Händen spüren, dann in den Armen, im Nacken und schließlich im oberen Teil des Kopfes.

- Setzen Sie sich in die Schmetterlingsposition. Dabei legen Sie die Fußsohlen aneinander und lassen die Knie nach unten sinken.
- Heben Sie die Arme seitlich an, die Oberarme parallel zum Boden, und winkeln Sie sie so an, dass die Unterarme nach oben gerichtet sind.
- Bringen Sie Daumen und Zeigefinger zusammen *(Gyan Mudra)*.
- Drehen Sie nun nur die Hände schwungvoll nach innen und nach außen, im Rhythmus des folgenden Mantras, das monoton wiederholt wird.

Mantra: WAHE GURU WAHE GURU
Hände: innen außen innen außen

Mantra: WAHE WAHE WAHE GURU
Hände: innen außen innen außen

Praktizieren Sie diese Meditation drei, elf oder 31 Minuten lang.

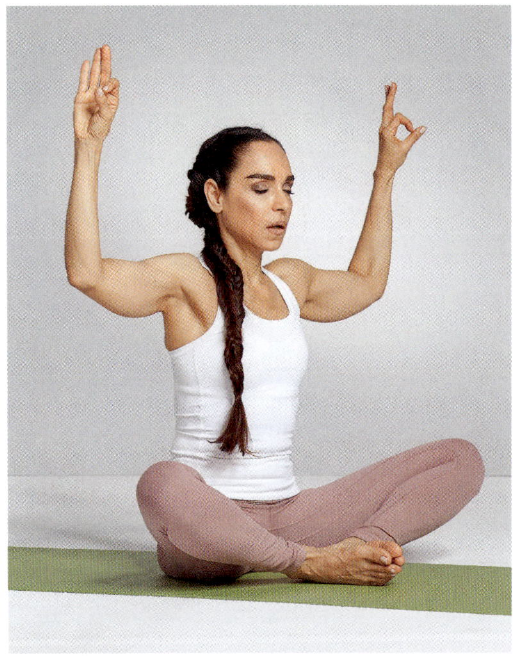

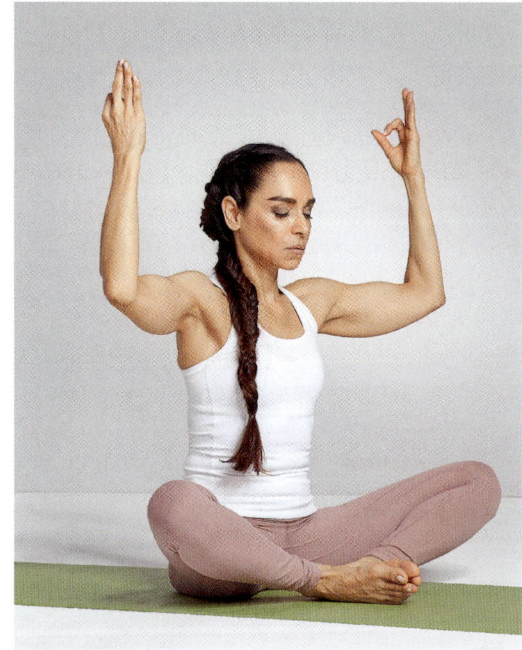

MEDITATION, UM DIE HEILKRAFT DER AUGEN ZU STÄRKEN

Diese Meditation ist sehr simpel und zugleich äußerst kraftvoll. Sie heißt auch »Dhrib Dhristi Lochina Karma Meditation« – dies bedeutet »Die Handlung, um Einblick in die Zukunft zu erlangen«. Wer diese Meditation ernsthaft übt, wird neben einer allgemeinen Steigerung seiner Heilfähigkeit besonders die der Augen erfahren. Zudem werden Ihre Worte die Kraft haben, tief einzudringen; Sie werden inspirierend sprechen, und das, was Sie sagen, wird die tiefe Wahrheit einer Situation enthüllen; Sie werden in der Lage sein, Ihre körperlichen Empfindungen überallhin zu projizieren; und Sie werden jederzeit die Konsequenzen jeglicher Abläufe kennen.

Wird diese Meditation zu Vollmond praktiziert, soll sie das Unterbewusstsein vollständig beeinflussen. Während fast alle Meditationen über lange Zeit geübt werden müssen, um sie zu beherrschen, ist es möglich, diese – bei kompletter Hingabe – in nur einer oder einigen wenigen Sitzungen zu meistern.

- Setzen Sie sich in die Einfache Haltung, die Hände im Gyan Mudra auf den Knien.
- Schultern und Hüften sollten in einer Linie sein.
- Legen Sie die Frontzähne aufeinander.
- Fokussieren Sie den Blick auf die Nasenspitze.
- Die Zungenspitze berührt den oberen Gaumen.
- Projizieren Sie das Mantra SAA TAA NAA MAA vom Dritten Auge aus. Schicken Sie das Mantra vom Dritten Auge ausgehend hinaus.
- Senden Sie es nach außen, indem Sie eine innere, ganzheitliche Harmonie erschaffen.
- Machen Sie dies für 31 Minuten, mindestens jedoch 15 Minuten lang. Wenn Sie die Meditation meistern wollen, praktizieren Sie eineinhalb Stunden pro Sitzung. Dreistündige Übungen öffnen den Zugang zu tiefen psychischen Fähigkeiten.

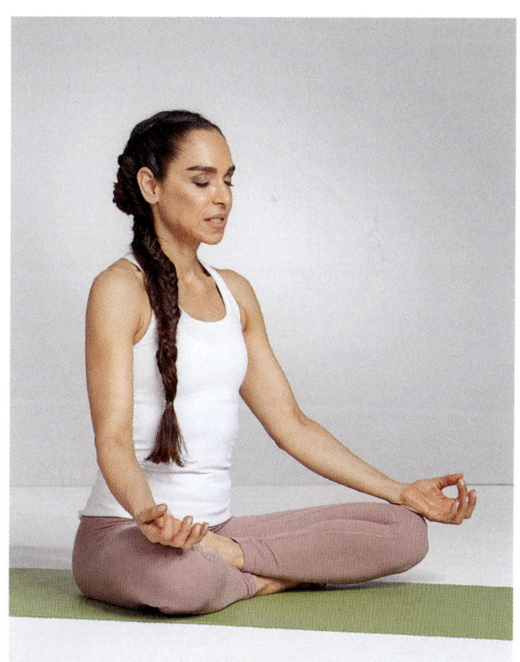

MEDITATION, UM GEISTIGE HEILKRAFT ZU ENTWICKELN

Dies ist eine berühmte Meditation, die auch den Beinamen »Doi Ashtapadi Jap Meditation« trägt. Indische Überlieferungen besagen, dass jegliche Krankheit verschwinde und alle bösen Omen einer Person sich auflösen, wenn sie diese Meditation praktiziert. Das Chanten balanciert die Kräfte von Prana und Apana und energetisiert die Sushumna. Das führt zu einem längeren und harmonischeren Leben. Wahre Meisterschaft dieser Meditation soll auch die Fähigkeit verleihen, mit den Händen zu heilen. Üben Sie mit Liebe und Hingabe!

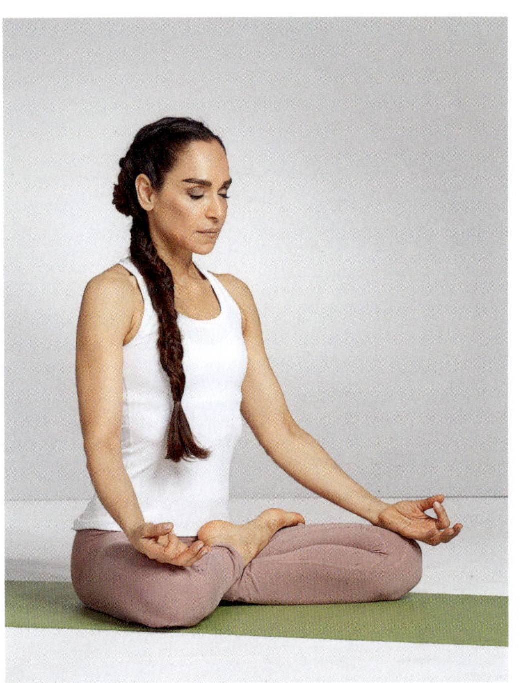

- Setzen Sie sich entweder in die Einfache Haltung oder in den Lotossitz.
- Bringen Sie die Hände ins Gyan Mudra und legen Sie sie auf die Knie.
- Konzentrieren Sie sich auf das Dritte Auge und beginnen Sie, lang und tief zu atmen.
- Beim Einatmen singen Sie im Geiste 16-mal das Mantra SAT NAM.
- Beim Ausatmen wiederholen Sie still 16-mal das Mantra WAHE GURU.
- Um die korrekte Zahl der Wiederholungen zu gewährleisten, chanten Sie mental in Vierergruppen: Viermal singen Sie das Mantra etwas höher und viermal tiefer.
- Der Rhythmus sollte konstant sein, wie Wasser, das schnell aus einer Dachrinne tropft.
- Beginnen Sie mit elf Minuten und steigern Sie die Dauer täglich um zwei bis auf 31 Minuten.

HEILENDER RING DES TANTRA

Diese Meditation sollte nur an folgenden Tagen gemacht werden: an Vollmond, Neumond, am elften Tag nach Neumond. Mindestens elf Personen müssen daran teilnehmen, und während der Meditation darf der Ring nicht unterbrochen werden. Mit dem heilenden Ring des Tantra kann enorme Energie erzeugt und zu irgendeiner Person geschickt werden – einem Mitglied des Kreises, jemandem, der sich in der Mitte befindet, oder sogar zu jemandem, der weit weg ist. Die Teilnehmenden sollten ihren Geist aufs Zuhören ausrichten und sich mit dem Klang füllen, sich intensiv auf den Ruf einstimmen und dann antworten.

Tantra bedeutet »Gewebe«, aber auch »Ausdehnung«. Bei dieser Meditation werden die Heilungsenergien der Beteiligten verwoben und gebündelt.

- Setzen Sie sich in einer Gruppe von elf oder mehr Personen in Einfacher Haltung im Kreis.
- Geben Sie Ihren Sitznachbarn die Hände und schließen Sie die Augen.
- Eine Person aus dem Kreis beginnt zugleich süß wie auch kraftvoll-monoton das Mantra WA HE GURU zu chanten, mit einer bewussten Deutlichmachung der Pause zwischen den ersten beiden Silben. Während die übrigen Teilnehmer ihr lauschen, atmen sie tief ein.
- Danach antworten alle anderen im Kreis ausatmend ebenfalls mit WA HE GURU.
- Der Solist sagt daraufhin weich SAT NAM.
- Die Person zu seiner Linken chantet als Nächstes allein WA HE GURU, woraufhin die Gruppe antwortet und der Ausrufer sich mit SAT NAM bedankt.
- So geht es weiter im Uhrzeigersinn.
- Diese Meditation wird mindestens elf, besser 31 Minuten lang praktiziert.

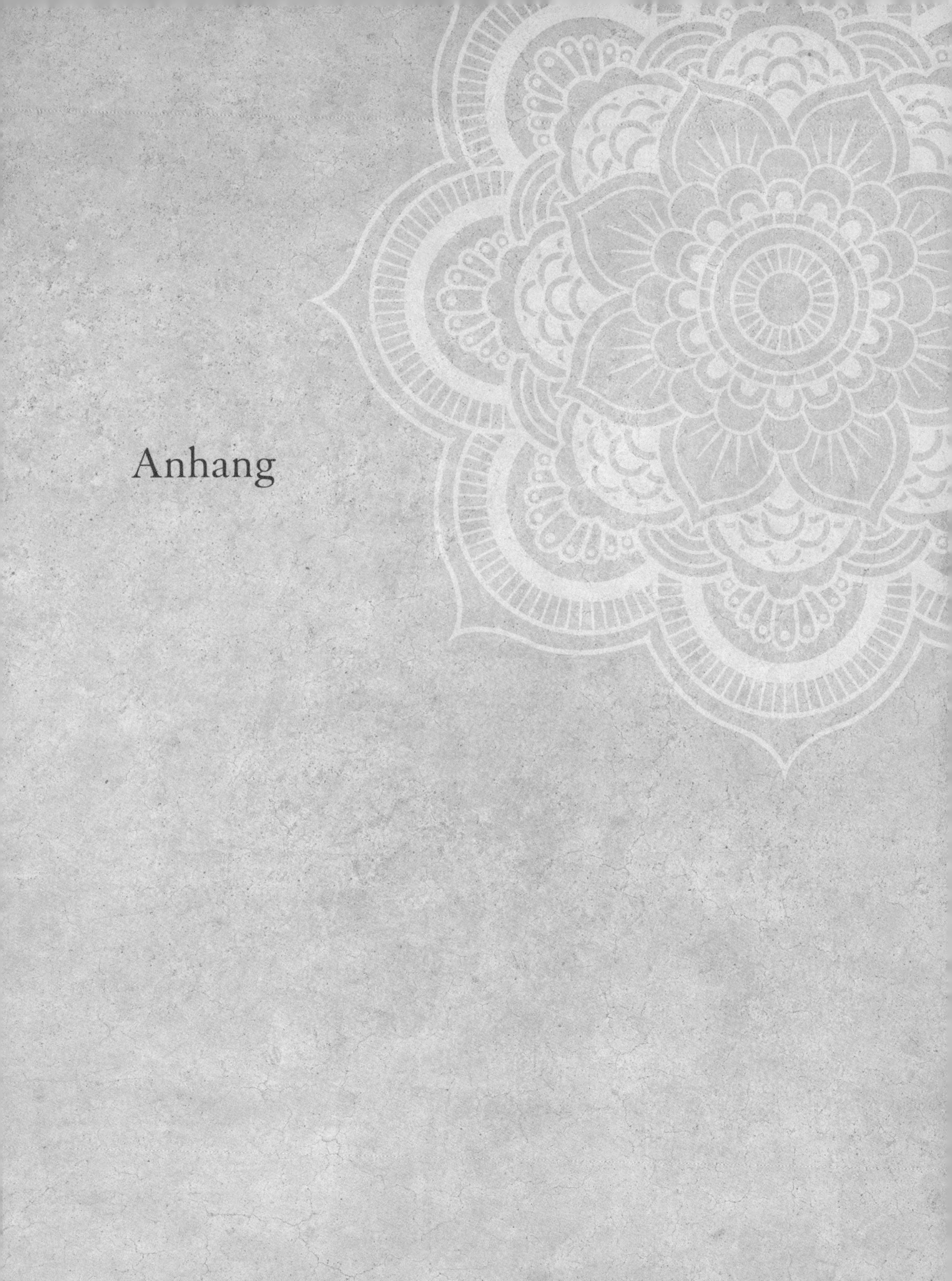

Anhang

Literatur

Gurmukh: *Die 8 Gaben des Menschen: Die Chakras heilen und stärken durch Kundalini Yoga,* Theseus Verlag, Bielefeld 2015.

Gurucharan Singh Khalsa: *Die 21 Stufen der Meditation,* Yogi Press, Neu-Umstadt 2016.

Guru Dev Singh Khalsa/Ambrosio Espinosa: *Sat Nam Rasayan – Die Kunst des Heilens,* Param Verlag, Ahlerstedt 2009.

Guru Jagat: *Unbesiegbar leben: Die Kraft des Yoga. Die Energie des Atems. Die Klarheit des Geistes,* Knaur Verlag/Knaur Balance, München 2018.

Leppert, Kerstin: *Kurz-Meditationen – Für die alltäglichen Krisen und Notfälle,* nymphenburger, München 2015.

Leppert, Kerstin: *Besser schlafen mit Yoga,* nymphenburger, München 2017.

Sat Hari Singh: *Mantras im Kundalini Yoga,* Yogi Press, Neu Umstadt 2007.

Sat Hari Singh: *Das Herz des Yoga: Die 13 Tore zum wahren Selbst,* Ullstein Verlag/Allegria, Berlin 2013.

Satya Singh: *Das Kundalini-Yoga-Handbuch: Für Gesundheit von Körper, Geist und Seele,* Ullstein Verlag/Allegria Verlag, Berlin 2004.

Satya Singh: *Das Yoga-Buch vom Leben und vom Sterben,* Knaur Verlag/ O. W. Barth, München 2013.

Shakti Parwa Kaur Khalsa: *Kundalini Yoga – The Flow of Eternal Power,* Time Capsule Books, Los Angeles 1996.

Stiles, Tara: *Wie Yoga heilt,* Knaur Verlag/MensSana, München 2013.

Subagh Singh Khalsa: *Pure Healing – Heilen mit Meditation,* BoD, Norderstedt 2013.

Yogi Bhajan: *Praxisbuch Kundalini Yoga, Band 1–5,* Yogi Press Sat Nam Media, Frankfurt 2017.

Yogi Bhajan: *Körperliche Weisheit – Kundalini Yoga, wie es von Yogi Bhajan gelehrt wird,* Sat Nam Verlag, Groß-Umstadt 2000.

Yogi Bhajan: *Self Knowledge – Kundalini Yoga, wie es von Yogi Bhajan gelehrt wird,* Sat Nam Versand, Offenbach 1995.

Yogi Bhajan: *Kundalini Yoga for Youth and Joy,* 3HO Transcripts, Eugene/ Oregon 1983.

Yogi Bhajan: *The Chakras,* Kundalini Research Institute, Santa Cruz, 2012.

Yogi Bhajan: *Überlebenshandbuch – Meditationen und Yoga speziell gegen Stress und Druck unserer Zeit,* Khalsa Editions, Amsterdam 1984.

Yogi Bhajan: *Yoga for Health and Healing,* From the teachings of Yogi Bhajan, Verlag Alice B Clagett, Santa Monica 1998.

Yogi Bhajan: *The Ancient Art of Self-Healing,* edited by Dr. Siri Amir Singh Khalsa, Silverstreak Press, Eugene/Oregon 1982.

Quellen

www.libraryofteachings.com – Die Bibliothek der Lehren von Yogi Bhajan
www.3ho.de – 3HO Deutschland, gemeinnütziger Verein zur Förderung des Menschen durch Yoga
www.3ho.org – Healthy, Happy, Holy Organiziation, 3HO International
www.yogibhajan.org – Alles über den Begründer des Kundalini Yoga
www.kundaliniresearchinstitute.org – amerikanische Institution zur Bewahrung und Verbreitung der Lehren Yogi Bhajans
www.sat-nam-rasayan.de – meditative Heilkunst in der Tradition des Kundalini Yoga mit Guru Dev Singh
www.yogaundpilates.de – Website der Autorin

Alle Zitate von Yogi Bhajan entstammen entweder Mitschriften der Autorin, Publikationen von KRI (Kundalini Research Institute), »Beads of Truth« und der Library of Teaching.

Dank

Mein Dank gilt all meinen Lehrern, die mich durch ihre physische und spirituelle Präsenz, ihre inspirierenden Worte und spürbare Erfahrungen beeinflusst und viel gelehrt haben – allen voran Yogi Bhajan und Gurudev Singh. Trotz meines skeptischen Wesens und meiner inneren Unabhängigkeit bin ich beim Kundalini Yoga geblieben, nun schon seit über einem Vierteljahrhundert, und habe über die Jahre die immer subtileren Wirkungen dieser energetisch-heilenden Yoga-Form erlebt. Das habe ich ihnen zu verdanken sowie allen anderen Impulsgebern – und meinem inneren Lehrer und stetiger Beharrlichkeit und Hingabe.

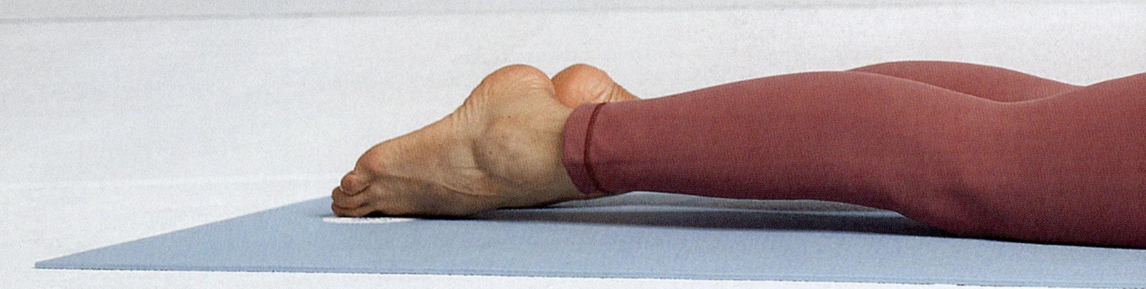

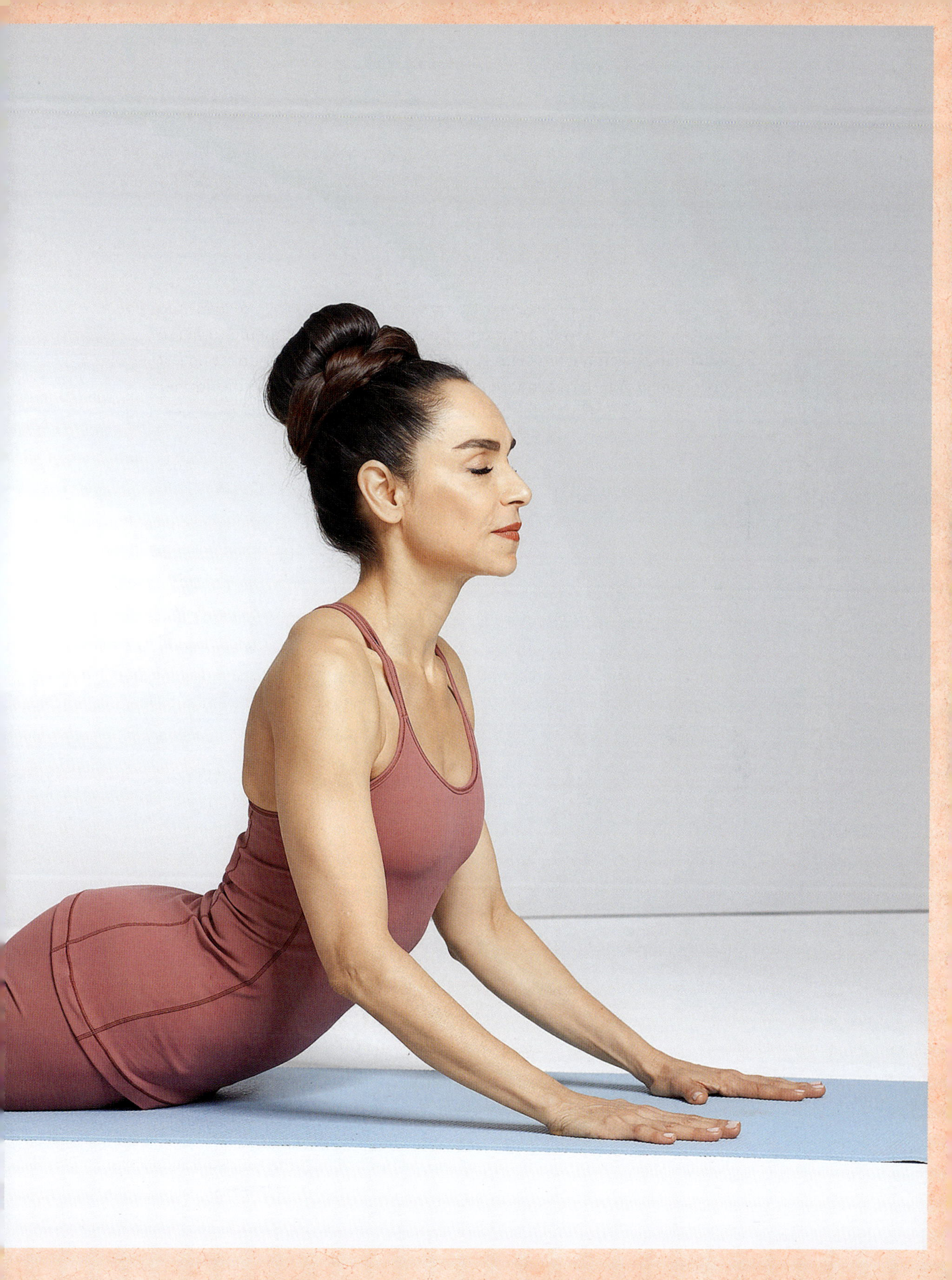